第 6 版

新生儿复苏教程

Neonatal Resuscitation

主 编

John Kattwinkel, MD, FAAP

主 译

叶鸿瑁 虞人杰

译 者（按姓氏笔画排序）

马 艺 王丹华 王立新 王惠珊 叶鸿瑁

冯 琪 宫丽敏 徐 韬 虞人杰

人民卫生出版社

图书在版编目（CIP）数据

新生儿复苏教程/（美）卡屯科主编；叶鸿瑁等译. —北京：人民卫生出版社，2012. 7

ISBN 978-7-117-16172-5

Ⅰ. ①新… Ⅱ. ①卡…②叶… Ⅲ. ①新生儿-复苏-教材 Ⅳ. ①R722.1

中国版本图书馆CIP数据核字（2012）第137692号

人卫社官网	www.pmph.com	出版物查询，在线购书
人卫医学网	www.ipmph.com	医学考试辅导，医学数据库服务，医学教育资源，大众健康资讯

新生儿复苏教程

主　　译：叶鸿瑁　虞人杰
出版发行：人民卫生出版社（中继线 010-59780011）
地　　址：北京市朝阳区潘家园南里 19 号
邮　　编：100021
E - mail：pmph @ pmph.com
购书热线：010-67605754　010-65264830
　　　　　010-59787586　010-59787592
印　　刷：北京盛通印刷股份有限公司
经　　销：新华书店
开　　本：889×1194　1/16　印张：12
字　　数：363千字
版　　次：2012 年 7 月第 1 版　2022 年 8 月第 1 版第 16 次印刷
标准书号：ISBN 978-7-117-16172-5/R · 16173
定价(含光盘)：65. 00元
打击盗版举报电话：010-59787491　E-mail：WQ @ pmph.com
（凡属印装质量问题请与本社销售中心联系退换）

主编

John Kattwinkel, MD, FAAP

副主编

Jane E. McGowan, MD, FAAP

Jeanette Zaichkin, RN, MN, NNP-BC

主编助理

Khalid Aziz, MD, FRCPC

Christopher Colby, MD, FAAP

Marilyn Escobedo, MD, FAAP

Karen D. Fairchild, MD, FAAP

John Gallagher, RRT-NPS

Jay P. Goldsmith, MD, FAAP

Louis P. Halamek, MD, FAAP

Praveen Kumar, MD, FAAP

George A. Little, MD, FAAP

Barbara Nightengale, RN, MSN, NNP-BC

Jeffrey M. Perlman, MB, ChB, FAAP

Mildred Ramirez, MD, FACOG

Steven Ringer, MD, PhD, FAAP

Gary M. Weiner, MD, FAAP

Myra H. Wyckoff, MD, FAAP

教学设计主编

Jerry Short, PhD

运营主编

Rachel Poulin, MPH

Wendy Marie Simon, MA, CAE

初稿撰写人

Ronald S. Bloom, MD, FAAP

Catherine Cropley, RN, MN

互动多媒体 DVD-ROM

主编

Louis P. Halamek, MD, FAAP

Jeanette Zaichkin, RN, MN, NNP-BC

副主编

JoDee Anderson, MD, MsEd, FAAP

Dana A. V. Braner, MD, FAAP

Susanna Lai, MPH

John Kattwinkel, MD, FAAP

主编助理

Khalid Aziz, MD, FRCPC

Christopher Colby, MD, FAAP

Marilyn Escobedo, MD, FAAP

Karen D. Fairchild, MD, FAAP

John Gallagher, RRT-NPS

Jay P. Goldsmith, MD, FAAP

Louis P. Halamek, MD, FAAP

Praveen Kumar, MD, FAAP

Douglas T. Leonard, MD, FAAP

George A. Little, MD, FAAP

Barbara Nightengale, RN, MSN, NNP-BC

Jeffrey M. Perlman, MB, ChB, FAAP
Mildred Ramirez, MD, FACOG
Steven Ringer, MD, PhD, FAAP
Gary M. Weiner, MD, FAAP
Myra H. Wyckoff, MD, FAAP

参与者

Julie Arafeh, RN, MSN
Kimberly D. Ernst, MD, MSMI, FAAP
Jay P. Goldsmith, MD, FAAP
Cheryl Major, RNC-NIC, BSN
Ptolemy Runkel
Scott Runkel
Bret Van Horn

动画

Scott Eman

致　谢

新生儿复苏指导委员会成员

Louis P. Halamek, MD, FAAP, Co-chair, 2007-2011

Jane E. McGowan, MD, FAAP, Co-chair, 2009-2011

Christopher Colby, MD, FAAP

Marilyn Escobedo, MD, FAAP

Karen D. Fairchild, MD, FAAP

George A. Little, MD, FAAP

Steven Ringer, MD, PhD, FAAP

Gary M. Weiner, MD, FAAP

Myra H. Wyckoff, MD, FAAP

联络委员会代表

Mildred Ramirez, MD, FACOG,

American College of Obstetricians and Gynecologists

Barbara Nightengale, RN, MSN, NNP-BC,

National Association of Neonatal Nurses

Praveen Kumar, MD, FAAP,

AAP Committee on Fetus and Newborn

Khalid Aziz, MD, FRCPC,

Canadian Paediatric Society

John Gallagher, RRT-NPS,

American Association for Respiratory Care

委员会向下述参与本教材审阅及编写者致谢

美国儿科学会胎儿和新生儿分会
国际复苏联络委员会，新生儿团队

Jeffrey M. Perlman, MB, ChB, FAAP, Co-chair

Sam Richmond, MD, Co-chair

Jonathan Wylie, MD

Francis Rushton, MD, FAAP, AAP Board-appointed Reviewer

美国心脏病学会心血管急救领导小组

Leon Chameides, MD, FAAP

Brian Eigel, PhD

Mary Fran Hazinski, RN, MSN

Robert Hickey, MD, FAAP

Vinay Nadkarni, MD, FAAP

第6版新生儿复苏教程的相关辅助教学资料

Instructor Manual for Neonatal Resuscitation, Jeanette Zaichkin,RN,MN,NNP-BC,Editor

NRP Instructor DVD:An Interactive Tool for Facilitation of Simulation-based Learning, Louis P.Halamek,MD,FAAP,and Jeanette Zaichkin,RN,MN,NNP-BC,Editors

NRP Online Examination, Steven Ringer,MD,PhD,FAAP,and Jerry Short,PhD,Editors

NRP Reference Chart,Code Cart Cards,and Pocket Cards,Karen D.Fairchild,MD,FAAP,Editor

NRP Simulation Poster,Louis P.Halamek,MD,FAAP,Editor

Simply NRP™,Gary Weiner,MD,FAAP,and Jeanette Zaichkin,RN,MN,NNP-BC,Editors

Neonatal Resuscitation Scenarios,Gary Weiner,MD,FAAP,and Jeanette Zaichkin,RN,MN,NNP-BC,Editors

Hypix 媒体

Scott Runkel

Ptolemy Runkel

Bret Van Horn

照片摄制

Gigi O'Dea,RN,NICU at Sarasota Memorial Hospital

AAP生命支持项目组

Wendy Marie Simon,MA,CAE

Rory K.Hand,EdM

Rachel Poulin,MPH

Kristy Crilly

Nancy Gardner

Melissa Marx

Bonnie Molnar

NRP教育工作组主席

Gary M.Weiner,MD,FAAP

美国心脏病学会心血管急救儿科分委会

Marc D.Berg,MD,FAAP,*Chair,2009-2011*

Monica E.Kleinman,MD,FAAP,*Immediate Past Chair,2007-2009*

Dianne L.Atkins,MD,FAAP

Jeffrey M.Berman,MD

Kathleen Brown,MD,FAAP

Adam Cheng,MD

Laura Conley,BS,RRT,RCP,NPS

Allan R.de Caen,MD

Aaron Donoghue,MD,FAAP,MSCE

Melinda L.Fiedor Hamilton,MD,MSc

Ericka L.Fink,MD,FAAP

Eugene B.Freid,MD,FAAP

Cheryl K.Gooden,MD,FAAP

John Gosford,BS,EMT-P

Patricia Howard

Kelly Kadlec,MD,FAAP

Sharon E.Mace,MD,FAAP

Bradley S.Marino,MD,FAAP,MPP,MSCE

Reylon Meeks,RN,BSN,MS,MSN,EMT,PhD

Vinay Nadkarni,MD,FAAP

Jeffrey M.Perlman,MB,ChB,FAAP

Lester Proctor,MD,FAAP

Faiqa A.Qureshi,MD,FAAP

Kennith Hans Sartorelli,MD,FAAP

Wendy Simon,MA

Mark A.Terry,MPA,NREMT-P

Alexis Topjian,MD,FAAP

Elise W.van der Jagt,MD,FAAP,MPH

Arno Zaritsky,MD,FAAP

前 言

所有婴儿的出生都是非常美好、神奇并各具特色的。听到自己孩子的第一声啼哭、与孩子进行第一次眼神交流是所有新父母最激动、幸福的时刻。但是，出生过程本身却有可能是绝大多数人一生中最危险的一次经历。出生时，机体需立即进行一生中最大的一次生理调整。已很明确，超过90%的新生儿几乎不需任何帮助即能非常顺利地完成从子宫内到子宫外生活的过渡，这提示，对90%无并发症的分娩家庭，我们不要去打扰这一温馨、充满美好回忆的时刻。新生儿复苏教程（NRP）是为其余百分之几的新生儿设计的。尽管出生时需要帮助的新生儿比例很低，但由于出生的人数众多，因此真正需要帮助的新生儿数量还是很大的。如果这些新生儿出生时未能得到及时帮助，所造成的问题可持续终生，甚至危及生命。与成人或年长儿较低的复苏成功率不同，对抑制状态的新生儿进行熟练的复苏，成功的可能性很大。投入一定的时间致力于新生儿复苏技能的学习是非常值得的。

本教程历史较悠久，很多美国儿科学会（AAP）和美国心脏病学会（AHA）的前辈为其发展、不断完善作出了贡献。1966年，美国国家科学委员会首次提出成人复苏指南。1978年，AHA心脏急救委员会组建了有关儿科复苏的工作小组。研究小组很快提出了新生儿复苏重点与成人不同的观点，新生儿复苏尤应重点关注气道通气，而不是心脏活力的复苏。大约在这一时期，新生儿专业被正式纳入复苏工作。到1985年，AAP和AHA成立了联合委员会，开发了这一旨在教授新生儿复苏原则的培训课程。此创举的前辈为George Peckham和Leon Chameides。委员会致力于为教程制定恰当的工作形式，Ron Bloom和Cathy Cropley编写的教程被选为新NRP教材的模板。本版教程中的部分内容保持了原版的风格。

儿科界的领导者，如Bill Keenan、Errol Alden、Ron Bloom和John Raye共同建立了推广NRP教程的工作策略。方法首先为每一州培训至少一名医生与一名护士组成的国家级专家团队，由国家级教员培训其所在地区的教员，再由地区教员培训各级医院的教员。到2010年年底，美国已有超过290万名医疗卫生保健人员接受了新生儿复苏技能培训，以使美国大约5000个产房中至少有一位经过NRP培训的人员在场。这一初级评定指标评价，培训是相当成功的。NRP项目已被全球92个国家采用，并按前述NRP相同的模式开展培训。

教程中有关的科学内容在不断地发展、完善中，虽然几十年来ABCD(气道、呼吸、循环、药物）的总原则未改变，但对如何及何时采取某一步骤、哪些操作应与年长儿及成人不同仍需不断的评估与改进；其次，传统的操作是基于专家们的建议推荐的，近年来，则努力以基础研究、临床随机对照研究、临床医生的系统研究为基础，以推荐有关的实验性及经验性循证证据。

通过每5~8年定期举办国际心肺复苏和心脏急救（CPR-ECC）会议来制定各年龄组、不同病因导致的心跳呼吸骤停的指南，AHA强调这项评估的程序。1992年，AAP正式参与新生儿及儿童复苏指南的制定工作。

最近一次CPR-ECC会议大约在5年前举办，会议内容分两个部分。首先，自2006年后半年开始，由美国Jeff Perlmen和英国Jonathan Wyllie领导的国际复苏联络委员会（ILCOR）新生儿专业组提出了32个有争议的议题，随后，ILCOR成员为每个提出的问题设计评价量表。电子化的数据库和不断进步的搜索引擎加快了文献评估速度，并使AHA众多复苏相关出版物的详尽信息不断更新成为可能。ILCOR的系列会议对从评价量表中获得的信息进行多次讨论，随后以《科学为基础的心肺复苏（CPR）和心脏急救（EEC）治疗推荐共识（CoSTR）》这一国际性文件在*Circulation*（2010;122[Suppl 2]:S516–S538）、*Resuscitation*（2010;81[Suppl]:e260–287）和*Pediatrics*（2010;126:e1319–e1344）同时刊出。其次，ILCOR的每一个复苏工作委员会需参照CoSTR的科学原则，制定针对不同地区、不同人群的复苏指南。美国的新生儿复苏治疗指南刊登在*Circulation*（2010;122:S909–S919）、*Pediatrics*（2010;126:e1400–e1413）及本书后面。正是由于上述过程，每一版NRP教程都包含较多有循证证据的推荐，而不是简单的普通实践。我们希望您阅读文献中有关证据，更重要的是不断开展进一步的研究，来探索最佳实践方案及方法。

前一版NRP教程引入了两课新内容，阐述稳定及复苏早产儿时遇到的特殊问题（第八课），并讨论了新生儿复苏中涉及的伦理问题（第九课）。第六版中继续保留了这两课内容，并进行了内容的补充与更新。在这一版中，读者会发现新的复苏流程图，其中评估与决策部分的方框已被替换为能更好地反映科学的内容。了解NRP的学员会发现一些重要的变化。

首先，流程图顶端的快速评估从四项减至了三项，去除了“羊水清吗？”，但教材中保留了从气道内吸引胎粪。但仔细的证据评述不提示羊水胎粪污染而不伴呼吸困难、且肌张力良好的足月儿需要干预的证据。羊水胎粪污染但新生儿情况良好这种情况的发生率超过10%，因此，复苏委员会认为，此类新生儿可以继续留在母亲身边，稍微延迟进行检查可减少对母亲与新生儿之间最初相处的打扰。

其次，已有很多证据支持我们的观点。使血氧饱和度超过正常足月新生儿不会带来额外好处，反而会因过度氧疗造成组织损伤。因此，新版教材引入避免高氧血症的新策略。同时，一些研究已证实，生后数分钟内发绀是正常现象，皮肤颜色不是反映血氧饱和度的良好指标。基于此原因，在初始临床体征观察项目中去除了皮肤颜色，除非发绀持续存在。目前复苏委员会已达成共识，应以能更精确反映氧合状态的脉搏氧饱和度水平取代皮肤颜色观察。如果预期新生儿生后需要复苏或复苏已在进行中，则复苏的目标是尽量争取维持血氧合水平与无抑制状态的健康足月儿一致。上述观察和此项推荐会引起复苏早期阶段对设备需求的改变，且在流程图早期指示其作用。产房应有氧饱和度仪、压缩空气源以及空氧混合仪，但目前推荐，只有在认为有必要给氧时、复苏过程进展至需要正压通气（PPV）或持续气道正压（CPAP）时才开始使用氧气。流程图中标注了从健康足月儿研究获得的动态目标血氧饱和度值。对一些缺乏前述标准设备的小医院或分娩中心，完全按所述标准执行可能会有些困难。

第三，尽管对年长儿及成人的复苏已转为强调胸外按压的重要性，降低了对正压通气的强调（“C-A-B”而不再是“A-B-C”），但现有证据仍支持充分通气（“A-B-C”）在复苏刚出生新生儿中的重要性。有些受训者在知道这种不同时就会问“何时是从ABC转为CAB的合适年龄？”，目前尚无确切证据准确回答这一问题，最简单的答案可能就是分析导致新生儿出现抑制状态的原因。对刚出生的新生儿而言，几乎所有原因都是呼吸性因素，而非心源性原因。由于观察到对有些新生儿的复苏在未进行充分的正压通气时即进行了胸外按压，因此，流程图中插入了一个步骤，包含一个新的肺的概念（“MRSOPA”），以确保实施充分的正压通气。

这版新的教程包括很多细小、但很重要的变化，如果不仔细阅读可能会漏掉。在复苏流程图的最后，非常强调开放血管通路，进一步淡化气管插管给予肾上腺素。但如果继续使用气管内给药，剂量有些变化。此外，还有一些推荐用于极低出生体重儿（ELBW）复苏或稳定过程中新的保暖建议，对严重缺氧缺血的足月新生儿更加强化了需考虑亚低温治疗。在整个教程中还分散有一些其他的变化，所以，我们建议，即使是有经验的学员，也应完整阅读此新教程。印制在本教程后面的指南及教师手册总结了教程中绝大部分新内容及变化。

通过很多人及有关组织的共同努力，NRP教程得以顺利完成。AHA、AAP、ILCOR、AHA儿科亚专业委员会的共同合作，使得有更多证据支持的复苏推荐不断发展、更有循证依据基础，并在全球推广。本书首页刊出的NRP执行委员会成员不知疲倦地论证证据，并综合多项建议最终达成适用于各种临床情况的共识。特别是Gary Weiner提出了创新性想法，最终调整了流程图并在其中加入了“MRSOPA”。Jane McGowan和Jeanette Zaichkin是非常优秀的副主编，Jeanette不断地提醒我们在实际工作中会如何解读推荐。感谢Jill Rubino准确的版面加工，Theresa Wiener专业的制作及多重色彩技能的应用。工作人员Shelia Lazier和继任者Rachel Poulin不知疲倦地与工作小组合作，使我们虽然面对庞大而复杂的课题，绝大多数志愿工作异乎繁忙的专家，仍能按时完成各项任务。

虽然本教程是NRP所有内容的基础，制定培训执行策略，相应支持产品也需要同样、甚至需更多的时间投入、创新及个人努力。Lou Halamek的创新能力、智慧及创造性思维推进了NRP中新关注点与复苏过程的整合，使其不仅仅停留在概念上。高度赞扬他领导的斯坦福高级儿科和围产教育中心（CAPE）的培训团队和培训产品团队，他们促使NRP的工作落到了实处，真正发挥了降低围产期患病率和死亡率的作用。

其他需要特别提及的人员包括Jeanette Zaichkin(教师手册、教师DVD、简化NRP™及其他与NRP有关的配套教材), Jerry Short(整个教程的培训专家,近期更多地主管在线考试)。Steven Ringer主要承担DVD录制并负责将其转化为在线考试内容;共同合作主席Lou Halamek和Jane McGowan杰出地领导了NRP执行委员会。Jeff Perlmem以其对有关文献的全面掌握使我们一直坚持严格遵循证据; Dana Braner, JoDee Anderson, Susanna Lai和Scott Rundel及其在俄勒冈的健康和科学大学媒体实验室和Hypix传媒完成了本书的DVD。我们还必须提及我们的战略合作伙伴, Laerdal医疗,其不断开发新的培训设备及简化NRP™和SimNewB及有关学习情景类产品,以增加技能培训的效果。更重要的是,此项目的成功归功于AHA的使命及AAP促进及保护儿童健康的理念。所有参与开展这一庞大、复杂项目的人都会同意,有一位人员的工作对保证每项工作按经费预算、计划框架进行发挥了重要作用,还应该因为她对NRP并非适用于任何场景的有效方法的认识、提倡和推进开发新的创意,如*帮助(婴)新生儿呼吸*这一适用于发达国家以外的资源有限地区的教材,谢谢Wendy Simon,感谢你为改善全球新生儿健康前景所做的和将继续做下去的工作。

John Kattwinkel, MD, FAAP

新生儿复苏教程™培训课程概述

新生儿复苏的科学指南

新生儿复苏教程™（NRP™）的教材是基于美国儿科学会（AAP）和美国心脏病学会（AHA）的新生儿心肺复苏和心血管急救监护指南（Circulation. 2010;122:S909-S919）。本书附件中刊登了该指南。如你在学习中对现行项目推荐有任何问题，请参阅书后指南。基于国际复苏联络委员会（ILCOR）的科学共识，指南于2010年10月首次刊出。由ILCOR成员指定的循证工作表是上述两个文件的基础，可访问NRP网站中科学一栏阅读，www.aap.org/nrp。

责任分级

标准NRP培训课程包括九课，但受训者完成第一至四课和第九课即可获得完成NRP培训的卡片。每位人员在复苏中的责任因医院而异。你可能只需学习复苏过程的一部分，也可能需完成所有内容的学习。例如，在有些医院，可能是护士负责新生儿气管插管，但另外一些医院气管插管是由医生或呼吸治疗师完成的。你所需要学习的课程数目取决于你在复苏中承担的责任、任务，以及你所在的医院对每个人完成培训程度的要求。

正式开始培训前，你必须对自己在复苏中的职责有清楚的了解。如果对你在复苏中的职责这一问题有任何疑问，请与指导老师讨论。

特别强调：人员合理搭配、团队良好合作是新生儿复苏成功的保障。了解一起工作的复苏小组中每位成员的职责非常重要，定期训练可以促进团队成员间的协调与合作，提高新生儿救治效果。

课程学习

顺利通过网上笔试后方可参加NRP课堂培训。参训者需打印笔试合格证明并带到培训课堂，交给指导老师以领取培训卡。受训者应在完成网上考试30天内参加课堂培训。受训者需通过所要求的课程的网上考试，在技能考核站完成培训并证明已掌握复苏技巧，参加由课程指导老师设定的复苏情景演练，最终方可顺利完成课程。

在参加NRP课程以前，鼓励参训人员使用简化NRP™练习。*简化NRP™*是一个自学套装，包括指导NRP前四课基本操作技能的录像、练习气囊面罩正压通气及胸外按压所需的设备。

一旦顺利完成NRP规定的最基本课程，第一至四课及第九课，受训者即可获得完成培训的卡片。此卡片不会在完成培训的当天签署及发放，其会由指导教师在培训完成后上交给AAP生命支持部门工作人员。

更多有关在线考试事宜，请登录www.healthstream.com/hlc/aap 或http://www.aap.org/nrp。

完成课程不等于具备资质

NRP是一个介绍新生儿复苏概念及技巧的教育课程，完成项目不等于获得进行新生儿复苏的资质。每家医院应根据申请者个人的资质水平和总体能力来决定其可否承担新生儿复苏的临床工作。

标准预防

美国疾病控制和预防中心推荐在任何有可能暴露于血液或含血体液时、在不知病人感染状况时应采取标准预防。新生儿复苏属于此类情况，应采取标准预防。

所有来源于病人的液体（血液、尿液、大便、唾液、呕吐物等）都应按可能为感染物对待。复苏新生儿时必须戴手套，复苏者不可以用自己的口经吸引设备进行吸引，复苏时应备好面罩、球囊或T组合复苏器，避免使用口对口复苏。如复苏过程中有可能出现血液或其他体液飞溅，应戴口罩、保护性眼罩或面罩。当有可能出现血液或其他体液飞溅的情况时，使用隔离衣或围裙。产房必备复苏球囊、面罩、喉镜、各型号气管插管、电动吸引器及必要的防护设备。

第6版NRP教程中互动的多媒体DVD-ROM

本教材中附有第6版NRP教材互动多媒体DVD-ROM，其对计算机系统及内置的要求列于本书封面背面。除全书所有内容外，DVD-ROM还包括实际复苏短片、喉镜暴露后见到的气道、数码卡通片及一些互动的录像实景。

你可以通过阅读教材、观看DVD-ROM以及两者结合学习NRP的内容，NRP指导委员会大力推荐学习者利用多种资源学习。DVD-ROM有演示每一步骤的实时录像和短片、互动的实景，有利于形象化的认识整合，具有很高的学习使用价值。

目　录

第一课　概述和复苏原理

1

新生儿复苏教程™（NRP™）将帮助你学习如何对新生儿进行复苏。通过学习本书和实践复苏技能，你将学习成为复苏小组的重要成员。

本教程将讲述很多概念和技能，下面是在整个教程中唯一强调的最重要的概念：

在新生儿复苏中对新生儿的肺进行正压通气是最重要和最有效的措施。

学习内容

- 新生儿出生时发生的生理改变
- 复苏过程需要遵循的步骤
- 能预估新生儿将需要进行复苏的高危因素
- 复苏新生儿时需要的设备和人员
- 复苏时小组成员交流和配合的重要性

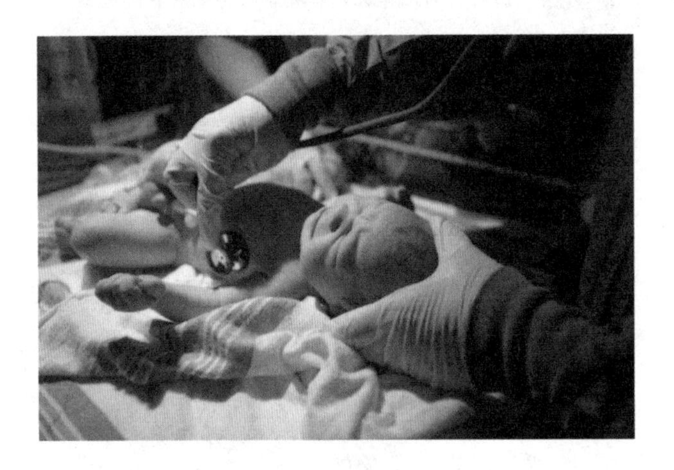

为什么学习新生儿复苏？

每年全世界近400万新生儿死亡中约有23%死于出生窒息（Lancet.2010；375：1969-1987）。在这些新生儿当中，许多没有进行正确的复苏。因此，本教程所教的复苏技能的广泛应用，每年将使数以千计的新生儿得以改善预后。

哪些新生儿需要复苏？

大约10%的新生儿需要一些帮助才能开始呼吸，少于1%的新生儿需要更强力的复苏手段才能存活，至少90%的新生儿毫无困难就能完成宫内到宫外环境的过渡，他们开始自主和规律的呼吸及完成胎儿至新生儿循环模式的转变需要少许帮助或无需帮助。高危因素能帮助识别哪些新生儿需要复苏，但是，必须经常做好复苏的准备，即使对那些无高危因素者，也要做好复苏的准备。

复苏的ABC步骤是非常简单的*。要保证气道开放和通畅，要确保有呼吸，不论是自主还是辅助呼吸。确保有足够氧合血的循环。新生儿出生时是潮湿的，散热量大，因此，复苏时维持新生儿体温正常也很重要。

复苏的ABC方案：

- 气道（摆正体位和清理气道）
- 呼吸（建立呼吸）
- 循环（评估心率和氧合）

下图展示了复苏步骤和需要进行这些步骤的新生儿数量之间的关系。顶部是所有新生儿都需要进行的程序，而底部是极少数新生儿需要进行的程序。

每次分娩都要有一个受过培训的医务人员参与新生儿的初步复苏；当需要全程复苏时，还需要有其他受过培训的医务人员参加。

---

* 注意：2010美国心脏病协会CPR和ECC指南推荐，对成人复苏，按压在通气前开始（即C-A-B而不是A-B-C）。然而，因为新生儿窒息的病因几乎总是呼吸问题，所以新生儿复苏的关键点首先是建立气道和进行正压通气。因此，在本书中A-B-C始终是推荐的序列。

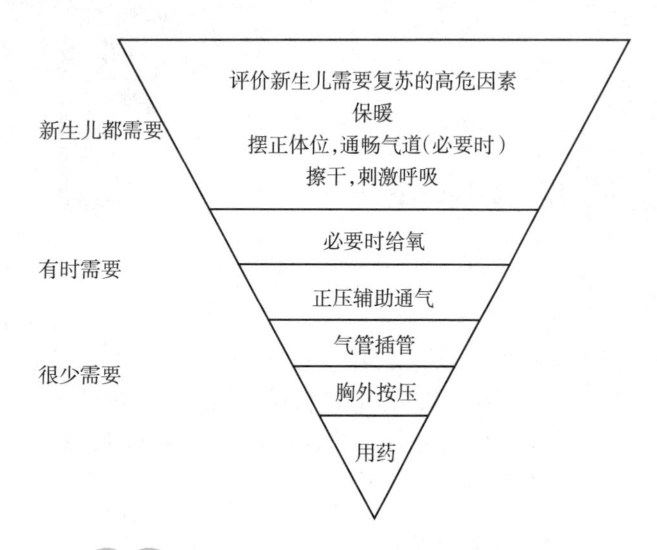

复习

(答案在前面的章节和本课的最后)

1. 约有________%的新生儿需要一些帮助才能开始规则呼吸。

2. 约有________%的新生儿需要强力的复苏手段才能存活。

3. 在妊娠和分娩期间认真辨认高危因素能识别所有将需要复苏的新生儿。(对)(错)

4. 复苏新生儿时，(很少)(经常)需要施行胸外按压和用药。

新生儿复苏教程结构如下：

第一课：概述和复苏原理

第二课：初步复苏

第三课：正压通气复苏装置的应用

第四课：胸外按压

第五课：气管插管和喉罩气道插入

第六课：药物

第七课：特殊情况

第八课：早产儿复苏

第九课：伦理和临终关怀

在NRP课程中，将会有很多机会练习复苏的步骤和使用适当的复苏设备。你和同事将通过模拟病例进行学习。你和复苏小组的其他成员将逐渐地提高熟练程度和速度。此外，你和小组将会学到如何在复苏过程中评价新生儿状况并决策采取怎样的后续措施。

在后面的章节中，你会学到新生儿从宫内到宫外环境过渡的基本生理学知识。掌握了新生儿呼吸和循环的生理学知识，能帮助你理解为什么及时的复苏对挽救生命如此重要。

新生儿出生前是如何获得氧气的?

无论是出生前还是出生后，氧对生存来说都是至关重要的。在出生前，所有供给胎儿的氧气都是通过胎盘从母体的血液传送到新生儿的血液中。

出生前，胎儿只有很少部分的血液流经胎肺。胎肺并不为胎儿供应氧或排除二氧化碳。因此，胎肺的血流对维持胎儿的正常氧合和酸碱平衡并不重要。胎肺在宫内是扩张的，但肺泡内充满着液体，而不是空气。另外，灌注胎肺的小动脉处于明显的收缩状态，这部分是由于胎儿氧分压低的缘故(图1.1)。

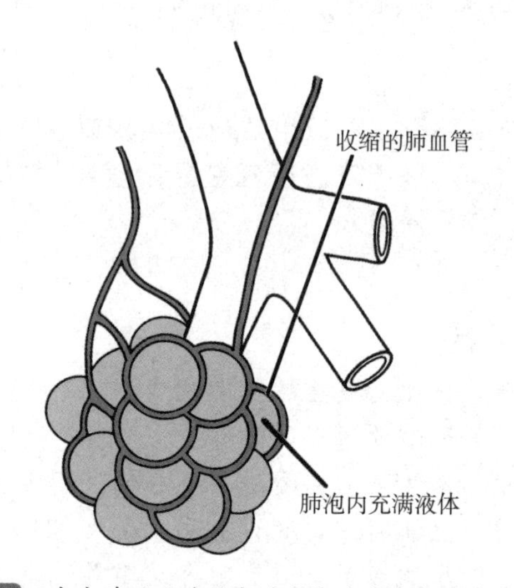

图1.1 出生前胎儿肺脏充满液体的肺泡和收缩的血管

出生前，由于胎肺血管收缩和血流阻力增加，来自右心室的血液无法进入肺脏。然而，大部分血液通过阻力较低的旁路由动脉导管流入主动脉(图1.2)。

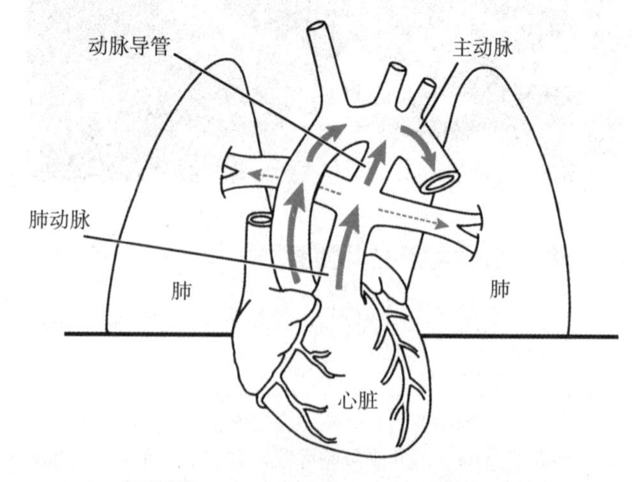

图1.2 出生前血液通过动脉导管的分流

出生后，新生儿不再与胎盘相连，只能依靠肺脏呼吸作为氧气的唯一来源。所以，几秒钟后，肺泡内液体必须被吸收，肺脏必须充满氧气，肺血管必须扩张增加血流来灌注肺泡以吸收氧输送到全身。

通常新生儿出生之后通过哪些途径从肺部获得氧?

通常情况下，在新生儿出生后会立即出现三种主要变化:

1. 肺泡中的液体被吸收到肺部淋巴组织中，并被空气所替代(图1.3)。由于空气中含有21%的氧，肺泡中的氧气便可以由此而弥散到分布在肺泡周围的血管之中。

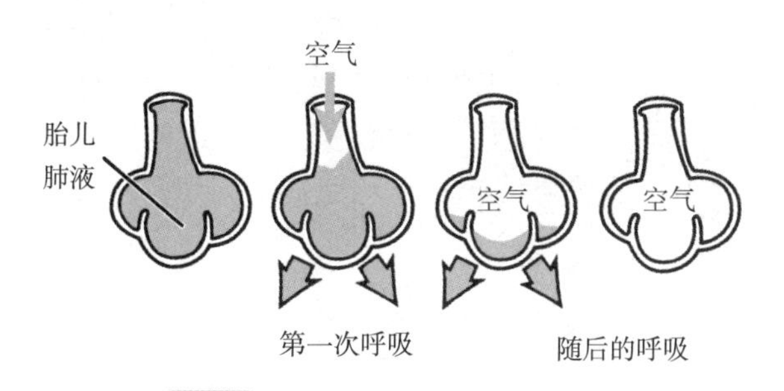

图1.3 肺泡内的液体被空气所取代

2. 脐动脉的收缩和脐带结扎后脐动脉和脐静脉的关闭去除了低阻力的胎盘循环并提高了体循环的血压。

3. 由于肺泡的充气和氧含量增加，肺组织中的血管得以扩张，降低了血流阻力(图1.4)。加上体循环血压的升高，使得肺动脉压力低于体循环，导致肺血流增加，通过动脉导管中的血流减少。肺泡中的氧被肺血流所吸收，有充足氧含量的血液流回到左心室，再输送到新生儿全身组织。

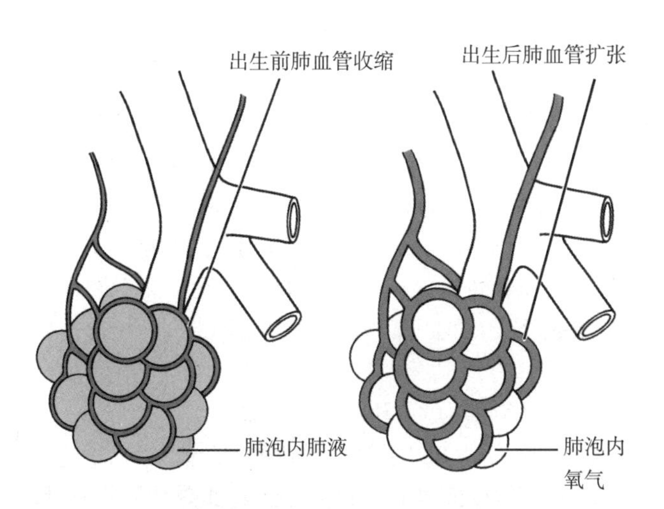

图1.4 出生时肺血管的扩张

在大多数情况下，空气提供充足的氧(21%)到最初扩张的肺血管中。由于血氧含量增加和肺血管扩张，动脉导管开始收缩。先前通过动脉导管分流的血液现在流入肺内，并在肺内摄取更多的氧输送到全身组织(图1.5)。

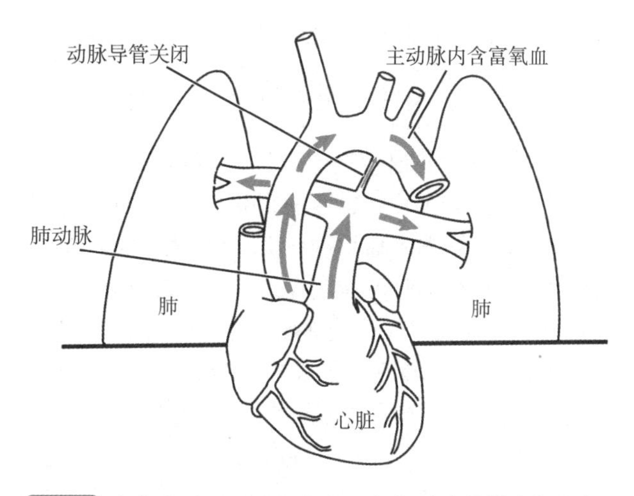

图1.5 出生后，由于血液优先流入肺脏，动脉导管的分流停止

随着正常过渡的完成，新生儿开始呼吸空气并通过其肺脏获得氧。新生儿最初的啼哭及深呼吸所产生的力量足以帮助排出其气道中的液体。肺内的氧及肺泡充气是引起肺部血管扩张的主要原因。由于充足的氧气进入血液，婴儿的肤色由发绀变得红润。

虽然正常过渡的最初步骤发生在出生后几分钟之内，但整个转变过程要数小时甚至几天才能完成。例如，研究发现足月儿的正常过渡需要10分钟才能达到氧饱和度90%或以上。动脉导管功能关闭要到生后12~24小时，肺血管的完全扩张要数月之后。

在出生的过渡过程中可能出现哪些问题?

婴儿在分娩前、分娩中和出生后可能遇到各种困难。若困难发生在子宫内、分娩前或分娩中，可能会导致胎盘或脐带血流异常。最初的临床征兆可能是胎儿心率减慢，当胎盘供氧改善时，如令母亲侧卧或给母亲吸氧，可恢复正常。出生后遇到的更可能是新生儿气道和(或)肺方面的问题。以下是可能影响正常过渡的一些问题:

- **新生儿的肺不能充盈空气，即使有自主呼吸(通气不足)**。新生儿无足够有力的呼吸将肺液排出肺泡或者其他物质如胎粪阻止空气进入肺泡。因此，氧不能通过肺脏吸收进入血液循环。

- **预期的血压升高不能发生(体循环低血压)**。过度失血或新生儿低氧血症和缺血可引起心脏收缩力低下或心动过缓(心率缓慢)和新生儿低血压。
- **出生后肺动脉的持续收缩**,因为在分娩前或分娩期间肺部分或完全不能充气扩张或缺氧所致(新生儿持续肺动脉高压,常缩写为PPHN),结果,减少了肺血流和对全身组织的氧供。在某些病例,即使肺被空气充盈,肺动脉也不能松弛。

正常过渡的阻断,新生儿会有哪些反应?

通常,新生儿出生后会立即强有力地将空气吸入肺部。肺泡内压力的增加促进了胎儿肺液的吸收,同时输送氧进入肺小动脉,使其扩张。若这个过程被阻断,肺小动脉可能会保持收缩,肺泡内仍然充满液体而不是空气,全身的动脉血则无法获得氧。

若此正常的转变不能发生,对组织的氧供应减少,肠道、肾脏、肌肉和皮肤内的小动脉收缩,但心脏和大脑的血流保持稳定或者增加,从而维持氧气的输送。这种血流的重新分布有助于维护人体重要器官的功能。但是,如继续缺氧,则心肌功能减弱,心排出量降低,血压下降,所有器官的血流量也减少。结果是不可逆的缺乏充分的血液灌流和组织氧合,并可导致脑损伤或其他器官损伤,甚至死亡。

窒息新生儿可能出现以下一种或几种临床表现:

- 脑供氧不足导致的呼吸抑制
- 脑、肌肉和其他器官供氧不足导致的肌张力低下
- 心肌或脑干供氧不足导致的心动过缓
- 胎儿肺液吸收障碍导致的呼吸增快
- 由血氧不足导致持续发绀或脉搏氧饱和度仪显示低氧饱和度
- 心肌缺氧、失血或在出生前和过程中胎盘回流血量不足导致的低血压

这些症状也可能出现在其他情况下,例如受到感染或低血糖时,或药物导致新生儿呼吸抑制,如出生前母亲使用镇静药或全身麻醉剂。

如何才能知道新生儿在宫内或围产期是否有窒息?

在宫内、产程中和(或)分娩过程中引起血流和供氧异常的任何问题都可对胎儿和新生儿造成危害。实验室研究显示:新生儿围产期窒息的首要症状是呼吸停止。最初呼吸加快,继而出现原发性呼吸暂停(无呼吸或喘息样呼吸)(图1.6),在此阶段,给予刺激(如擦干全身或拍打脚底)能使新生儿重新呼吸。

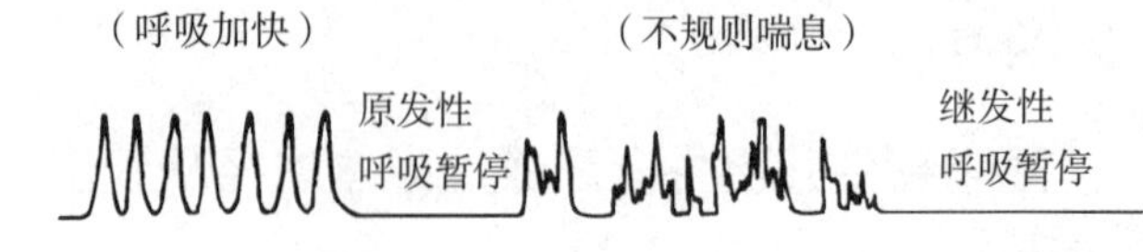

图1.6 原发性和继发性呼吸暂停

然而,如果原发性呼吸暂停期间,心肺受累持续存在,新生儿会有多次短暂的喘息样呼吸,继而进入继发性呼吸暂停(图1.6)。此时,刺激将不能使新生儿恢复呼吸。必须给予辅助通气才能逆转此过程。

如新生儿在刺激后仍未立即开始呼吸,很可能进入继发性呼吸暂停阶段,需要做正压通气。继续刺激是毫无帮助的。

当新生儿原发性呼吸暂停时,心率开始下降。通常血压保持不变,直到继发性呼吸暂停发生(除非失血已经造成早期的低血压)(图1.7)。

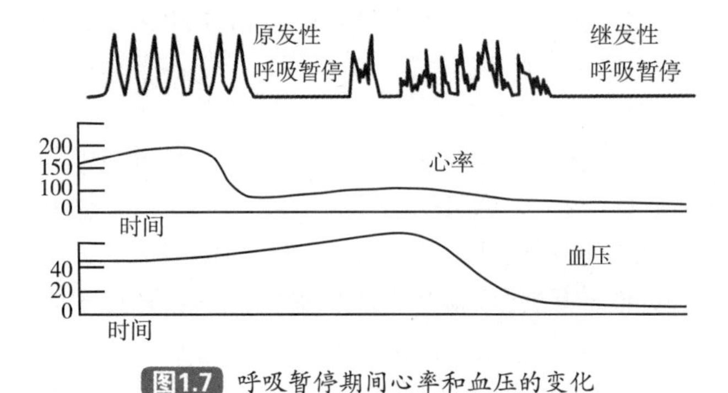

图1.7 呼吸暂停期间心率和血压的变化

大多数情况下,新生儿处在以上情况的中间阶段。由于窒息常常发生在分娩前或分娩过程中,因此,当出生时很难确定新生儿已经有缺氧和(或)循环损害多长时间。体格检查不能使你区分原发性和继发性呼吸暂停。而对刺激的呼吸反应能帮助你估计缺氧开始的时间。如刺激后立即开始呼吸,是处于原发性呼吸暂停;如刺激后仍无呼吸,则处于继发性呼吸暂停,必须开始呼吸支持。

通常,新生儿继发性呼吸暂停的时间越久,恢复自主呼吸所需要的时间就越长。然而如图1.8所示,一旦正压通气建立,大多数窒息新生儿的心率会迅速改善。

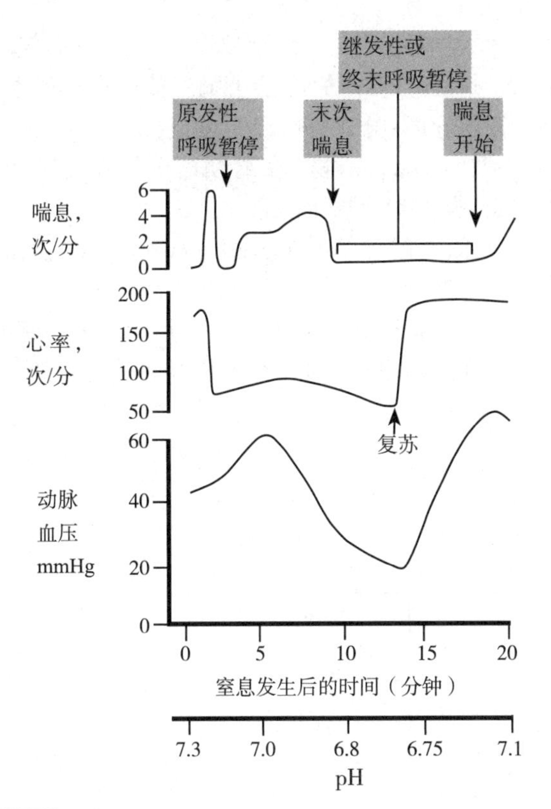

图1.8 动物模型在整个窒息过程中各项生理指标的变化

一旦复苏开始，心率迅速增加。如有效的正压通气不能使心率迅速增加，那么缺氧可能已经导致心肌受累并且血压已经降到危险水平以下。在这种情况下，就需要心脏按压，还可能需要药物来进行复苏。

复习

（答案在前面的章节和本课的最后）

5. 出生前，胎儿肺脏内的肺泡是（萎陷的）（扩张的）且充满（液体）（空气）。

6. 在正常过渡中充满肺泡的空气含____%氧。

7. 新生儿肺内的空气能使肺小动脉（扩张）（收缩），以致氧能从肺泡吸收分布到全身器官。

8. 如果新生儿在受到刺激后还未开始呼吸，你应该假定他进入了__________呼吸暂停阶段，并给予____________。

9. 如新生儿进入继发性呼吸暂停阶段，他的心率会（上升）（下降），血压会（上升）（下降）。

10. 重建充分的通气通常会导致心率（迅速）（逐渐）（缓慢）的改善。

复苏流程图

流程图叙述了确定需要复苏和全部NRP复苏程序的必需步骤，菱形图是指评估，长方形图显示根据评估结果决定进行的操作。图表由新生儿出生开始，从图中可以看到对每一步流程的描述和关键点，本图将在随后的几课重复出现，它可以帮助你记忆复苏的步骤。

快速评估框　新生儿出生时，要问关于新生儿的三个问题：足月吗？有呼吸和哭声吗？肌张力好吗（图1.9）？如果对以上问题回答“是”，新生儿应当与母亲在一起，进行进一步的稳定和评估。如果回答是“否”，应进入初步复苏。

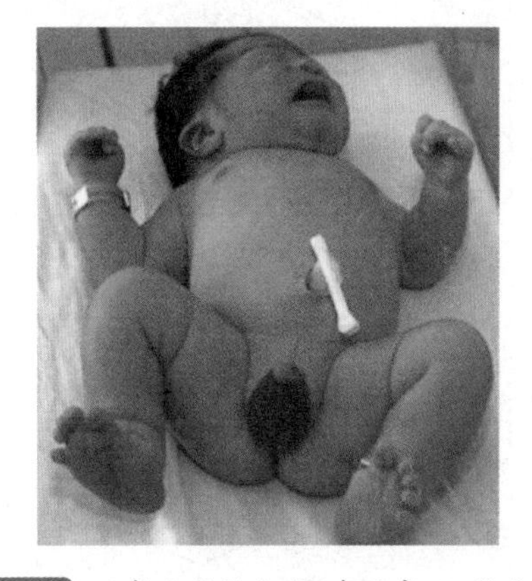

图1.9 正常足月新生儿，有哭声，肌张力好

A框（Airway，气道）这是建立气道和开始复苏新生儿的最初步骤。

- 保温，可将新生儿与母亲放在一起，皮肤接触，并用毛巾覆盖。或者，如果以上三个问题之一回答为“否”，则将新生儿放在辐射暖台上进行复苏操作。
- 摆好头位，开放气道，必要时清理气道。清理气道包括经气管吸引胎粪，此步骤将在第二和第五课讲述。
- 擦干皮肤，刺激诱发呼吸，重新摆正体位，保持气道开放。

A框效果的评估：初步复苏在30秒内完成，即刻进行评估。同时评估呼吸和心率，若新生儿没有呼吸或喘息样呼吸或心率<100次/分，应即刻进入左侧B框的流程；如果新生儿呼吸困难或持续发绀，则进入右侧B框的流程。

B框（Breathing，呼吸）如果新生儿呼吸暂停或心率<100次/分，立刻给予正压通气（PPV）辅助呼吸，如果新生儿有呼吸但呼吸困难，许多临床医生愿意给予面罩持续气道正压通气（CPAP），特别是对早产儿。不管开始应用PPV还是CPAP，都应连接脉搏氧饱和度仪以确定给与氧的需要。氧饱和度仪的技术以及在复苏流程图上的氧饱和度表的解释将在第二课讨论。

B框效果的评估：在30秒有效的PPV、CPAP和（或）给氧后，再评估新生儿以确保充分的通气。在进入下一个复苏的流程前，保证给予有效的正压通气是非常重要的。在绝大多数病例，经过有效的正压通气，心率将升高到100次/分以上。但是，若心率<60次/分，则进入C框的流程。

C框（Circulation，循环）支持循环的措施是开始胸外按压，此时，强烈推荐进行气管插管，以促进和协调有效的胸外按压和正压通气。

C框效果的评估：给予胸外按压和正压通气后，再对新生儿进行评估，在给予胸外按压和正压通气后心率仍<60次/分，则进入D框的流程。

D框（Drug，药物）在继续进行胸外按压和正压通气的同时给予肾上腺素。

D框效果的评估：如心率仍<60次/分，继续和重复C框和D框的操作，如向下的曲线箭头所指。

当心率上升至>60次/分，停止胸外按压，继续正压通气，直到心率>100次/分及新生儿有自主呼吸。

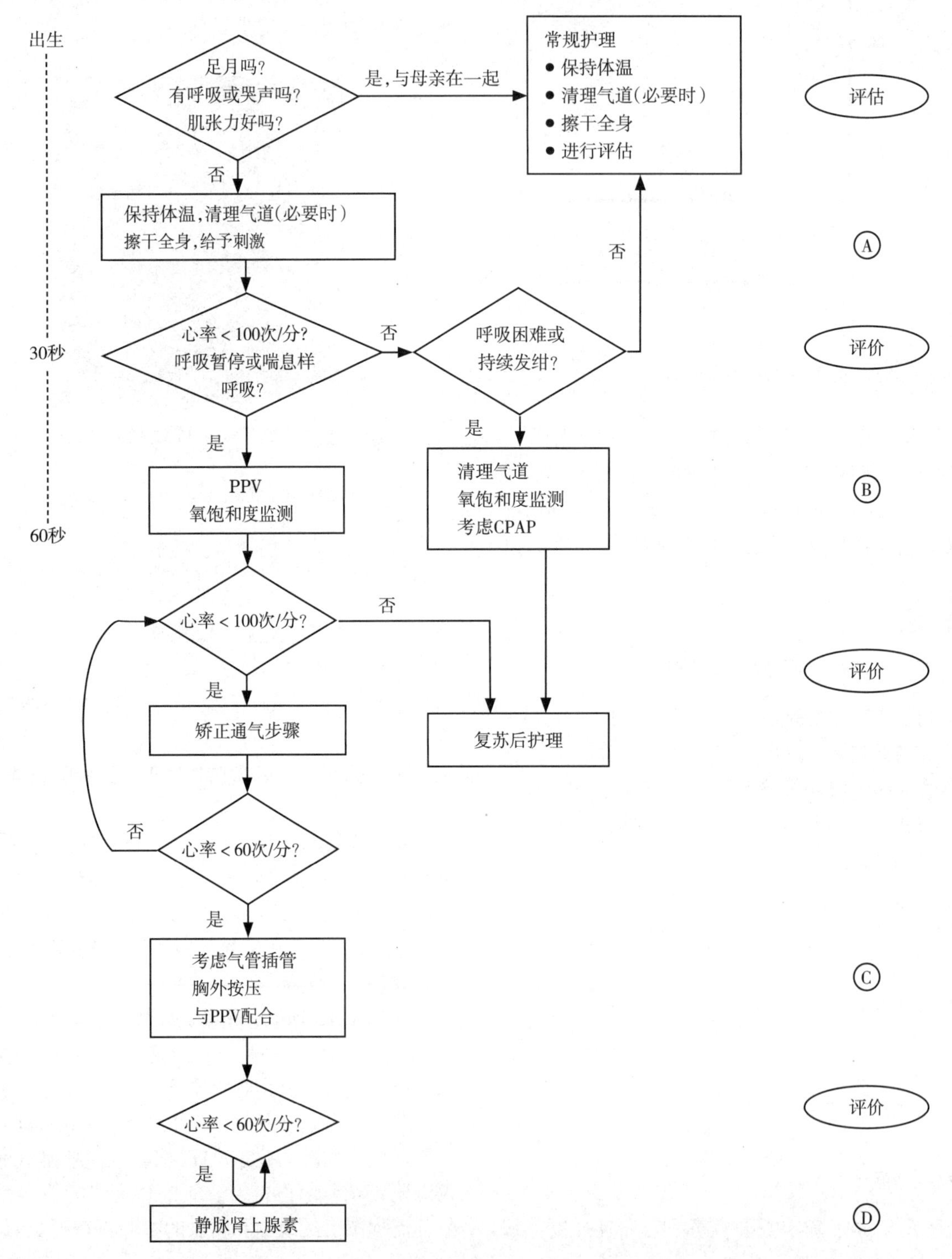

必要时可常压给氧和(或)给CPAP,由脉搏氧饱和度仪监测的氧饱和度(Spo_2)决定。应注意Spo_2不可超过95%(见第二课)。

在每一个操作后进行评估,主要依据如下三项指征:

- 呼吸
- 心率
- 氧合的评估(肤色,最好是氧饱和度)

通过评估三项指征中每一项来决定流程中的每一步骤是否有效。尽管三项指征同时都要评估,但是,对决定是否进行下一复苏步骤,心率降低是最重要的。在整个复苏过程中评估、决策、措施要不断重复进行。

注意流程图中的如下重点:

- 要记住两个心率:60次/分和100次/分。一般来说,心率<60次/分,需要增加额外的复苏步骤;心率>100次/分,通常要停止A框以外的复苏步骤,除非新生儿有呼吸暂停或持续低氧饱和度水平。

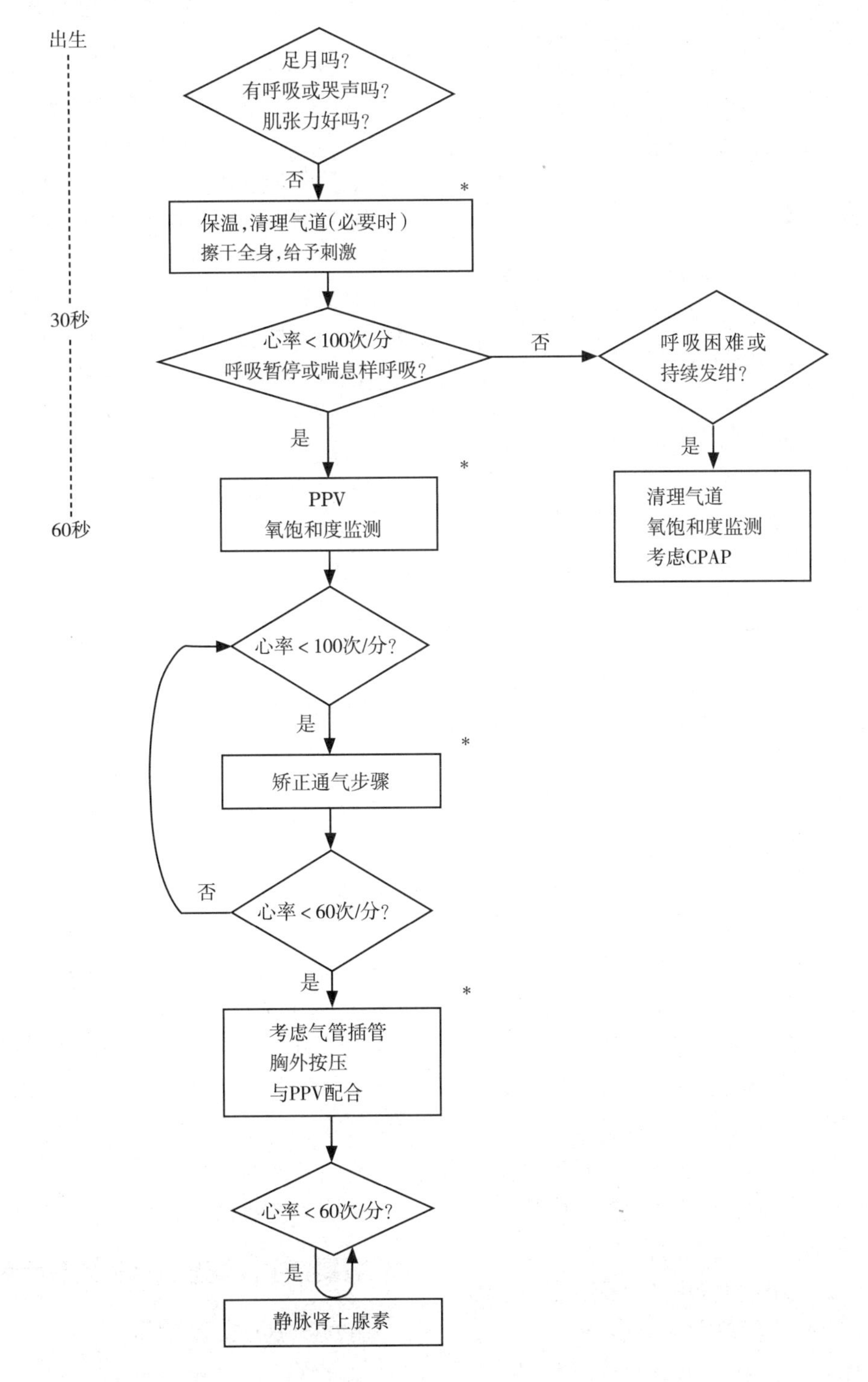

- 星号(*)处指应当考虑气管插管,图中第一个星号指气管插管吸引胎粪,其他星号是指通过插管使复苏的最重要步骤正压通气更有效和(或)最大限度地增加胸外按压的效果。
- 新生儿复苏的首要目标是对新生儿的肺进行正压通气(A框和B框)。一旦此目标达到,新生儿得到持续有效的通气,心率、血压和肺血流将随之改善。然而,若血和组织氧合水平低,可用胸外按压和给予肾上腺素增加心排出量(C框和D框)使血液到肺获取氧。在进行胸外按压前必须确认有充分的正压通气。
- 尽管对心脏和其他组织给氧是重要的,过多的氧可造成组织损害。因此,在B框开始就要给新生儿连接氧饱和度仪以指导氧的应用。

如何排序复苏操作?

学习如何评估新生儿的情况和如何进行复苏的每一步骤可能要花费若干小时的时间。但是,在实践中,在挽救新生儿的生命中,仅需要数秒或数分钟的时间去完成这些步骤。

思考一下在进行流程图程序时的每一个30秒:

- 一旦新生儿出生并交到你和复苏小组手中,首先应当进行快速评估,要问三个问题和在30秒内行初步复苏,如果有特殊的需要,如需要吸引胎粪,可能需要稍多的时间,这将在后一章叙述。
- 你应该在不多于另外30秒的时间进一步刺激新生儿以建立呼吸,持续的刺激呼吸暂停的新生儿将浪费宝贵的时间,出生后的第一个60秒被称为"黄金瞬间",若清理气道和刺激新生儿诱发呼吸在60秒内无改善,应当开始正压通气。
- 下一个30秒应当评估呼吸、心率和氧饱和度值并开始呼吸支持措施。如果需要更进一步的复苏措施,应当请另外的小组成员帮助连接并应用氧饱和度仪。若心率无改善,应当检查正压通气是否有效。如果无效,应当矫正通气操作并在30秒内再次评估。在确认正压通气有效进行以前不要进行下一步骤(C框)。这时,如果需要,另外一名复苏小组成员可以开始准备用于给药的脐静脉导管。
- 一旦开始胸外按压,应定期评估心率以决定是否继续进行胸外按压,但是,应避免频繁中断胸外按压,因为这将减少向心脏传送的含氧血。
- 若在有效的正压通气和胸外按压后,心率仍<60次/分,应进入下一步骤(D框)。

通过小组配合完成每一步骤。

现在花时间熟悉流程图,学习将在以下课程中出现的复苏步骤的顺序。还要学习用于决定是否进入下一步骤的心率。

为什么Apgar评分不能用于指导复苏?

Apgar评分是一个量化评价新生儿情况的客观方法,有助于反映新生儿的总体状况和对复苏的反应。然而,复苏必须在1分钟 Apgar评分完成前开始,因此,***Apgar评分不能用于决定是否需要复苏以及需要哪些复苏的步骤和何时使用这些步骤***。作为评分构成要素的三项体征(呼吸、心率和颜色或氧饱和度)用于决定何时和如何进行复苏。评分的另外两个要素(肌张力和对刺激的反应)反映了神经系统的状况。应当注意在对新生儿进行复苏时,评分的每个成分的价值是不同的,因此,应当在记录Apgar评分时表明当时的复苏措施(见本课附录中的专门表格)。

Apgar评分在出生后1分钟和5分钟进行,如5分钟评分<7,应每5分钟再进行一次评分,直到20分钟。尽管Apgar评分不是一个理想的预后指标,但是,在出生后连续时间点的评分的改变能反映新生儿对复苏措施的反应。Apgar评分的描述见本课最后的附录。

如何对复苏进行准备?

对每一个出生的新生儿都要做复苏的准备,因为对复苏的需要可能事先完全预料不到。因此,每次分娩都应当至少有一名掌握新生儿复苏技能的人在场,专门负责处理新生儿。如果有更进一步复杂的复苏需要,还应当有另外掌握复苏技能的人员参加。如预期有复苏的需要,这些人员应提前到达分娩现场,如下个章节所述。

应认真考虑围产高危因素,有1/2以上的需要复苏的新生儿可在出生前辨认。如果预期新生儿可能需要复苏,应当:

- 在分娩现场准备好掌握复苏技能的人员。
- 准备复苏必需的设备。

需要新生儿复苏的相关危险因素有哪些?

复习表中的危险因素。

考虑在产房里放一备份供查阅。

产前因素	
产妇有糖尿病	过期妊娠
妊娠高血压或先兆子痫	多胎妊娠
慢性高血压	胎儿大小与孕期不符
胎儿贫血或同种免疫疾病	孕妇用药，如镁剂
既往死胎或新生儿死亡史	肾上腺能阻滞药
妊娠中、后期出血	孕妇吸毒
孕妇感染	胎儿畸形或异常
孕妇心、肾、肺、甲状腺或神经疾病	胎动减弱
羊水过多	无产前检查
羊水过少	年龄> 35岁
胎膜早破	
胎儿水肿	
产时因素	
急诊剖宫产	2或3类胎儿心率图形
产钳或胎吸助产	产妇使用全身麻醉剂
臀先露或其他异常先露	子宫强直性收缩伴胎儿心率改变
早产	产前4小时内用过麻醉药
急产	羊水胎粪污染
羊膜炎	脐带脱垂
胎膜早破（超过18小时）	胎盘早剥
滞产（超过24小时）	前置胎盘
巨大儿	明显的产时出血

要经常做好复苏的准备。尽管辨认高危因素有助于识别某些高危新生儿，但是也有一些无高危因素的新生儿需要复苏。

为什么早产儿更危险？

这些危险因素中的许多因素都可能导致在满37孕周以前早产。早产儿的解剖学和生理学特征与足月儿差异很大。这些特征包括：

- 肺部缺乏肺泡表面活性物质，可能会导致通气困难。
- 脑发育不完善，可能会减少对呼吸的驱动。
- 肌肉张力低，可能会使自主呼吸更困难。
- 表皮薄，体表面积大，皮下脂肪少，所以热量丢失快。
- 出生时极易受到感染。
- 大脑血管非常脆弱，应激时可能导致出血。
- 血容量少，增加了对失血所致低血容量的敏感性。

- 不成熟的组织更容易受到过度氧气的损害。

以上与其他方面的不成熟提醒你在参加早产分娩时应当寻求额外的帮助。关于早产儿复苏的详细内容和注意事项见第八课。

分娩时需要哪些人员?

每次分娩时,在分娩室应该有至少一名唯一的责任是照料新生儿且能进行初步复苏、正压通气和胸外按压的人。这个人或其他可以立即到场的人应该具备进行整个复苏操作的技能,包括气管插管和用药。对产房内需要复苏的新生儿来说,只有“电话待命”(在家或在医院内较远地方)的医务人员是不够的。在需要复苏时,应立即开始而不能有任何耽搁。

如生前发现有高危因素存在,如羊水胎粪污染,预计分娩会有高度危险性,可能需要做难度更大的新生儿复苏。至少应该有两人在产房内主要照料新生儿,一名应有完整的复苏技能,另一人或更多人协助。要有“复苏小组”的概念:一个专门的领导者和各有明确分工的小组成员(多胎分娩的每个新生儿都应有一个独立小组)。

例如,若产房护士处理一次简单的分娩,这个护士可能初步清理呼吸道(必要时),给予触觉刺激,评价呼吸和心率。如新生儿反应不良,就要开始正压通气并要求协助。第二个人要帮助评价正压通气的有效性。一名具有完整复苏技能的医师或其他健康护理专家应准备气管插管,并帮助协调做胸外按压、正压通气及安排用药。

若预计是高危分娩,分娩时就需要有两三名甚至四名具有不同复苏技能的人在场。其中一名具有完整复苏技能的人作为小组的领导者,可能就是他来摆正新生儿体位,开放气道,必要时做气管插管。其他两人协助摆正体位,吸引,擦干全身和给氧。受到领导者指示后,他们才能施行正压通气或胸外按压。第四个人帮助给药和(或)记录抢救过程。

复苏时小组如何最有效的配合?

复苏行为的技能,如小组配合、领导能力、有效的交流等对新生儿复苏的成功是非常重要的。即使个别的小组成员具有完整的复苏知识和技能,若他们不能在新生儿复苏的快速紧张的条件下与小组的其他成员交流和配合,他们将不能有效地应用这些技能。因为在产房中新生儿复苏小组成员来自不同专业(如产科医生、麻醉科医生、儿科/新生儿科医生),有效的交流和行动的配合是非常重要的。有证据表明交流的技巧对新生儿复苏成功的重要性与正压通气及胸外按压一样。

- 了解你的环境
- 预估和计划
- 确定领导角色
- 有效的交流
- 小组成员的最佳工作负荷
- 明智的分配注意力
- 利用所有可用的资料信息
- 应用所有可用的资源
- 需要时请求帮助
- 保持专业的行为

(来 源: Center for Advanced Pediatric & Perinatal Education [CAPE], Lucile Packard Children' s Hospital at Stanford University, http: //www.cape.lpch.org.)

这样,复苏的技巧,如有效的交流和任务的分派等应尽可能在接近实战的条件下经常练习,如练习气囊面罩正压通气一样。

应该准备哪些器械?

产房内应备有整个复苏过程所必需的、功能良好的全部器械。预计新生儿高危时,应准备好必要的器械。新生儿复苏器械的完整清单在本课程最后的附录里。

需要复苏的新生儿应迅速从母亲身边移至辐射暖台上,以便复苏人员集中注意力对新生儿进行评估和适当的复苏操作。

所有的小组成员都应知道如何检查复苏器械是否齐全及其功能是否良好并会应用。仅仅看一下在辐射暖台上有什么复苏器械是不够的。最有效的方法是建立在每次分娩前检查复苏器械的条理清楚的常规。这样,不仅可以检查哪些器械已准备好并能即刻应用于复苏,且能发现哪个器械的部件缺失。在本课的附录中有两个器械目录。附录“新生儿复苏器械和用品”列出了所有应放在复苏区的用品。“NRP复苏前快速核对表”使你能够检查必需的器械和用品是否按照NRP流程图应用的顺序准备好。将复苏前检查表张贴出来并在每次分娩前用它检查复苏器械和用品是否准备就绪。

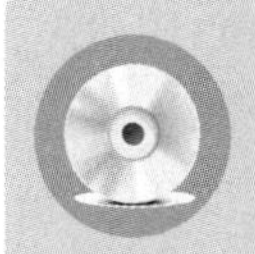

有关器械检查的内容，与教材配合的有DVD，希望学员能够配合观看学习。

复苏后要做些什么?

需要复苏的新生儿即使在生命体征恢复正常以后仍处于危险中。在本课中，前面已讲过新生儿窒息的时间越久，其对复苏努力作出的反应就越慢。NRP将介绍复苏后护理的两个等级：

常规护理：近90%的新生儿是无危险因素、有活力的足月儿。有产前和产时有危险因素、对初步复苏有反应的新生儿将需要密切观察，但是出生后无需与母亲分离去接受密切的监护和进一步的稳定措施。把新生儿直接放在母亲的胸口，擦干，用干毛

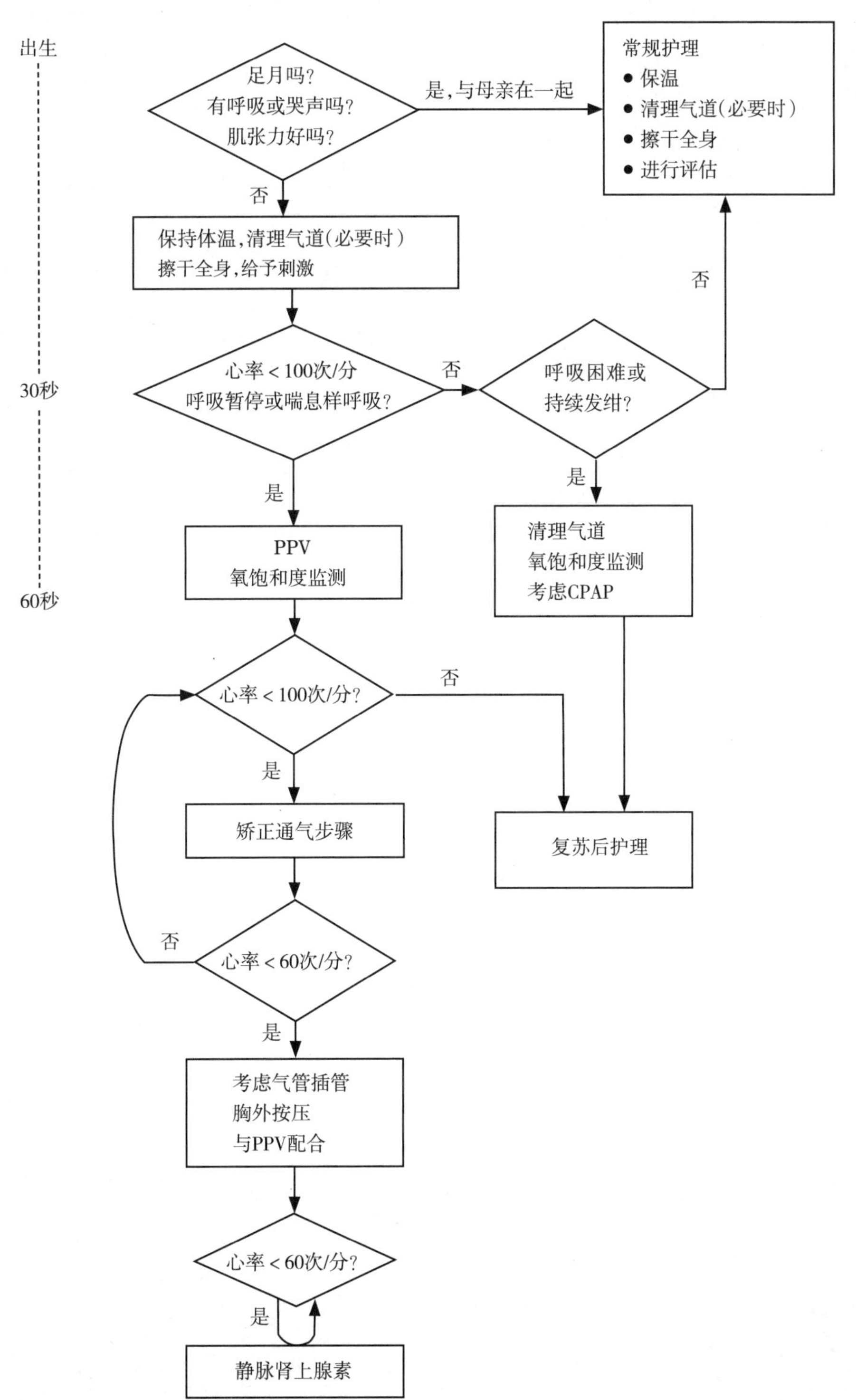

巾覆盖以调节其体温。通过与母亲皮肤的直接接触，新生儿体内热量得到保存。必要时擦拭婴儿的口和鼻以清洁上呼吸道。推荐出生后的吸引(包括用吸球吸引)应当用于有明显的自主呼吸障碍或需要进行正压通气的新生儿。初步复苏的形式可以更改，但必须继续观察呼吸、活力和肤色以决定是否需要进一步干预。

复苏后护理: 新生儿呼吸或活力抑制和(或)需要供氧以达到正常新生儿的氧饱和度目标值者，将需要密切的评估，这些新生儿可能仍处于围产窒息所引发问题的危险中，应该在新生儿最初阶段经常进行评价。尽管某些新生儿有可能接受常规新生儿护理，但是很多新生儿需要转入具有心肺功能监护和生命指征监测的新生儿室的过渡区不断的监护。这些新生儿常常需要继续支持，如机械通气、经鼻CPAP和(或)给氧。他们处于发生进一步改变心肺状况的事件的高危期，也有发生异常过渡后继发并发症的危险。考虑到这些关切，这些新生儿应该放在可以继续评价和监护的环境里进行管理。可能需要转到新生儿重症监护(NICU)病房。即便是在这种情况下，也允许和鼓励父母去探望、接触，甚至可能的话抱抱他们的孩子，然而，这一切都是由新生儿的稳定程度决定的。

复苏后护理的详细内容将在第七课中介绍。

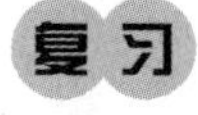

(答案在前面的章节和本课的最后)

11. 复苏(应该)(不应该)延迟到1分钟 Apgar评分完成以后。

12. 早产儿可能在复苏期间面临独特的挑战，因为

A. 脆弱的大脑毛细血管可能出血

B. 肺部缺乏肺泡表面活性物质，使通气困难

C. 体温控制能力差

D. 感染可能性高

E. 以上都是

13. 完成图中缺少的部分。

A. 呼吸暂停或心率< ________

B. 给予和应用________

C. 心率< ________

D. 心率< ________

E. 插入一个________

给予________

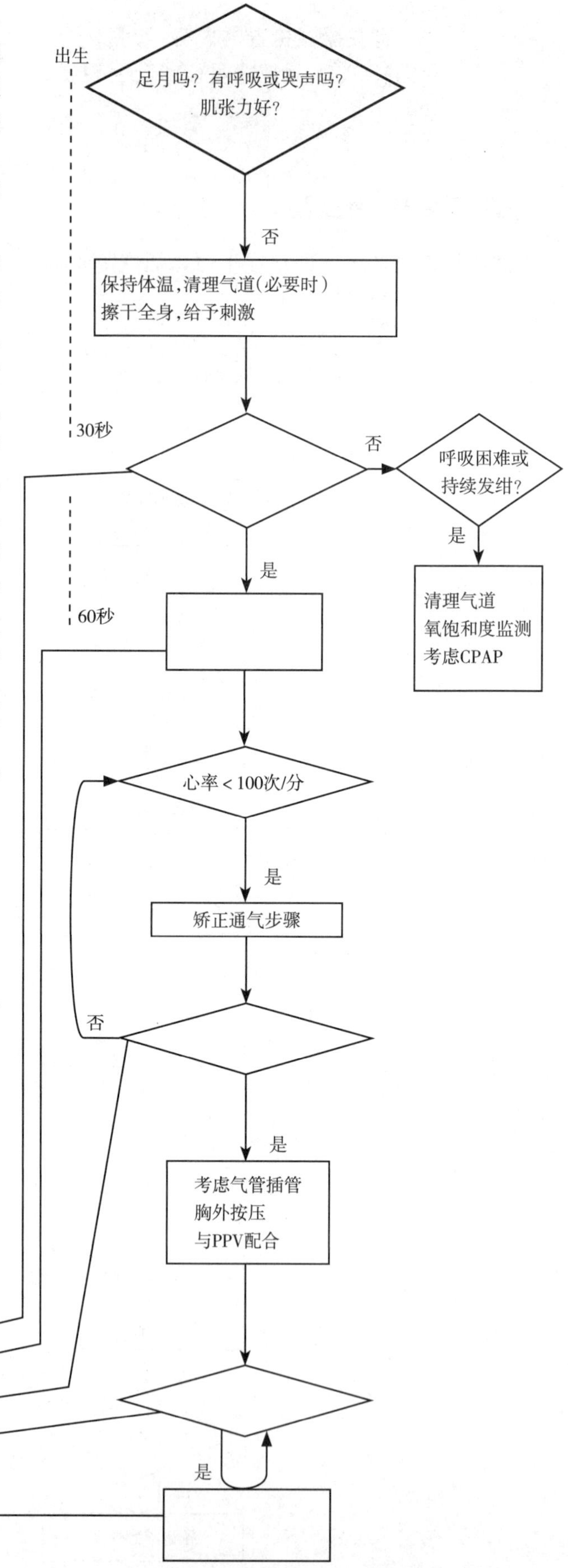

14. 每个新生儿出生时都需要有至少______名熟练掌握新生儿复苏技能的医务人员，其唯一的责任是照料新生儿。

15. 若预计是高危分娩，分娩时至少应该有______名主要负责复苏和照料新生儿的人在产房。

16. 预计新生儿分娩时窒息，复苏器械（应该）（不应该）打开备用。

17. 胎粪污染且出生时无活力的新生儿要从其气管中吸出胎粪，并需要持续给氧以保持脉搏氧饱和度仪测量的氧饱和度（SPO_2）>85%。一旦心率>100次/分，这个新生儿应接受（常规）（复苏后）护理。

18. 预计双胎分娩时，应有________名复苏人员在产房组成复苏小组。

本课要点

1. 大多数新生儿是有活力的。仅有大约10%需要某些帮助，仅有1%需要强有力的复苏措施（气管插管、胸外按压和/或药物）才能存活。

2. 新生儿复苏最重要和最有效的措施是正压通气。

3. 新生儿的肺通气不足引起肺动脉持续收缩，使全身动脉的血氧合受阻。新生儿各器官长时间缺乏足够的灌注和氧合导致颅脑损伤、多器官损伤甚至死亡。

4. 当胎儿/新生儿开始缺氧损害，首先呼吸加速随之呼吸暂停，心率减慢，此时触觉刺激可使之改善。如果缺氧损害继续，继之发生继发性呼吸暂停，伴有心率和血压的持续下降。继发性呼吸暂停不能被刺激逆转，必须进行正压通气。

5. 继发性呼吸暂停时开始有效的正压通气可以引起心率的迅速改善。

6. 很多（但不是全部）需要复苏的新生儿可通过识别产前和产时的需要复苏的高危因素来预测。

7. 所有的新生儿都需要开始的快速评估确定是否需要复苏。

8. 每次分娩都应当至少有一位能进行初步复苏的医务人员负责处理新生儿，此人或另一位能即刻到达的医务人员应掌握完整的复苏技术。当预估会进行复苏时，此掌握完整复苏技术的人应在分娩前到达分娩现场。

9. 复苏应迅速进行。

- 在复苏流程中，由每一步骤至决定是否进入下一步前有大约30秒的时间。
- 评估和作出决定主要依据呼吸、心率和氧饱和度。

10. 复苏行为的技能如小组合作、领导人员和有效的交流是新生儿成功复苏的关键。

11. 新生儿复苏的步骤如下：

A. 初步复苏

- 保暖。
- 摆正头位，必要时清理气道★。
- 擦干，刺激新生儿诱发呼吸。
- 评估呼吸、心率和氧饱和度。

B. 应用复苏用的正压通气装置给予正压通气并应用脉搏氧饱和度仪★。

C. 继续正压通气的同时给予胸外按压并作紧急脐静脉插管★。

D. 给肾上腺素，同时继续正压通气和胸外按压。

★此时考虑进行气管插管。

第一课复习

（答案附后）

1. 约有______%新生儿需要一些帮助才能开始规则呼吸。

2. 约有________%新生儿需要强力的复苏才能存活。

3. 在妊娠和分娩期间认真辨认高危因素能识别所有将需要复苏的新生儿。（对）（错）

4. 复苏新生儿时，（很少）（经常）需要施行胸外按压和用药。

5. 出生前，胎儿肺脏内的肺泡是（萎陷的）（扩张的）且充满（液体）（空气）。

6. 在正常过渡中充满肺泡的空气含____%氧。

7. 新生儿肺内的空气使肺小动脉（扩张）（收缩），以致氧能从肺泡吸收分布到全身器官。

8. 如果新生儿在受到刺激后还未开始呼吸，你应该假定他进入了________________呼吸暂停阶段，并给予__________________。

9. 如新生儿进入继发性呼吸暂停阶段，他的心率会（上升）（下降），血压会（上升）（下降）。

10. 重建充分的正压通气通常会导致心率（迅速）（逐渐）（缓慢）的改善。

11. 复苏（应该）（不应该）延迟到1分钟 Apgar 评分以后。

12. 早产儿可能在复苏期间面临独特的挑战，因为

A. 脆弱的大脑毛细血管可能出血

B. 肺部缺乏肺泡表面活性物质，使通气困难

C. 体温控制能力差

D. 感染可能性高

E. 以上都是

13. 完成图中缺少的部分。

A. 呼吸暂停或心率 <________

B. 给予和应用____________

C. 心率 <______________

D. 心率 <______________

E. 插入一个____________

给予______________

14. 每个新生儿出生时都需要有至少_____名熟练掌握新生儿复苏技能的医务人员，其唯一的责任是照料新生儿。

15. 如果预计是高危分娩，分娩时至少应该有________名主要负责复苏和照料新生儿的人在产房。

16. 预计新生儿分娩时窒息，复苏器械（应该）（不应该）打开备用。

17. 胎粪污染且出生时无活力的新生儿就要从其气管中吸出胎粪，并继续给氧以保持脉搏氧饱和度仪测量的氧饱和度（Spo_2）>85%。一旦心率>100次/分，这个新生儿应接受（常规）（复苏后）护理。

18. 预计双胎分娩时，应有________名复苏人员在产房组成复苏小组。

出生

足月吗？有呼吸或哭声吗？肌张力好吗？

否

保持体温，清理气道（必要时）
擦干全身，给予刺激

30秒

否

呼吸困难或持续发绀？

是

清理气道
氧饱和度监测
考虑CPAP

是

60秒

心率＜100次/分？

是

矫正通气步骤

否

是

考虑气管插管
胸外按压
与PPV配合

是

答案

1. 10%。

2. 1%。

3. 错。

4. 复苏新生儿时，**很少**需要施行胸外按压和用药。

5. 出生前，胎儿肺脏内的肺泡是**扩张**的且充满**液体**。

6. 在正常过渡中充满肺泡的空气含**21%**氧。

7. 新生儿肺内的空气能使肺小动脉**扩张**。

8. 你应该假定他进入了**继发性**呼吸暂停阶段，并给予**正压通气**。

9. 新生儿的心率会**下降**，血压会**下降**。

10. 正压通气会导致心率**迅速**的改善。

11. 复苏**不应该**延迟到1分钟Apgar评分(完成)以后。

12. 早产儿大脑毛细血管脆弱，肺部不成熟，体温控制能力差，感染可能性大。因此，正确答案是**以上都是**。

13. A. 呼吸暂停或心率<100次/分

B. 给予**正压通气**和应用**脉搏氧饱和度仪**

C. 心率 < 60次/分

D. 心率 < 60次/分

E. 插入**脐静脉导管**和**静脉给予肾上腺素**

14. 每个新生儿出生时都需要有至少1名熟练掌握技能的医务人员。

15. 高危分娩，至少应该有2名熟练掌握技能的医务人员。

16. 预计新生儿分娩时窒息，复苏器械**应该**打开备用。

17. 由于新生儿需要继续给氧，应接受**复苏后**护理。

18. 产房中应有4名人员组成复苏小组准备进行复苏(每个新生儿2名)。

第一课：器械检查操作核对表

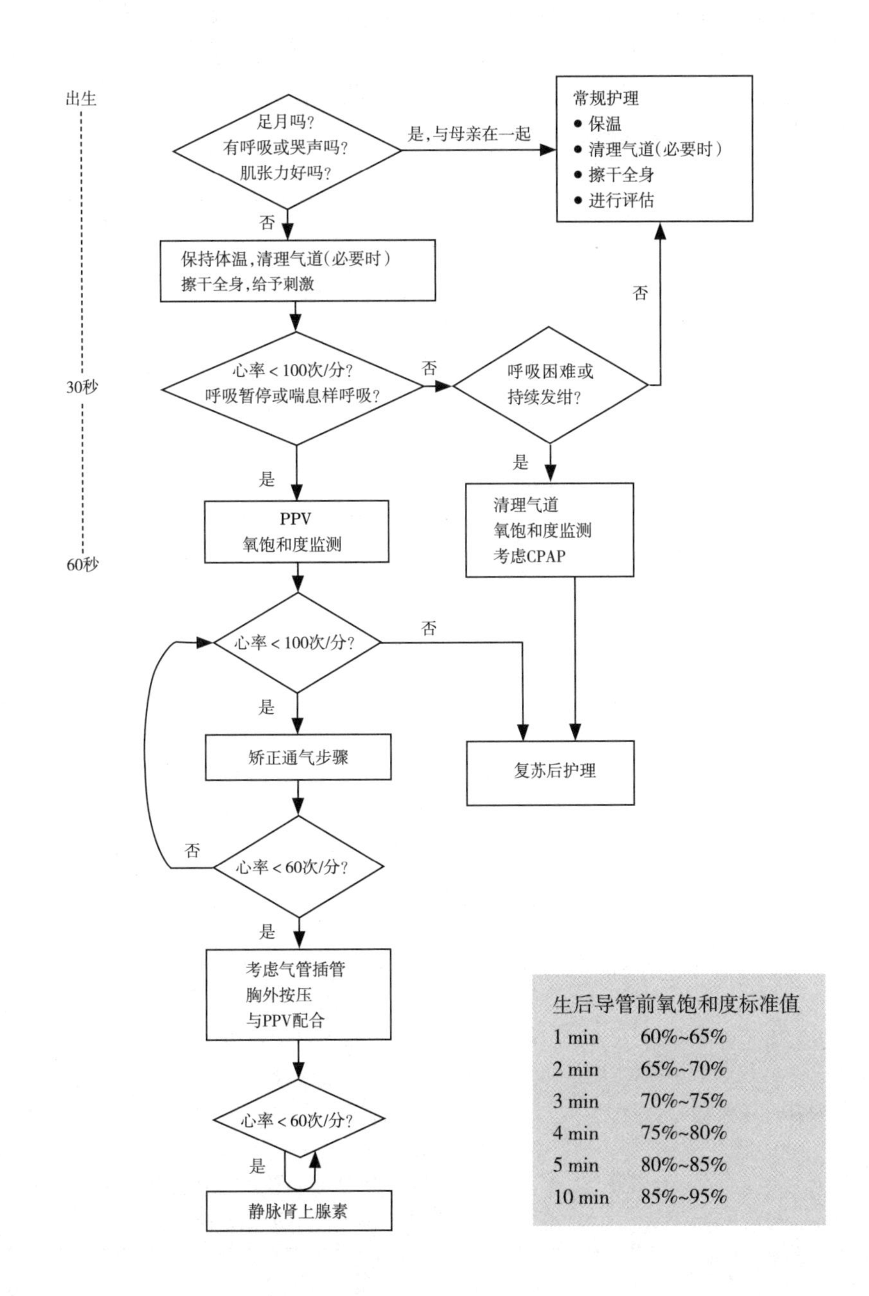

操作核对表是一个学习工具

学员用此表作为独立操作时的参考，或作为与NRP教员讨论和实践的指南。当学员和教员都认为学员能在场景的范围内在无指导的情况下正确和没有困难地完成技能操作，学员可以进入下一课的操作核对表。

器械检查操作核对表仅包括新生儿复苏的最必需的用品和器械，你可能希望添加一些用品或附加的安全检查以满足你本单位的标准或方案。当学员熟悉本程序并且各种用品齐全和功能良好时，器械检查将会花大约1分钟完成。

知识点检查

- 为什么有一个有条理的程序在每次分娩前检查复苏用品和器械是否齐全及功能良好是重要的？
- 除了检查器械是否齐全及功能是否良好外，如预测是高危分娩，分娩前还应当准备哪些其他的资源？

学习目标

1. 用NRP流程图做指导演示在新生儿复苏前检查必需的用品和器械的程序。
2. 识别在高危分娩的特殊出生环境下需另外附加的准备程序。
3. 在本课的附录中指出复苏前快速核对表。

“你被告知一位孕妇已入院并已临产，检查用品和器械为分娩做准备。工作期间，将你的想法和你的做法，大声说出来，让你的助手和我知道你的想法和做法。”

教员将检查下表中的内容，当学员回答正确时在方框里打勾。学员可按操作核对表或复苏前快速核对表要求归类安排，以保证必需的用品和器械可用及功能良好。

操作步骤	详细内容
保温 □ 预热加热器 □ 铺设毛巾或毯子	学员自准备初步复苏的器械开始至准备好全部复苏器械结束。
三种方法清理气道 □ 吸球 □ 10F或12F吸管连接中心吸引器，压力80~100mmHg □ 胎粪吸引管	打开中心吸引器，连接吸引管，堵住吸引管，调整吸引压力至80~100mmHg。
听诊 □ 听诊器	拿起听诊器放到耳朵上，轻拍隔膜检查功能。
给氧 □ 打开氧流量计至5~10L/min □ 调节空氧混合仪至医院标准为开始复苏做准备 □ 脉搏氧饱和度仪传感器 □ 脉搏氧饱和度仪	如即将分娩，打开吸引器和空/氧气体，做好应用的准备 若应用，空氧混合仪是否安置？ 安全检查：即使开始复苏用21%氧，空/氧气流也要打开，以备需氧时应用。即使没有气流，自动充气式气囊也能工作。因此，打开空/氧气流使气体流动，以便空氧混合仪给浓度氧。
通气 □ 检查正压通气（PPV）装置是否齐全及功能良好 □ 检查足月儿及早产儿面罩是否准备好 □ 检查是否有8F胃管及20ml注射器	最重要的是检查安全设备是否功能良好，能预防正压通气时两肺过度扩张。 压力计是否安装及功能良好？是否与氧/空气连接？ 自动充气式气囊：减压阀是否功能良好？ 气流充气式气囊：球囊是否能充盈（没有裂缝或脱开连接）？ T组合复苏器：最大气道压力是否适当设定？吸气峰压和呼气末正压是否适当设定？

续表

操作步骤	详细内容
插管 ☐ 喉镜 ☐ 0号和1号镜片及光源 ☐ 金属芯(可选) ☐ 气管导管(ET)(2.5、3.0、3.5、4.0) ☐ 二氧化碳检测器 ☐ 喉罩气道和5ml注射器	学员应当学会安装和拆卸喉镜和镜片及检查光源。 若进行插管,气管导管在包装内应是清洁的,即使打开包装及插入金属芯也应是如此。
药物 准备 ☐ 1 ∶ 10 000肾上腺素 ☐ 放置脐静脉导管和给药所需的用品 ☐ 记录用品	检查每一个分娩单位急救药品和静脉插管用品的(场所)安放位置和方案。
体温调节 对极小早产儿 ☐塑料袋或塑料包裹 ☐化学保暖垫 ☐转运暖箱	
其他 本单位特殊的项目 ☐ ☐ ☐	本单位特殊的项目。 调整器械核对表以满足设备的需求。

教员问学员思考题以便学员能进行自我评估,例如:

1. 告诉我你如何使用此有条理的方法检查复苏器械。

2. 如果所有的器械和用品都已备齐,你将用多长时间确认分娩的准备已就绪?

3. 你是否注意到此器械核对表有遗漏,尤其是对我们的分娩单位?对于本核对表你有无修改?

新生儿复苏教程的关键行为技能

了解你的环境	明智的分配注意力
预估和计划	用所有可用的资料信息
确定领导角色	应用所有可用的资源
有效的交流	需要时请求帮助
小组成员的最佳工作负荷	保持专业的行为

附录

新生儿复苏器械和用品

吸引器械

吸引球囊

机械吸引器和管

吸管(5F或6F、8F、10F、12F或14F)

8F胃管及20ml注射器

胎粪吸引管

气囊-面罩设备

能提供正压通气、输送90%~100%浓度氧的装置

面罩,足月儿与早产儿型号(最好边缘有软垫)

氧源

压缩空气源

用于混合氧和压缩空气的空氧混合仪,配有流量表(流速达10L/min)和导管

脉搏氧饱和度仪及其传感器

药物

肾上腺素1 ∶ 10 000(0.1mg/ml)——每安瓿3ml或10ml

等渗晶体液(生理盐水或乳酸林格液)供扩容——100ml或250ml

葡萄糖10%,250ml

冲洗用生理盐水

脐血管插管用品

消毒手套

解剖刀或剪刀
消毒溶液
脐带胶布
脐导管（3.5F、5F）
三通管
注射器（1ml、3ml、5ml、10ml、20ml、50ml）
针头（25号、21号、18号），或无针系统穿刺装置

其他

手套和恰当的人身保护用品
辐射暖台或其他保暖设备
结实的复苏床垫
带秒针的时钟（计时器，可选）
温暖的毛巾
听诊器（最好新生儿钟型听头）
胶布，1/2英寸或3/4英寸宽（1英寸=2.54厘米）
心电监护仪和电极或脉搏氧饱和度仪和探头（产房内可选）
口咽气道（0号，00号和000号或30mm，40mm和50mm长）

为极小早产儿的物品（可选）

00号喉镜镜片（可选）
能重新盖紧的食品塑料袋（1加仑体积）或塑料薄膜（1加仑=4.54609升）
化学保温垫（可选）
在转运至新生儿室途中能保持新生儿体温的转运暖箱

新生儿复苏教程复苏前快速核对表

在辐射暖台上的新生儿复苏器械和用品

此核对表仅包括在大多数新生儿复苏时在辐射暖台上的最必需的器械和用品。调整此清单以满足你的单位对保证器械和用品齐全和功能良好的相关需要以及在每次分娩前做的安全检查。

保暖	预热辐射暖台 毛巾或毯子
清理气道	吸球 10F或12F吸管连接吸引器，压力80~100mmHg 胎粪吸引管
听诊	听诊器
给氧	常压给氧的方法（面罩、导管、气流充气式气囊或T组合复苏器） 出生前气流5~10L/min 设置空氧混合仪 脉搏氧饱和度仪传感器（需要时与氧饱和度仪连接） 脉搏氧饱和度仪
通气	正压通气（PPV）装置及足月和早产儿面罩 PPV装置功能良好 连接空气/氧源（空氧混合仪） 8F胃管和20ml注射器
气管插管	喉镜 0号和1号（和00号，可选）镜片和光源 气管导管，大小2.5、3.0、3.5、4.0号 金属芯 二氧化碳检测器 喉罩气道（1号）和5ml注射器
药物	1 ∶ 10 000肾上腺素和生理盐水 给药和放置脐静脉导管的用品 记录用品
体温调节	塑料袋或塑料包裹 化学保温垫 准备转运暖箱
其他	

Apgar评分

Apgar评分描述了新生儿出生后即刻的状况，如应用得当则为记录胎儿向新生儿的转变过程提供了标准化的机制。五个体征的每一项都被授予分值0，1或2。然后将5项分值加起来，总数就是Apgar评分。复苏干预会改变Apgar评分的要素，因此在评分时应用的复苏措施也应同时记录。建议在产房内填写的表格如下所示：

Apgar 评分　　　　　　　　胎龄______周

体征	0	1	2	1分钟	5分钟	10分钟	15分钟	20分钟
肤色	发绀或苍白	四肢青紫	全身红润					
心率	无	<100次/分	>100次/分					
反射	无反应	痛苦表情	哭，反应灵敏					
肌张力	松软	有些弯曲	动作灵活					
呼吸	无	哭声弱，呼吸浅表	良好，正在哭					
			总分					
备注：			复苏					
			分钟	1	5	10	15	20
			给氧					
			PPV/NCPAP					
			气管插管					
			胸外按压					
			肾上腺素					

在新生儿出生后1分钟和5分钟作出Apgar评分。当5分钟时的Apgar评分< 7时，应每隔5分钟评分1次，直至20分钟。这些评分不应该用于决定是否实施复苏，窒息新生儿的复苏也不应该延迟到1分钟评分以后。评分应登记在新生儿出生记录中。复苏中的完整档案必须包括实施复苏措施的具体描述。

2

第二课　初步复苏

学习内容

- 确定新生儿是否需要复苏
- 通畅气道，实施初步复苏
- 复苏有胎粪污染的新生儿
- 必要时常压给氧和（或）持续性气道正压
- 连接氧饱和度仪及解释其读数

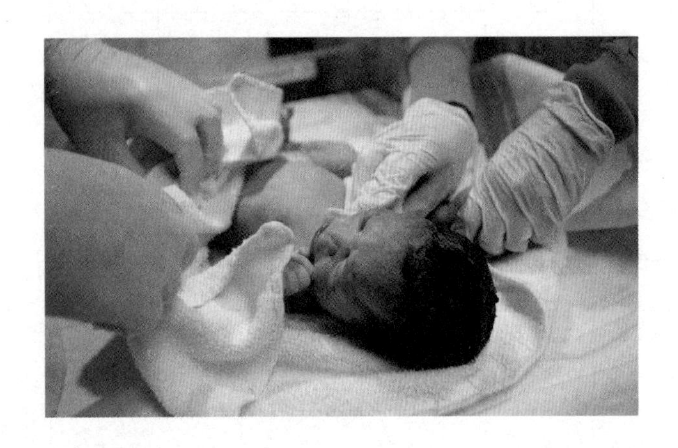

以下两个病例是如何进行快速评估和初步复苏的示例，在阅读每一个病例时，把自己设想成复苏小组的一员。初步复苏的详细内容会在本课其他部分讲述。

病例1

正常分娩

一位24岁的孕足月、进入临产活跃期的孕妇入院。1小时前胎膜已破，羊水清。宫颈逐渐扩张，几小时后，以头先露阴道分娩一个女婴。

夹闭及剪断脐带，在用温毛巾擦干全身时，新生儿开始啼哭。

新生儿有活动和哭声，肌张力好。因此，将新生儿放在母亲胸部进行皮肤接触以保持体温，婴儿的肤色逐渐变红润。

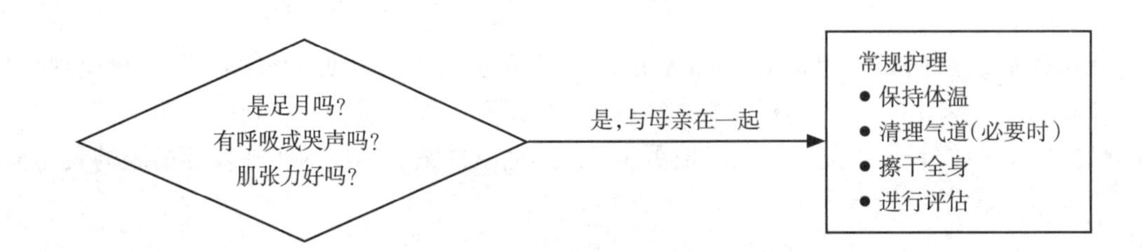

病例2

羊水内有胎粪污染的复苏

一位进入分娩早期的孕足月的经产妇入院后不久即破水，羊水内有胎粪污染，胎心监护显示Ⅱ类图形（不确定图形，需要评估、监视和做其他的检查以保证胎儿的安全），判断为可阴道分娩。

新生儿娩出后，呼吸微弱，肌张力差。放在辐射保暖台上，用大口径的吸引管吸净口咽胎粪。插入气管导管，接上胎粪吸引管，边吸引边缓慢退出吸引管，胎粪吸净，新生儿仍呼吸微弱。

用温毛巾擦干新生儿，轻弹足底给予刺激以诱发呼吸。同时重新摆好体位以保持呼吸道通畅。此时，新生儿开始有效的呼吸，心率>120次/分。因为生后5分钟仍有发绀，应用面罩常压给氧。连接氧饱和度仪，传感器连在右手。氧饱和度的读数在流程图显示的目标值以上。逐渐停止供氧。

出生10分钟以后，新生儿呼吸规律，氧饱和度90%左右，逐渐撤离氧气。在未吸氧的状态下，心率150次/分，血氧饱和度90%~95%，肤色红润。将其放于母亲胸前。仍连接氧饱和度仪，密切观察生命体征及活力，注意病情变化。

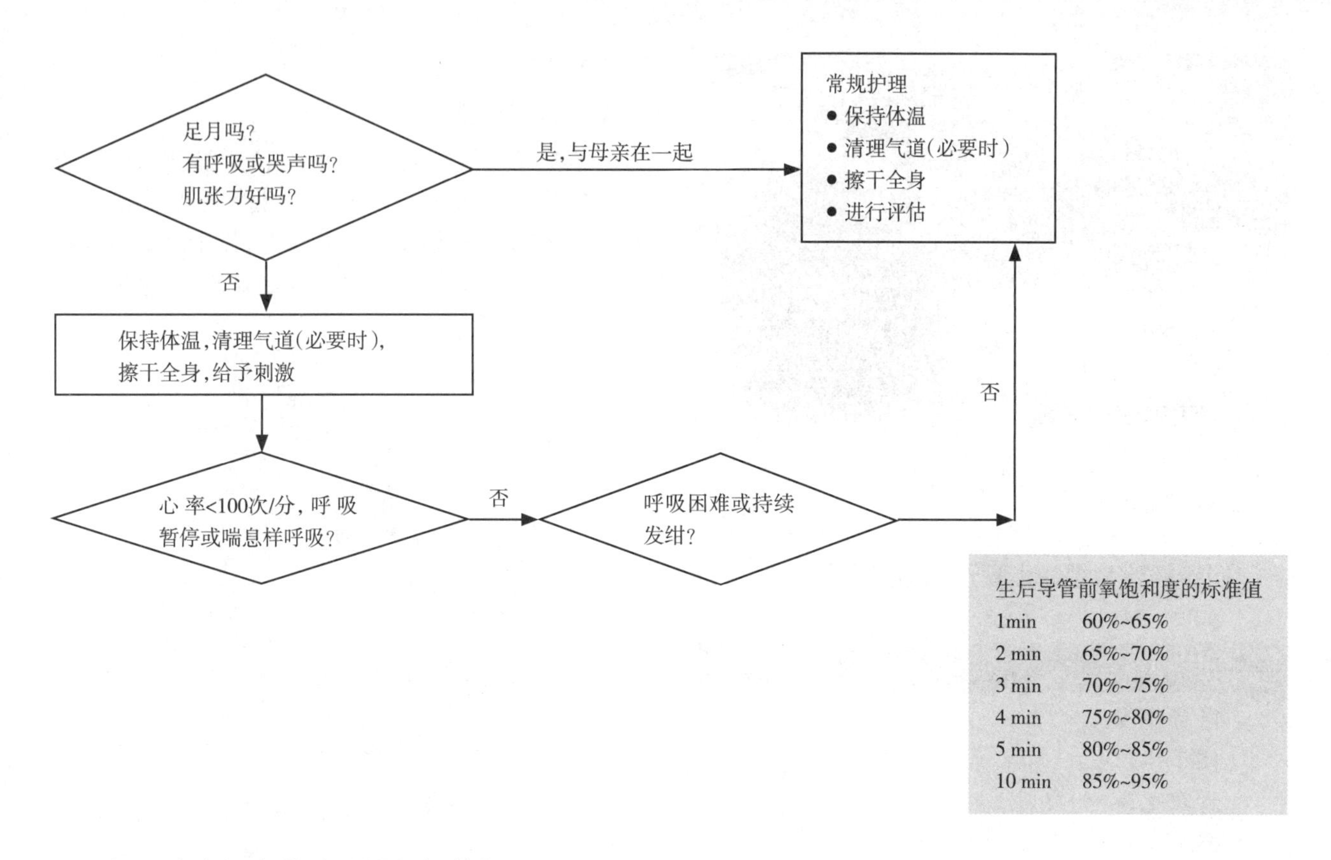

生后导管前氧饱和度的标准值

时间	标准值
1min	60%~65%
2 min	65%~70%
3 min	70%~75%
4 min	75%~80%
5 min	80%~85%
10 min	85%~95%

如何确定新生儿是否需要复苏?

足月吗?
有呼吸或哭声吗?
肌张力好吗?

● 是足月新生儿吗?

90%的新生儿不需要任何帮助而完成从宫内到宫外的过渡,其中绝大多数是足月新生儿。如果是早产儿,则有很大的可能性需要某种程度的复苏。例如:早产儿常常由于肺发育不成熟,顺应性差,呼吸肌无力,不容易建立有效的呼吸,而且生后不能保持体温。因为这些高危因素,早产儿生后应被放在辐射保暖台上对其进行评估和初步复苏,而不是放在母亲身边。如果新生儿为晚期早产儿(34~36周),生命体征稳定,在观察数分钟后,可将新生儿放到母亲胸前。不稳定的早产儿的管理将在第八课讲解。

喘息样呼吸预示严重问题的出现,需要采取像无呼吸一样复苏措施。

● 新生儿有呼吸或哭声吗?

观察新生儿胸部可判断有无呼吸,有力的哭声也说明有呼吸。但不要被新生儿的喘息样呼吸误导。喘息是在缺氧和缺血的情况下出现的一系列单次或多次的深吸气,它预示着患儿有严重的神经和呼吸抑制。

● 肌张力好吗?

健康足月新生儿应四肢屈曲并有活动(图2.1),而病儿及早产儿肢体伸展且松弛(图2.2)。

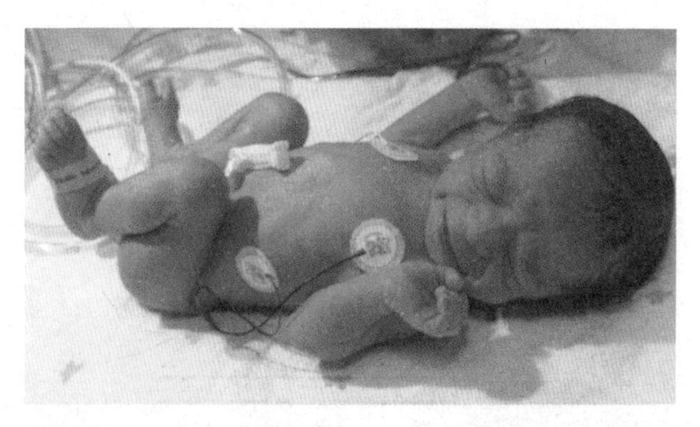

图2.1 高危新生儿,肌张力好。这是一个接近足月出生的早产儿、低体重儿。然而,肌张力非常好

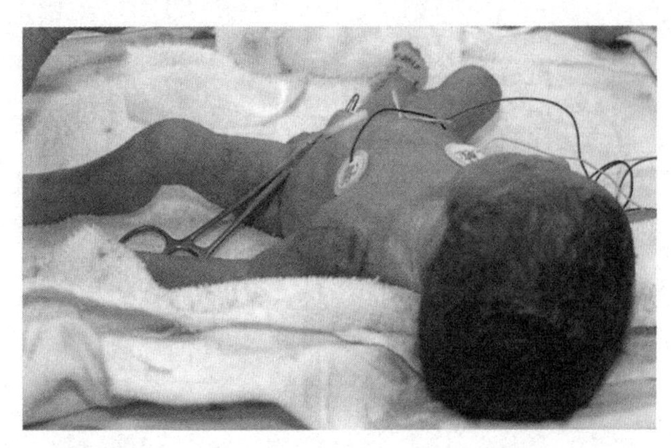

图2.2 高危新生儿，肌张力差。这是一个早产儿，肌张力比预期要差，需要复苏

初步复苏有哪些步骤？如何进行？

初步复苏

保持体温
摆正体位
清理气道（必要时）
擦干全身
给予刺激
重新摆正体位

如果是足月分娩有活力的新生儿，可按第一课提及的方法进行初步处理（见11页，常规护理）。

如果决定进行复苏，应在几秒钟之内开始初步复苏步骤。尽管定义这些步骤为"最初"的，而且应该按一定的顺序进行，但这些步骤应当应用于整个复苏过程中。

- **保持体温**

新生儿应放在辐射暖台上，便于复苏人员操作及减少热量的丢失（图2.3）。新生儿不要盖毯子或毛巾，使热源直接照到新生儿身上，便于充分地观察新生儿。如果怀疑新生儿有严重窒息，应避免新生儿过热。

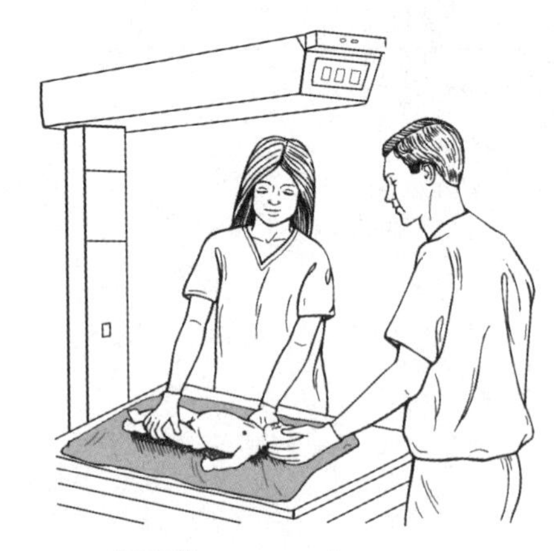

图2.3 新生儿复苏辐射暖台

- **通过轻度仰伸颈部开放气道**

新生儿采取仰卧或侧卧位，颈部轻度仰伸到鼻吸气位，使咽后壁、喉和气管成直线，可以使气体自由出入。此位置也是做气囊面罩和（或）气管插管进行辅助通气的最佳位置。目的是使新生儿的鼻尽可能向前，以摆成鼻吸气体位。

要注意颈部不可屈曲或过度仰伸，这两种情况都会阻止气体进入（图2.4）。

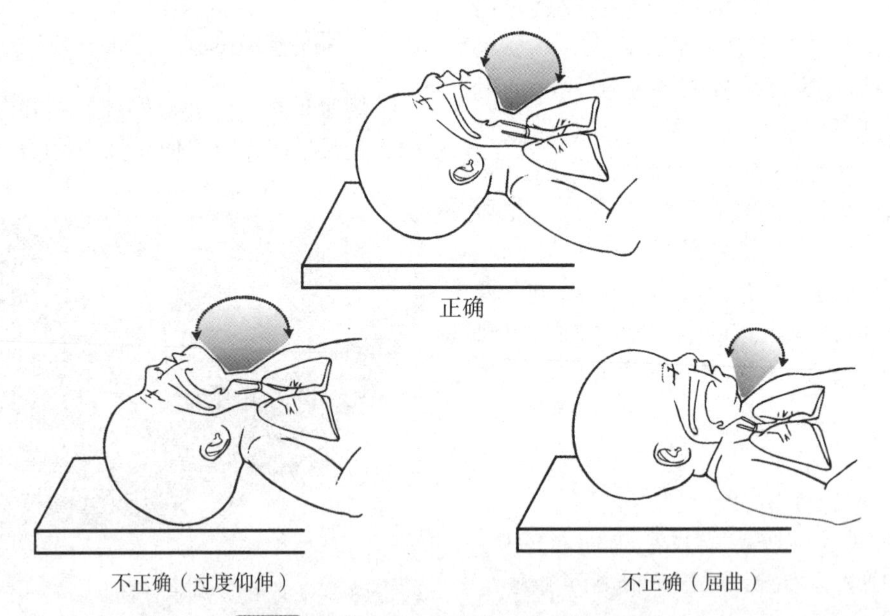

图2.4 复苏时正确的和不正确的头部位置

为了使新生儿保持正确的体位，可在肩下放一折叠的毛巾，作为肩垫(图2.5)。尤其是新生儿头部变形、水肿或早产导致枕部增大，此肩垫更有用。

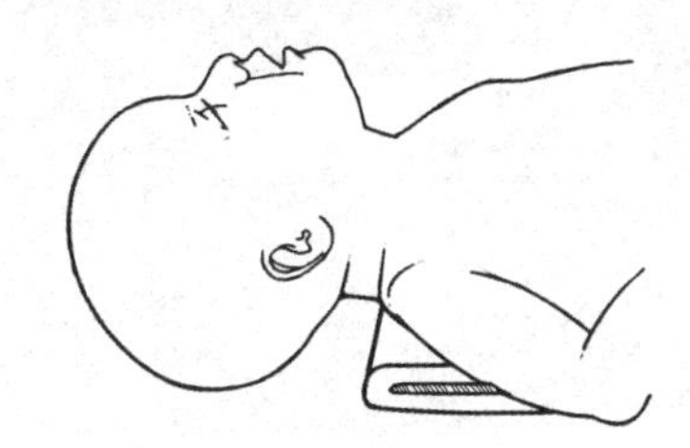

图2.5 在肩下放一个肩垫，维持鼻吸气的体位

- **清理气道(必要时)**

分娩后，是否需要进行进一步的清理气道，取决于：

1. 新生儿皮肤或气道内有无胎粪污染。
2. 如下图显示的新生儿活力情况。

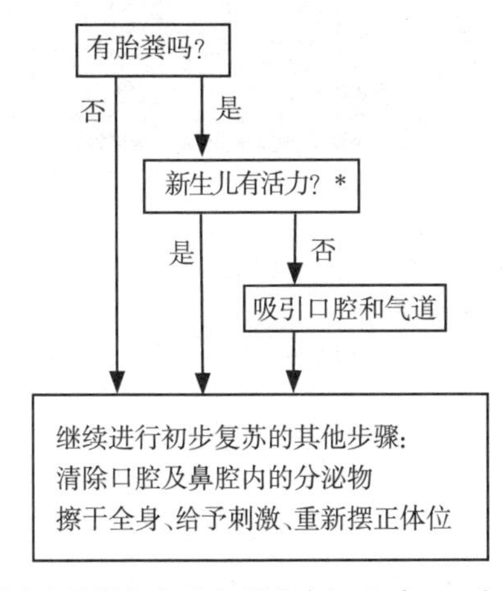

* 有活力的定义是强有力呼吸，肌张力好，心率>100次/分。检查心率的方法见此课后面部分内容

羊水内有胎粪污染，新生儿没有活力，应如何处理?

新生儿出生时羊水内有胎粪污染，并且有呼吸抑制，肌张力低下和(或)心率<100次/分，应立即气管插管吸引胎粪以减少严重的呼吸系统疾病——胎粪吸入综合征的发生。

气管内吸引

- 插入喉镜，用12F或14F的吸引管清理口腔和咽后壁，使能看清楚声门(图2.6)。
- 将气管导管插入气管。
- 将气管导管通过胎粪吸引管与吸引器连接(图2.6)。
- 数秒内边吸引边慢慢撤出气管导管(外撤管时计数“1——千，2——千，3— 一千”等)
- 必要时可重复吸引，直至胎粪吸引干净。如新生儿心率减慢，提示必须进行下一复苏步骤(图2.7)。

进行气管插管和吸引的细节将在第五课叙述。开始复苏新生儿的人，如没有能力进行气管插管，可做气管插管的辅助工作。

注意：既往曾建议，是否进行气管插管吸引胎粪取决于胎粪是“稠”还是“稀”。推测稠胎粪比稀胎粪更危险似乎很合理，但目前尚无临床研究证明可根据胎粪的黏稠度决定是否吸引胎粪。

另外，有一些方法，如挤压胸部，插手指入新生儿口腔，从外部闭塞气道预防新生儿胎粪吸入。这

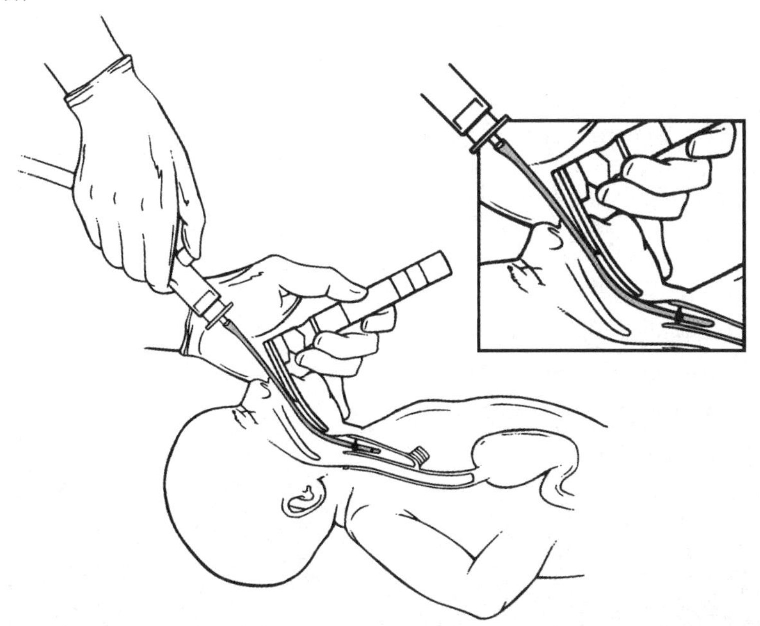

图2.6 看到声门，使用喉镜及气管导管从气管内吸引胎粪(详见第五课)

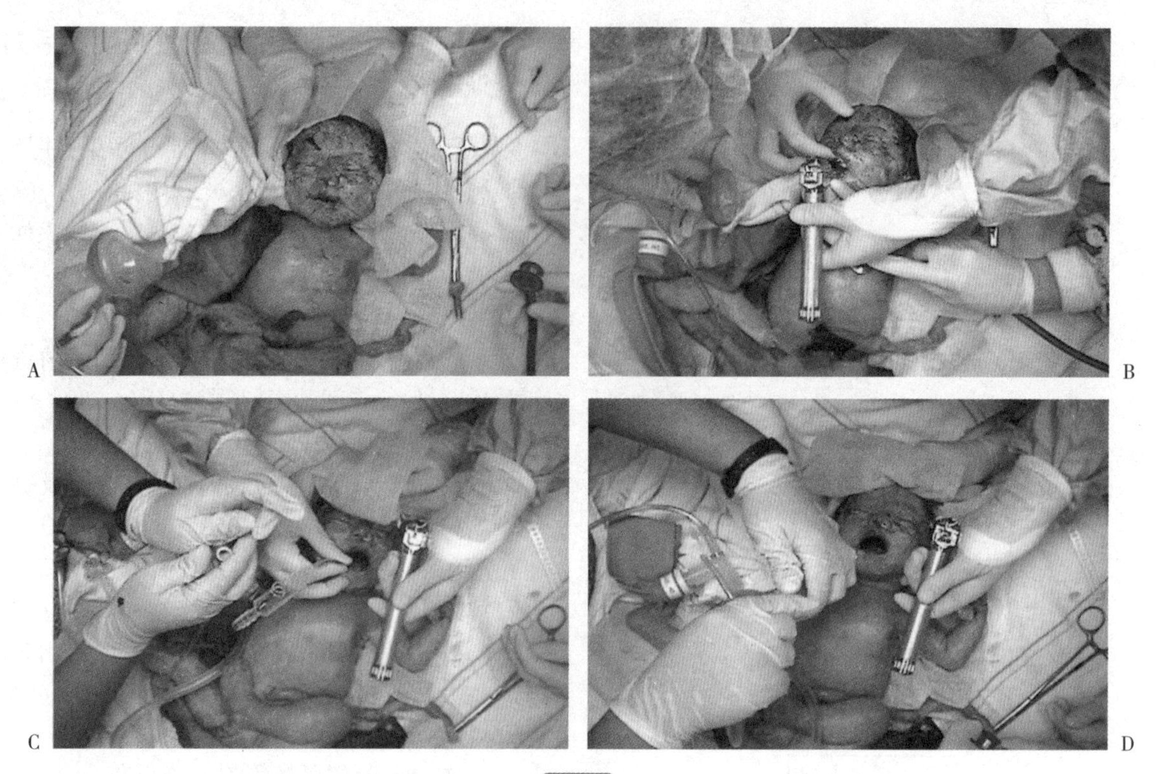

图2.7

A. 新生儿有胎粪污染及肌张力低下

B. 复苏人员准备进行气管插管和胎粪吸引

C. 气管导管已经插入，与胎粪吸引管连接，并连接吸引管导管

D. 手堵住胎粪吸引管的控制孔，逐渐将管撤回，利用负压将胎粪从气管中吸出

些方法缺乏客观严格的研究评价，很可能对新生儿有害，不建议使用。

羊水内有胎粪污染，新生儿有活力，应如何处理？

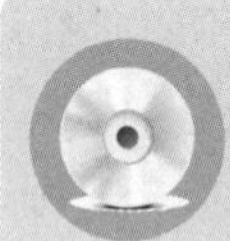

关于使用胎粪吸引管的内容，与教材配合的有DVD，希望学员能够配合观看学习。

如果新生儿出生时有羊水胎粪污染，但呼吸正常，肌张力正常，心率>100次/分。必要时可用吸球或大孔吸引管清理口、鼻的分泌物或胎粪。这一操作过程将在下文讲授。新生儿可与母亲在一起，接受常规护理和继续进行评价。

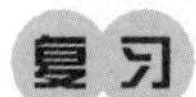

复 习

（答案在前面的章节和本课的最后）

1. 足月的新生儿，出生时羊水及皮肤没有胎粪污染，呼吸有力，并且肌张力好，（需要）（不需要）进行复苏。

2. 羊水有胎粪污染，新生儿没有活力。（需要）（不需要）气管插管，吸引胎粪。羊水有胎粪污染，新生儿有活力，（需要）（不需要）气管插管，吸引胎粪。

3. 在确定哪些新生儿需要气管插管时，请写出有关“有活力”的三项特征。

（1）________________________

（2）________________________

（3）________________________

4. 在插入气管导管前，用于吸引口咽部的胎粪的吸引管合适的型号是______F或______F。

5. 下图中，哪个是清理气道时，新生儿头部摆放的正确体位？

6. 胎粪污染的新生儿，呼吸有力，肌张力好，心率120次/分钟，肤色红润。正确的做法是：

____________气管插管吸引气道。

____________用吸引球或吸引管吸引口腔、鼻腔的黏液。

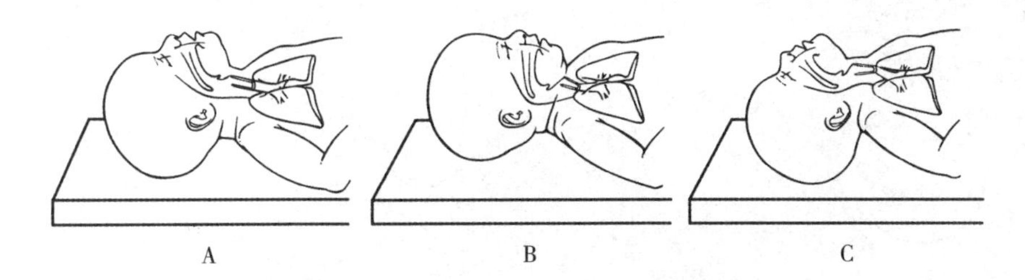

羊水内没有胎粪污染的情况下，如何清洁气道？

口腔鼻腔内的分泌物可用毛巾擦去，或用吸引球或吸引管吸引干净。如果口腔内有大量分泌物，可将头转向一侧，这样可将分泌物集聚在颊部，便于吸出。

用吸引球或将吸引管连接在吸引器上，可吸出任何阻塞气道的液体。使用壁式或泵式吸引器时，吸引压力设置为堵住吸管时负压为100mmHg左右。

应先吸口腔后吸鼻腔，防止吸引鼻腔时新生儿发生深呼吸，将口腔内的分泌物吸入。可按英文字母顺序记忆，"M"代表口腔，"N"代表鼻腔，按字母顺序M在N前（图2.8）。如在新生儿建立呼吸前，未吸出口腔鼻腔内的黏液，黏液会吸入气管和肺，将会发生严重的后果。

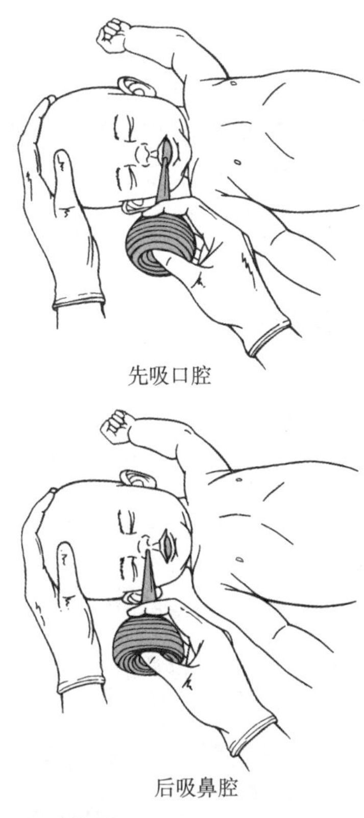

图2.8 先吸口腔，后吸鼻腔

注意：吸引口腔时，特别是使用吸引管吸引时，不可吸力过大或过深。出生后数分钟刺激咽喉壁可发生迷走神经反应，引起严重的心动过缓和呼吸暂停。通常用吸球做短暂的、轻轻的吸引足可以清除分泌物。

如果吸引过程中发生心动过缓，应停止吸引并重新评估心率。

清理气道中的分泌物，可使空气无阻碍地进入肺部，吸引动作本身提供一定程度的刺激。有时，这种刺激足以诱发新生儿呼吸。

气道清洁后，如何防止热量丢失和刺激呼吸？

通常，摆正新生儿体位，吸引分泌物已可以刺激诱发呼吸。擦干新生儿也是刺激。同时擦干身体和头部能防止热量丢失。如果有两个医务人员在场，当一人摆正新生儿体位和清理气道时，另一人可以擦干其身体。

作为复苏准备的一部分，应准备预热的吸水性好的毛巾或毯子。开始将新生儿放在毛巾上包裹以擦干新生儿身上的大部分水分，然后，拿开潮湿的毛巾，用另一预热的毛巾继续擦干全身并给予刺激（图2.9和图2.10）。

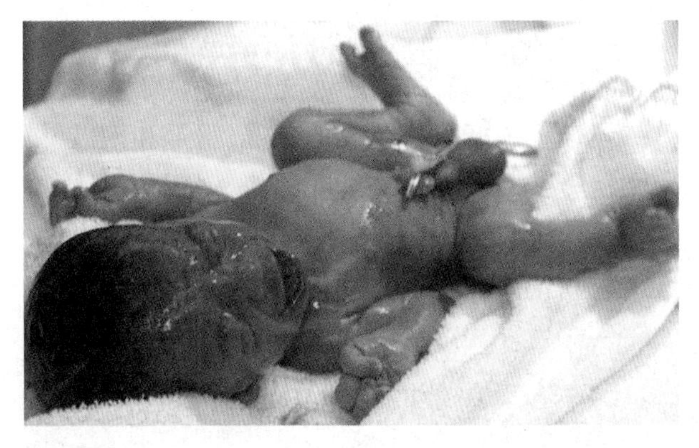

图2.9 新生儿出生后，立即擦干全身并且拿走湿巾，将刺激呼吸和防止体温过低

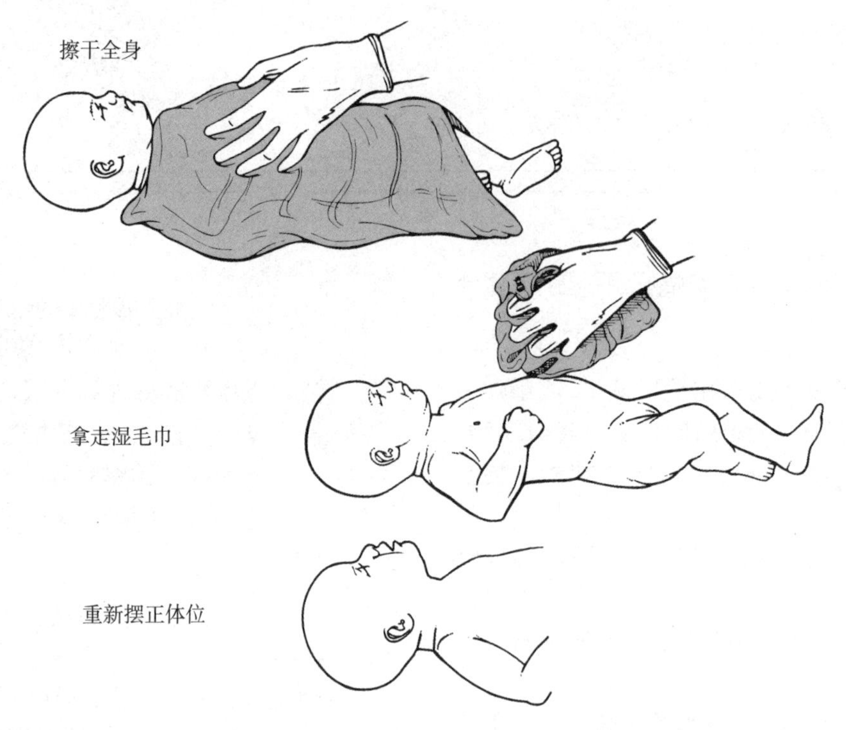

图2.10 擦干全身并且拿走湿毛巾防止热量的丢失。重新摆正体位保证气道通畅

擦干及以后，要保证"鼻吸气"体位以维持气道的通畅。

注：其他有关减少早产儿热量丢失的方法将在第八课阐述。

其他有助于刺激新生儿呼吸的方法?

擦干及吸引黏液都是对新生儿的刺激。对许多新生儿这些刺激足以诱发呼吸。如果新生儿没有建立正常呼吸，可给予额外、短暂的触觉刺激以诱发呼吸。

掌握正确的触觉刺激的方法很重要。这些刺激的方法，不但在初步复苏时用于诱发呼吸，而且可以用于正压通气后刺激呼吸。

安全和适宜的触觉刺激的方法包括：

- 拍打或轻弹足底
- 轻轻地摩擦新生儿的背部、躯干和四肢(图2.11)。

过强的刺激不仅不能帮助新生儿产生呼吸，而且可以引起严重伤害。不要摇动新生儿。

记住，如果新生儿处于原发性呼吸暂停，几乎任何形式的刺激都可以诱发呼吸。如果处于继发性呼吸暂停，再多的刺激都无效。因此，拍打或轻弹足底1~2次或摩擦背部1~2次就足够了。如果新生儿仍没有呼吸，应即刻给予正压通气，见第三课内容。

对没有呼吸的新生儿持续应用触觉刺激会浪费宝贵的时间。对持续的呼吸暂停应给予正压通气。

哪些刺激可能有害?

过去使用过的一些诱发呼吸的触觉刺激的方法，如拍打背部或臀部或摇动新生儿等可造成新生儿损伤，不应再使用。

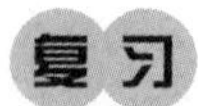

(答案在前面的章节和本课的最后)

7. 吸引新生儿口腔和鼻腔黏液的常规做法是先吸________，后吸________。

8. 以下哪项是刺激新生儿产生呼吸的正确方法?

________拍打后背　　________拍打足底

________摩擦背部　　________挤压胸廓

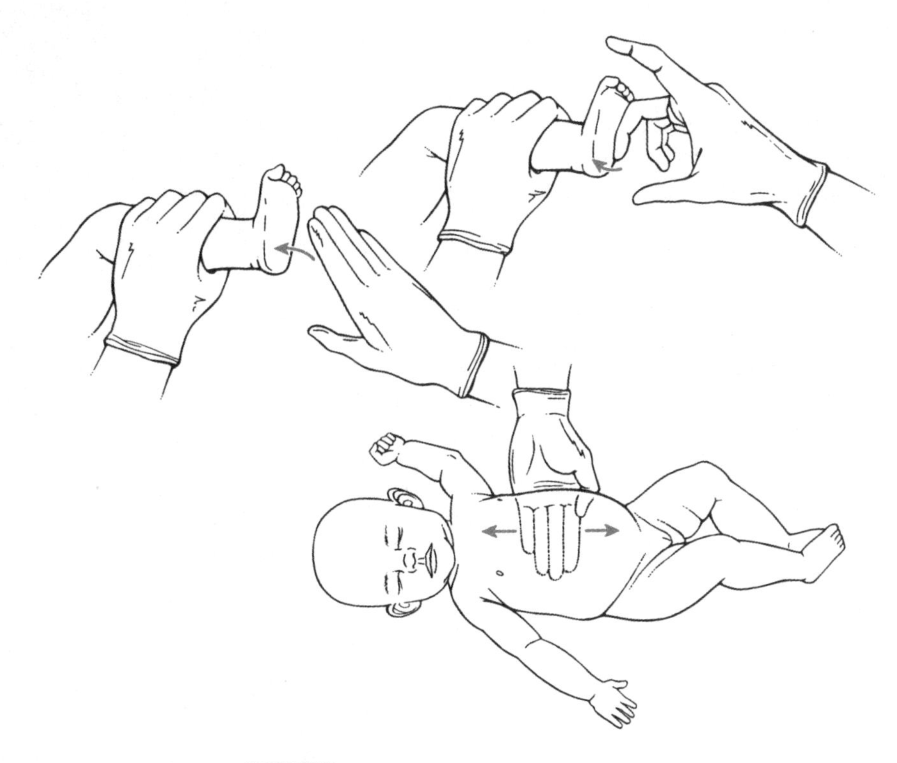

图2.11 可采纳的刺激新生儿呼吸的方法

9. 如果新生儿处于继发性呼吸暂停，刺激本身(会)(不会)诱发呼吸。

10. 新生儿经过几秒钟的刺激后，仍然无呼吸。下一步应实施：

________增加刺激

________正压通气。

在给新生儿保持体温、摆正体位、清理气道、擦干全身、刺激呼吸和重新摆正体位后，接下来应做什么？

记住，喘息样呼吸是无效的呼吸，需要和呼吸暂停一样进行复苏。

评价新生儿

接下来就是评价新生儿，确定是否需要采取进一步复苏措施。记住，每个复苏步骤整个过程耗时不应超过30秒(除非需要气管插管，吸引胎粪时，初步复苏的时间可以延长)。生命指征的评价是测量呼吸和心率。

- **呼吸**

经过几秒钟的触觉刺激后，应该有正常的胸廓起伏运动，呼吸应加快加深。

- **心率**

心率应当>100次/分。确定心率最快、最简单的方法是用触摸脐带根部的脐动脉搏动(图2.12)。但是，有时脐血管收缩致使脉搏跳动不明显，则需要用听诊器在胸骨左侧听诊心跳。如果能感触到脉动或听到心跳，则随心跳的频率轻拍台面，使其他复苏的人员也了解心率的次数。如果以上两种方法不能测到脉搏或心率，助手应迅速为新生儿连接脉搏氧饱和度仪或心电监护仪以显示心率。

用6秒的时间数新生儿的心跳，乘以10即得出每分钟的心率数值。

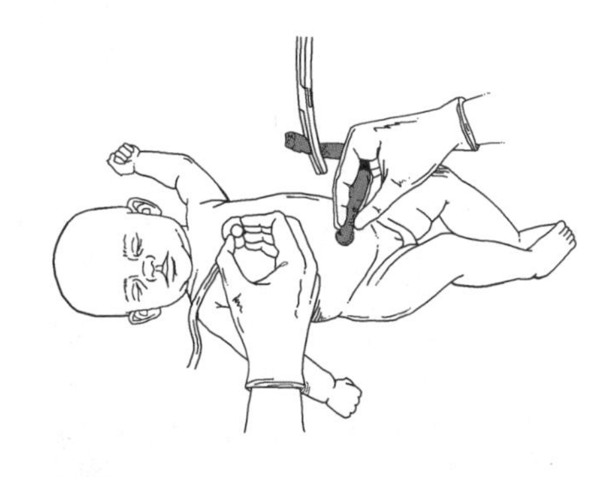

图2.12 通过触诊脐带搏动和用听诊器测量心率

如果心率或呼吸异常应怎么办?

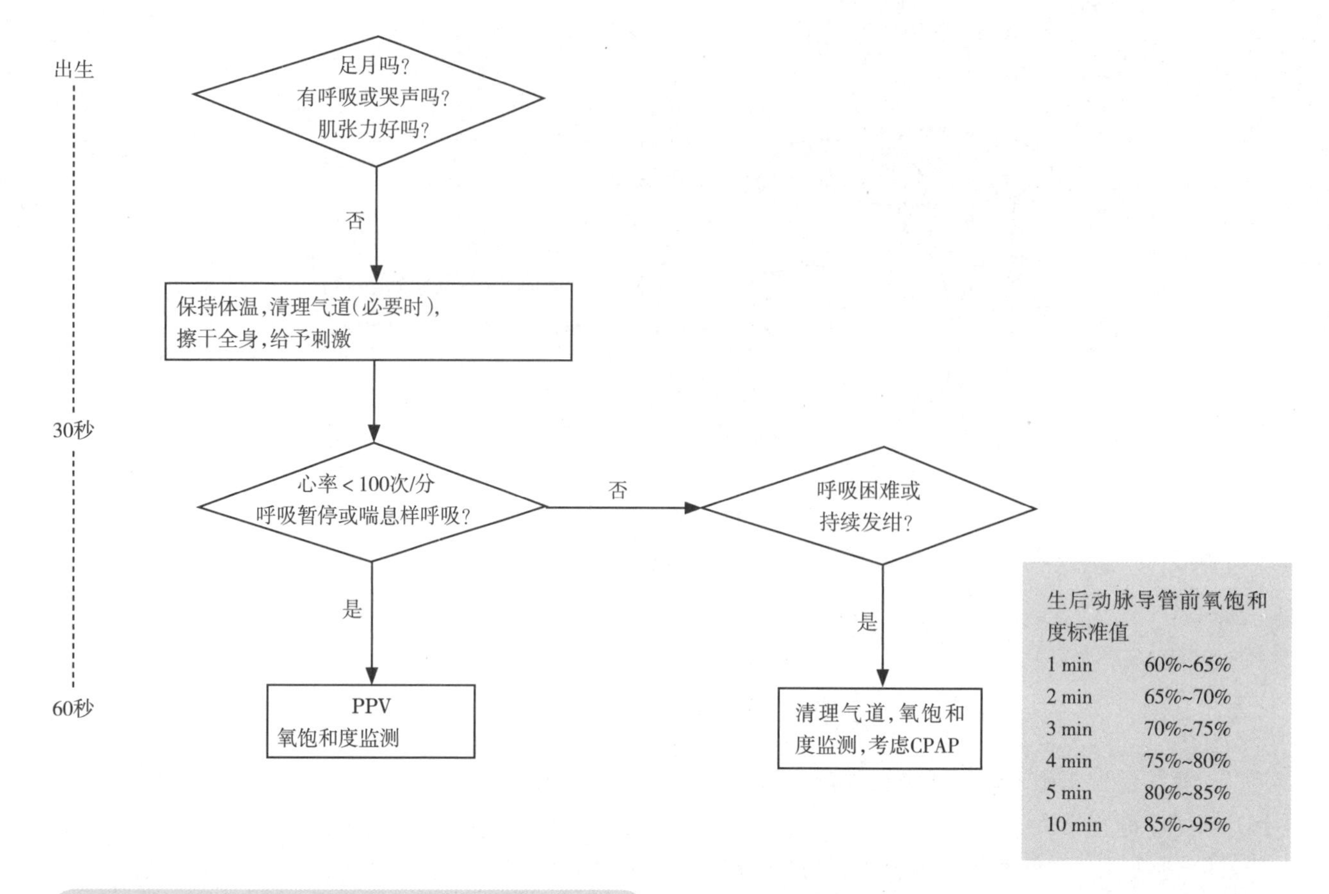

生后动脉导管前氧饱和度标准值	
1 min	60%~65%
2 min	65%~70%
3 min	70%~75%
4 min	75%~80%
5 min	80%~85%
10 min	85%~95%

对于无呼吸或心率<100次/分的新生儿,常压给氧或继续触觉刺激是徒劳无益的,只能延误正确治疗时间。

如果触觉刺激后新生儿没有呼吸(呼吸暂停)或喘息样呼吸,或心率<100次/分,应即刻给予正压通气,见第三课的内容。

对窒息新生儿最有效和最重要的措施是辅助通气。

如果新生儿有呼吸,心率>100次/分,但有呼吸困难,或确信有发绀,很多医生将会决定通过面罩给予持续气道正压通气(CPAP)。将在本课的后面讲述。对于给正压通气、CPAP或有持续发绀的新生儿,应连接脉搏氧饱和度仪,以评估复苏的效果和决定给氧浓度。

如何评估发绀及用氧饱和度仪确定新生儿是否需要给氧?

新生儿皮肤颜色由发绀向红润的转变,可迅速直接地反映新生儿氧合情况。新生儿的皮肤颜色应当由身体的中心部位的皮肤颜色来评价。低氧血症引起的发绀表现在唇、舌和躯干发绀。肢端发绀仅为手足发绀(图2.13),常为末梢循环不良所致,不表示重要器官血氧水平降低。中心性发绀提示有低氧血症,需要干预。应该用氧饱和度仪确认有无发绀。

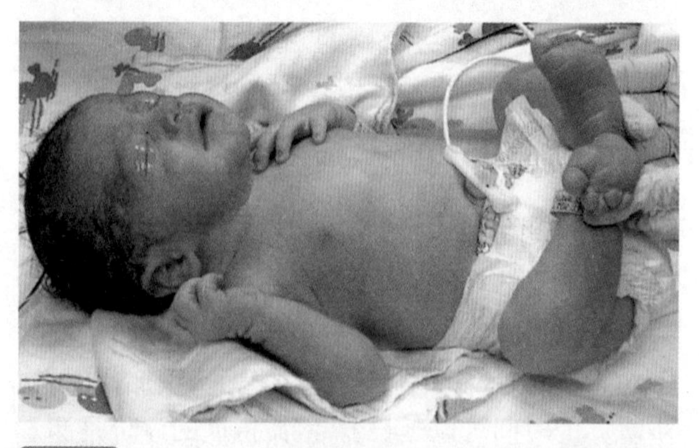

图2.13 周围性发绀,新生儿手脚发绀,但躯干及黏膜是红的,不需要给氧

有两个因素使单独根据发绀来决定新生儿是否需要用氧复杂化:

- 一些研究显示评估皮肤颜色确定血氧水平是不可靠的,可受皮肤色素作用的影响而改变。
- 另有一些研究证明新生儿出生后由宫内到宫外的正常转变,血氧饱和度由大约60%正常宫内状态增至90%以上,最终转变为健康新生儿的呼吸状态,需要数分钟的时间。图2.14显示了健康足月新生儿出生后Spo_2改变的时间过程。剖宫产的新生儿此值略低于阴道产的新生儿。

因此,新生儿出生后的头几分钟可以有轻微的发绀。如果发绀持续,应连接脉搏氧饱和度仪检查血氧饱和度是否正常。如果氧饱和度低且不增加,应当给氧。

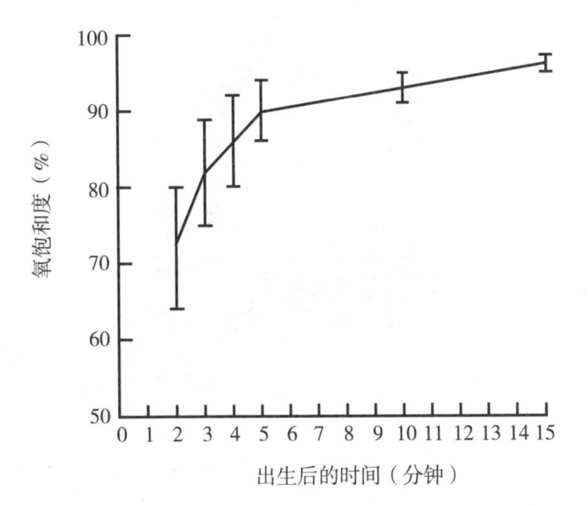

图2.14 新生儿出生后动脉导管前氧饱和度改变

氧饱和度的监测有助于判断评估的准确性,但不应延迟复苏的行动,稳定的通气、心率和氧合依然是重点。

氧饱和度仪的工作原理,如何应用它?

氧饱和度仪(图2.15)通过测量流过皮肤毛细血管的血液的颜色,将其与已知含有不同氧浓度的血液的颜色进行比较。氧是由红细胞内的血红蛋白携带,不含氧的血红蛋白是蓝色,含氧充分的血红蛋白是红色。氧饱和度仪分析此颜色,并显示数字从0%(不含氧)至100%(氧完全饱和)。当Spo_2在60%~90%之间时,仪器的显示最准确。

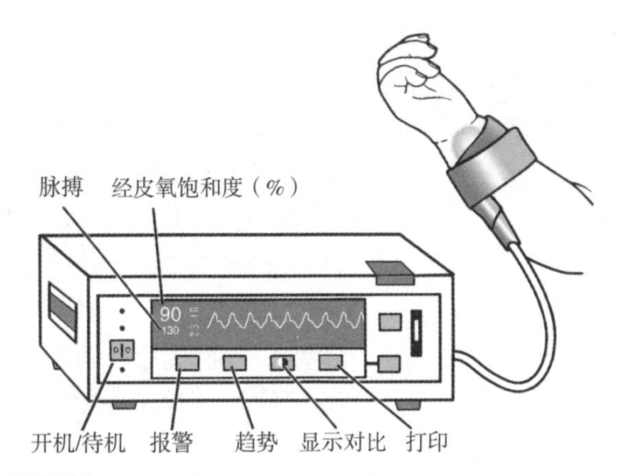

图2.15 将血氧饱和度测定仪传感器放在新生儿右腕上

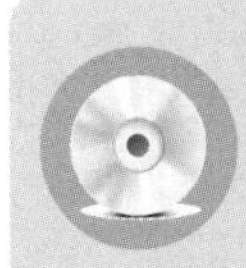

关于使用血氧饱和度测定仪的内容,与教材配合的有DVD,希望学员能够配合观看学习。

注:用氧饱和度仪测量血红蛋白的氧饱和度与Po_2即溶解在血浆里的氧分压是不同的,后者通过血气分析检测。注意不要把两者混淆。

氧饱和度仪有一个小的光源和光探测器的传感器(图2.16A)。传感器放在皮肤上,光进入皮肤,被皮肤毛细血管内的红细胞反射并被光探测器识别。氧饱和度仪的线路将光探测器的信号转变为数字显示在显示屏上,并以血红蛋白氧饱和度的百分

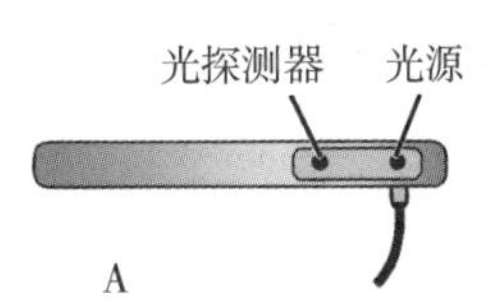

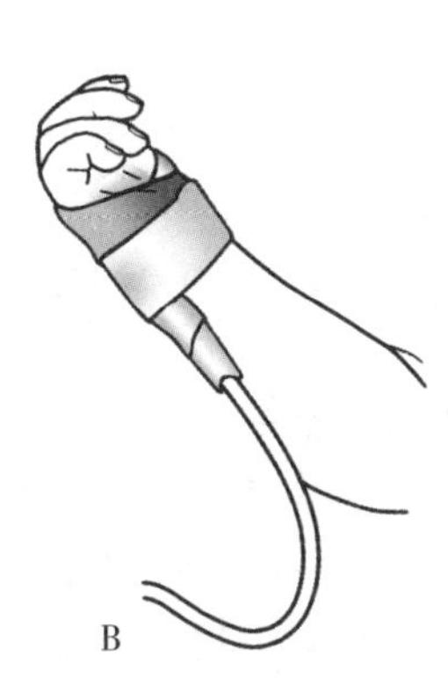

图2.16 氧饱和度仪传感器拴在新生儿的手腕小鱼际肌隆起的地方

数表示。因为毛细血管的血流是脉冲的，氧饱和度仪也能显示准确的心率。

如下原因表明正确的放置传感器的重要性：

- 传感器应放在皮肤和组织特别薄的部位，毛细血管丰富并接近皮肤表面，使光源容易进入皮肤，并被探测器感知。在新生儿的腕部的侧面或手掌处效果好。
- 光和探测器必须朝向正确，使感受器能感知反射光。传感器应环绕探测部位，使探测器能“看到”光源。
- 氧饱和度仪感知的血液应与灌注心肌和颅脑等重要器官的血液有同一氧饱和度。在新生儿期，应放氧饱和度仪的传感器在新生儿的右臂（图2.16），此处接受动脉导管前主动脉的血。动脉导管后主动脉的血可能混合由肺动脉经由动脉导管来的低氧血液，动脉导管可在生后继续开放数小时。
- 为最迅速的获得信号，传感器应先连接新生儿，后连接仪器。

在新生儿复苏期间，推荐氧饱和度仪的传感器放在新生儿的右手或腕部以检测导管前的氧饱和度。

生后动脉导管前氧饱和度标准值	
1 min	60%~65%
2 min	65%~70%
3 min	70%~75%
4 min	75%~80%
5 min	80%~85%
10 min	85%~95%

正常足月新生儿出生后10分钟动脉导管前氧饱和度变化值
(Pediatrics. 2010;Jun; 125:e1340-1347)

一旦氧饱和度仪的传感器与新生儿及氧饱和度仪连接好，应当观察显示屏显示的心率和氧饱和度的百分比。在检测出稳定的脉搏前，仪器常不能给出稳定的氧饱和度读数。如果没有得到读数，此时应调整传感器，使光探测器的位置面对光源。在极少数病例，因为低血容量致灌注不足或无心跳或心跳很弱，氧饱和度仪不能够检测出脉搏和血氧饱和度。此问题将在第六课和第七课讨论。

在氧饱和度仪显示准确的血氧饱和度以后，应当调整给氧浓度的百分比，以达到显示在图2.14和本页左侧表中的氧饱和度的目标值，调整给氧浓度需要配备压缩空气仪和空氧混合仪，如下所述。要避免氧浓度过高和过低，两者均对新生儿有害。

新生儿呼吸困难和（或）有中心性发绀如何处理？

如果新生儿有呼吸困难，有呼噜声或有三凹征，有持续性中心性发绀或血氧饱和度检测有低氧血症，给予面罩CPAP可能有益，特别是早产儿（见第八课）。CPAP仅可经气流充气式气囊（图2.17）或T组合复苏器给予。更多的细节将在第三课讲述。大部分品牌的自动充气式气囊不能给CPAP。

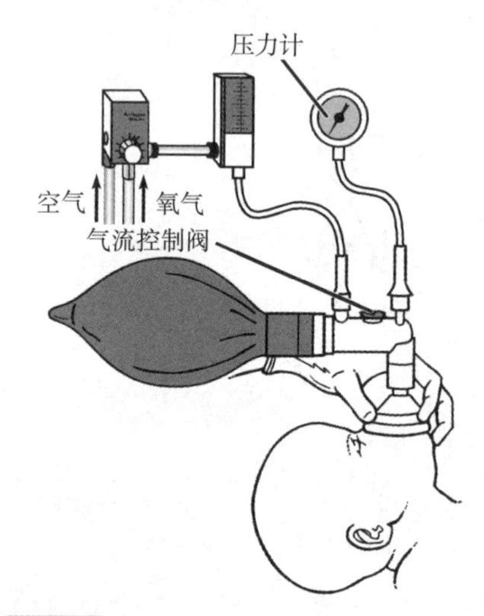

图2.17 使用气流充气式气囊实施CPAP

尽管以前的推荐当新生儿出生后有发绀或呼吸窘迫时给予100%的氧，但越来越多的证据表明在缺氧和不良的组织灌注期间或之后给予过度的氧可能是有害的，特别是对早产儿（见第八课）。此外，如前所述，发绀的评估作为血氧饱和度水平的指征是十分不准确的。因此，如果新生儿皮肤颜色有发绀，应当用氧饱和度仪的检测证实。如果呼吸窘迫致心率下降至100次/分以下，或在100%氧常压给氧的情况下血氧饱和度不能维持在90%以上，应当给予正压通气。

如何给氧？

在复苏开始时并不需要都常规给氧。然而，在复苏时当新生儿出现发绀或氧饱和度仪显示氧饱和度低于目标值时，如果给予高于21%（空气）的高浓度氧可使新生儿的血氧水平迅速增加。但是，给予100%氧可使健康新生儿出生后血氧饱和度增加过快，甚至达到中毒的水平。特别是早产儿或者持续给足月儿供氧超过数分钟，也可发生同样的情况。因此，用氧浓度最好调节在21%~100%之间，这就需要有一个压缩空气-氧气混合仪（简称空氧混合仪）（图2.18）。此设备将在第三课讲述。

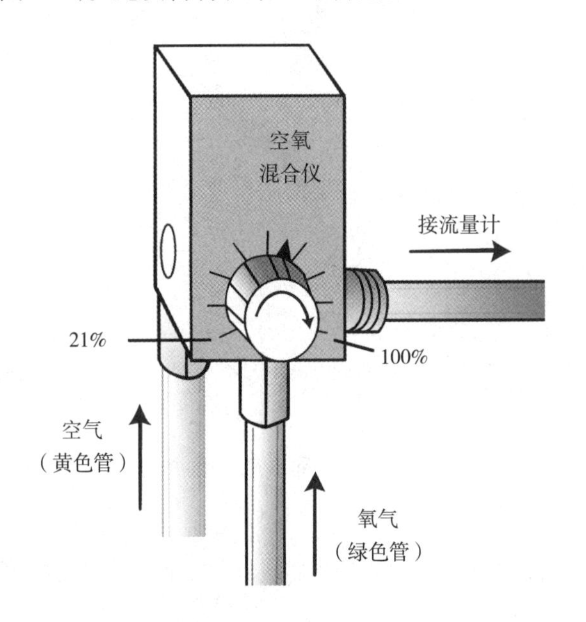

图2.18 用空氧混合仪，将空气和氧气混合，控制旋钮，可调节理想的氧浓度

有自主呼吸的新生儿可用以下方法常压给氧，以下的一些方法将在第三课详细的讲述。

- 氧气面罩（图2.19）

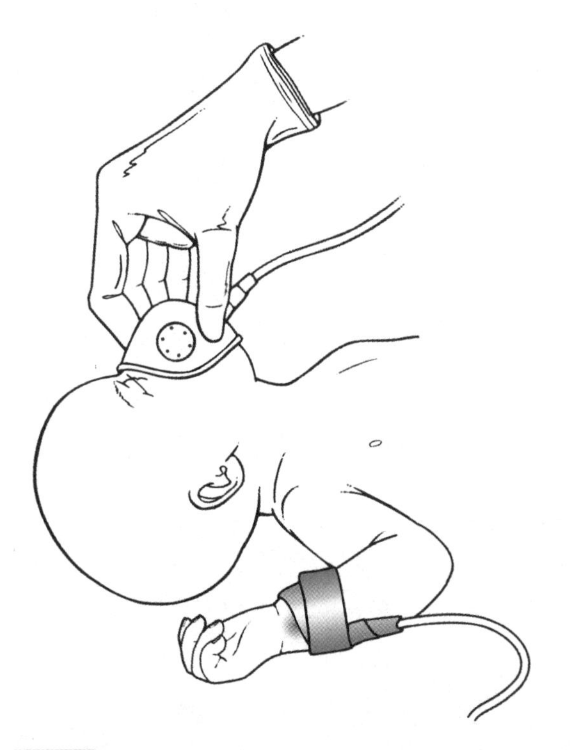

图2.19 氧气面罩接近新生儿面部，给予合适的氧浓度

- 气流充气式气囊面罩
- T组合复苏器
- 氧气管，手指夹住氧气导管覆盖新生儿口鼻（图2.20）

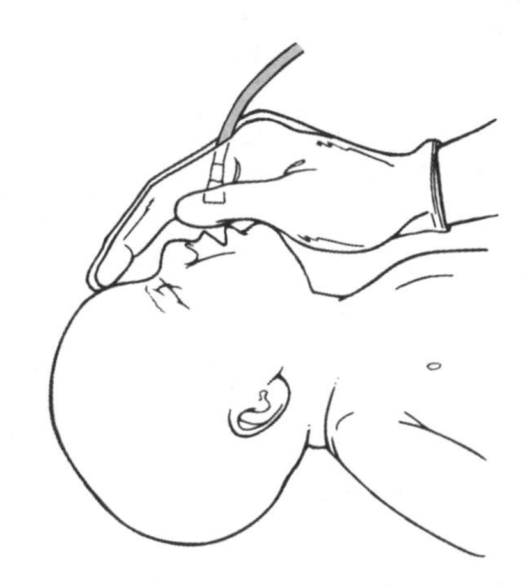

图2.20 使用氧气管接近新生儿面部，将手弯成杯状罩住新生儿的面部，输送氧，保持氧浓度

无论使用任何方法，面罩都应靠近面部以维持氧浓度，但也不能太紧使面罩内压力太大（图2.21）。

自动充气式气囊不能用于常压给氧（见第三课）。

如何决定给氧浓度？

新生儿复苏的用氧浓度问题一直有争议。2010年指南推荐在复苏足月新生儿时，开始用空气，然后用氧饱和度仪指导用氧的浓度，达到正常分娩的足月新生儿的氧饱和度。正如在本课前边所讲到的，新生儿出生时氧饱和度开始于宫内的氧饱和度值（~60%），然后逐渐增加，10分钟达到新生儿值90%以上（见图2.14和流程图表）。如果是早产儿（见第八课）或预料可能要进行复苏，及早连接氧饱和度仪和准备好空氧混合仪有助于达到预期目标值。

如果新生儿需要继续给氧应如何供给？

复苏后，一旦呼吸和心率稳定和确定新生儿需要继续给氧时，脉搏氧饱和度和动脉血气的测定将指导适当的给氧浓度。新生儿容易因过度给氧造成损害。特别是早产儿更容易受到损伤。

来自墙壁压缩氧或氧气筒的氧和压缩空气是

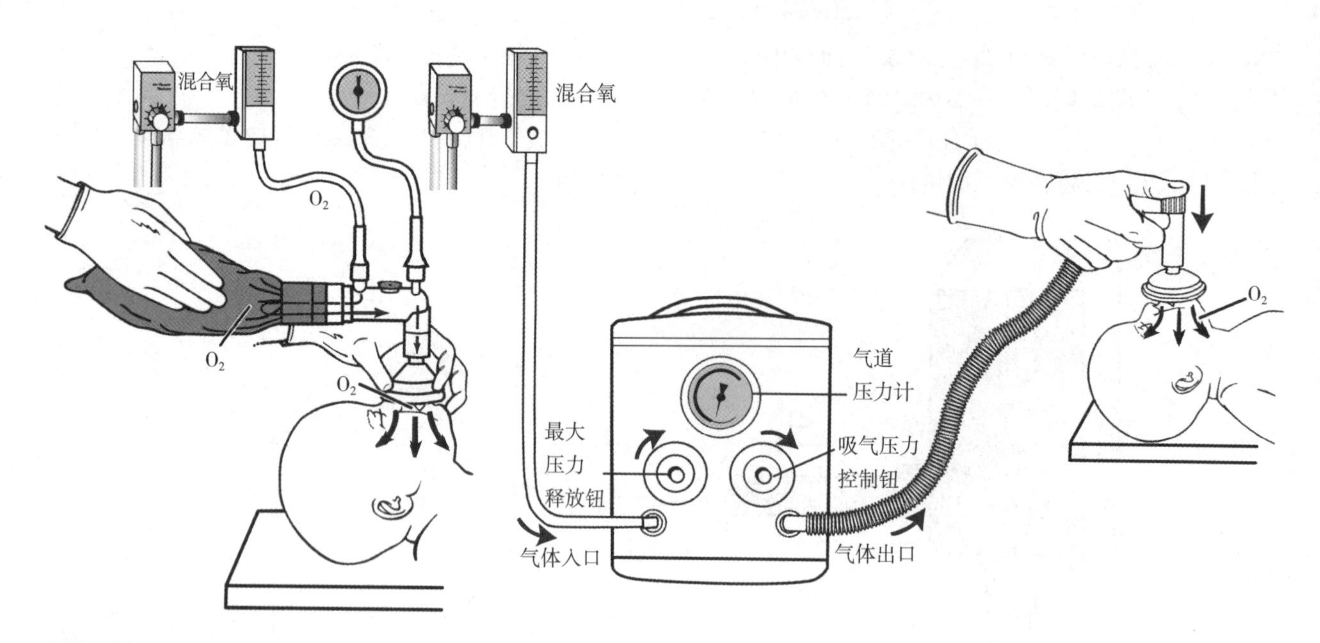

图2.21 通过气流充气式气囊或T组合复苏器进行常压给氧。注意：面罩不要与新生儿面部贴得太紧，除非是给予CPAP。使用空氧混合仪可以得到需要的氧浓度

寒冷和干燥的。为防止热量的丧失和呼吸道黏膜干燥，如较长时间给新生儿输氧，氧气应加温和湿化。但是，在复苏操作中，可能给新生儿输送数分钟没有加温和加湿的氧。

应避免输送没有加温加湿的高流量（在10L/min以上）的氧气，因为对流性的热丢失将成为严重的问题。复苏过程中，常压给氧的氧流量5L/min即可。

何时停止常压给氧？

新生儿无中心性发绀或氧饱和度在85%~90%以上，逐渐减少氧气量的供给直到新生儿在不吸氧的情况下能维持血氧饱和度目标正常值。随后，根据血气分析和经皮氧饱和度调整氧水平至正常。

如在常压给氧的情况下新生儿仍有持续发绀或氧饱和度低于85%，可能有严重的肺部疾病，应进行正压通气（见第三课）。在足够的正压通气后，仍有发绀或血氧饱和度低于85%，应考虑新生儿有发绀型先天性心脏病或持续性肺动脉高压（见第七课）。

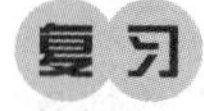

（答案在前面的章节和本课的最后）

11. 新生儿肌张力差，呼吸困难并且有发绀，应该采取以下哪项初步复苏的步骤？（请选出所有适合的项目）

__________将新生儿放在辐射暖台上
__________拿走湿毛巾
__________吸引口腔和鼻腔的黏液
__________正压通气或者常压给氧
__________连接脉搏氧饱和度仪
__________擦干并给予刺激

12. 以下哪张图是新生儿常压给氧的正确方法？

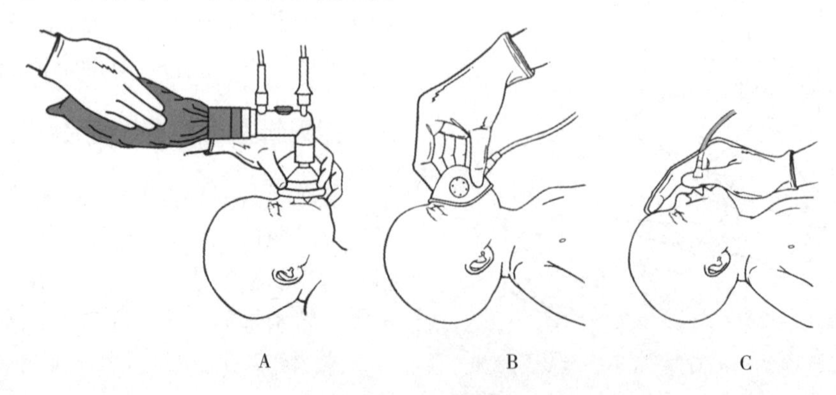

13. 关于氧气的应用，下列哪项是正确的？哪项是错误的？

正确 错误

______ ______氧饱和度仪是测量血液的氧分压的仪器。

______ ______在分娩室里氧饱和度仪的传感器将总是放在新生儿的右手或者手腕上。

______ ______在出生2分钟时血氧饱和度应该大于90%。

______ ______新生儿呼吸暂停并且发绀，给予常压给氧是最好的治疗方法。

14. 如果给新生儿数分钟以上的时间应用氧气，氧气必须______和______。

15. 给新生儿吸引口鼻黏液和刺激，现在他已经出生30秒，仍然没有呼吸并且肤色苍白，心率是80次/分，下一步采取的措施是：

__________继续刺激并给予常压给氧

__________给予正压通气

16. 数新生儿心跳，6秒钟共跳了6次，报告心率是______次/分。

17. 氧饱和度仪的功能是测量并显示血氧饱和度和______。

本课要点

1. 如果羊水内有胎粪污染，而且新生儿无活力，在进行其他复苏的步骤前，要进行气管插管吸引胎粪。如果新生儿有活力，仅吸引口腔和鼻腔的胎粪及黏液即可。然后放在母亲身边，进行进一步评估。

2. 有活力的定义是“新生儿呼吸有力，肌张力好，心率>100次/分”。

3. 置新生儿于“鼻吸气”的体位，以开放气道。

4. 触觉刺激的适当的方法是：

- 拍打或轻弹足底
- 轻轻的摩擦背部

5. 对呼吸暂停的新生儿持续的触觉刺激是浪费宝贵的时间，对持续的呼吸暂停要迅速开始正压通气。

6. 胎儿的氧饱和度大约在60%，出生后氧饱和度要约用10分钟的时间才能增加到正常范围（90%以上）。

7. 可接受的常压给氧的方法是：

- 面罩给氧，氧气面罩在新生儿面部，要密闭。
- 气流充气式气囊或T组合复苏器通过面罩给氧，面罩要罩住新生儿的口鼻，要密闭。
- 导管吸氧，手握导管成杯状，导管放于新生儿的口或鼻前。

8. 自动充气式气囊不能用于常压给氧。

9. 新生儿复苏中决策和措施取决于新生儿的：

- 呼吸
- 心率
- 颜色（氧合）

10. 确定新生儿的心率要计数6秒钟的心跳次数乘10，如6秒钟心率8次，则每分钟心率为80次。

11. 用氧应当像用药物一样，过少或过多都是有害的。

12. 何时应用脉搏氧饱和度仪：

- 当预期要进行复苏时
- 当需要进行正压通气时
- 当有持续发绀时
- 当给氧时
- 当需要证实有无发绀时

第二课复习

（答案附后）

1. 足月的新生儿，出生时羊水及皮肤没有胎粪污染，呼吸有力，并且肌张力好，（需要）（不需要）进行复苏。

2. 羊水有胎粪污染，新生儿没有活力。（需要）（不需要）气管插管，吸引胎粪 。羊水有胎粪污染，新生儿有活力，（需要）（不需要）气管插管，吸引胎粪。

3. 在确定哪些新生儿需要气管插管时，请写出“有活力”的三项特征。

（1）______________________________

（2）______________________________

（3）______________________________

4. 在插入气管导管前，用于吸引口咽部的胎粪的吸管合适的型号是__________F或__________F。

5. 下图中，哪个是清理气道时，新生儿头部摆放的正确体位？

6. 胎粪污染的新生儿，呼吸有力，肌张力好，心率120次/分，肤色红润。正确的做法是：

________气管插管吸引气道。

________用吸引球或吸引管吸引口腔、鼻腔的黏液。

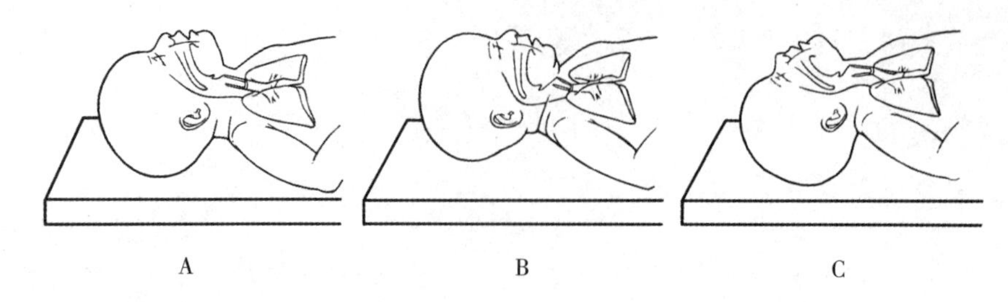

A　　B　　C

7. 吸引新生儿口腔和鼻腔黏液的常规做法是先吸________，后吸________。

8. 以下哪项是刺激新生儿产生呼吸的正确方法？

________拍打后背　　________拍打足底

________摩擦背部　　________挤压胸廓

9. 如果新生儿处于继发性呼吸暂停，刺激本身（会）（不会）诱发呼吸。

10. 新生儿经过几秒钟的刺激后，仍然无呼吸。下一步应实施：

________增加刺激

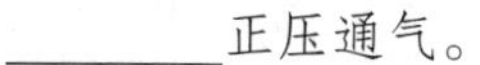

________正压通气。

11. 新生儿肌张力差，呼吸困难并且有发绀，应该采取以下哪项初步复苏的步骤？（请选出所有适合的项目）

________将新生儿放在辐射暖台上

________拿走湿毛巾

________吸引口腔和鼻腔的黏液

________正压通气或者常压给氧

________连接脉搏氧饱和度仪

________擦干并给予刺激

12. 以下哪张图是新生儿常压给氧的正确方法？

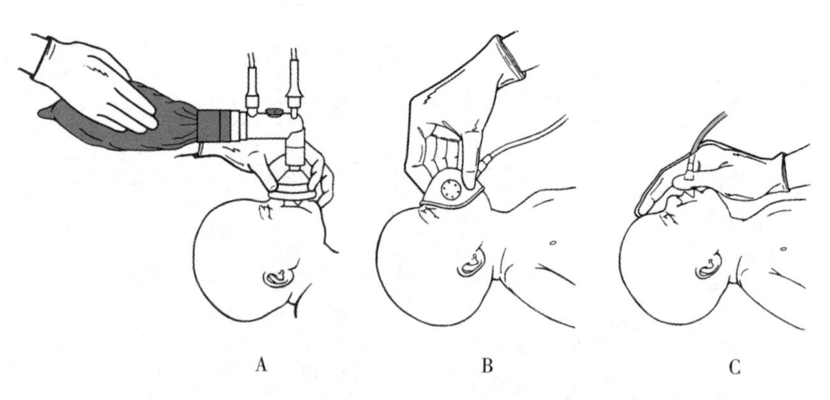

A　　B　　C

13. 关于氧气的应用，下列哪项是正确的？哪项是错误的？

正确　　错误

______　______氧饱和度仪是测量血液的氧分压的仪器。

______　______在分娩室里氧饱和度仪的传感器将总是放在新生儿的右手或者手腕上。

______　______在出生2分钟时血氧饱和度应该大于90%。

______　______新生儿呼吸暂停并且发绀，给予常压给氧是最好的治疗方法。

14. 如果给新生儿数分钟以上的时间应用氧气，氧气必须__________和__________。

15. 给新生儿吸引口鼻黏液和刺激，现在他已经出生30秒，仍然没有呼吸并且肤色苍白，心率是80次/分，下一步采取的措施是：

______继续刺激并给予常压给氧

______给予正压通气

16. 数新生儿心跳，6秒钟共跳了6次，报告心率是______次/分。

17. 氧饱和度仪的功能是测量并显示血氧饱和度和______。

答案

1. **不**需要复苏。

2. 羊水有胎粪污染，新生儿没有活力，将**需要**进行气管插管吸引胎粪。羊水有胎粪污染，新生儿有活力，**不需**进行气管插管吸引气道。

3. "有活力"的定义是**①强有力的呼吸；②肌张力好；③心率>100次/分**。

4. 应使用12F或14F吸引管吸引口咽部的胎粪。

5. 正确的头部位置是A图(鼻吸气位),B图过度仰伸,C图过度屈曲。

6. 有活力的新生儿不需要气管插管,但是需要**用吸引球和吸引管吸净口腔和鼻腔的黏液**。

7. 吸引时要先吸**口腔**后吸**鼻腔**。

8. **拍打足底或者摩擦后背**是刺激新生儿的正确方法。

9. 如果新生儿继发性呼吸暂停,刺激新生儿**不会**使其建立呼吸。

10. 刺激新生儿以后仍然无呼吸,下一步应该给予**正压通气**。

11. **所有措施都是合适的**。

12. **所有图都是正确方法**。

13. **错误**(氧饱和度仪是测量血液氧饱和度的)。**正确**。**错误**(在出生后2分钟血氧饱和度应该大于65%)。**错误**(新生儿呼吸暂停正压通气是最好的治疗方法)。

14. 氧气应当**加热**、**湿化**。

15. 应该给予**正压通气**。

16. 数新生儿心跳,6秒钟共跳6次/分,那么,报告心率是**60次/分**(6×10=60)。

17. 氧饱和度仪的功能是测量血氧饱和度和**心率**。

第二课:初步复苏操作核对表

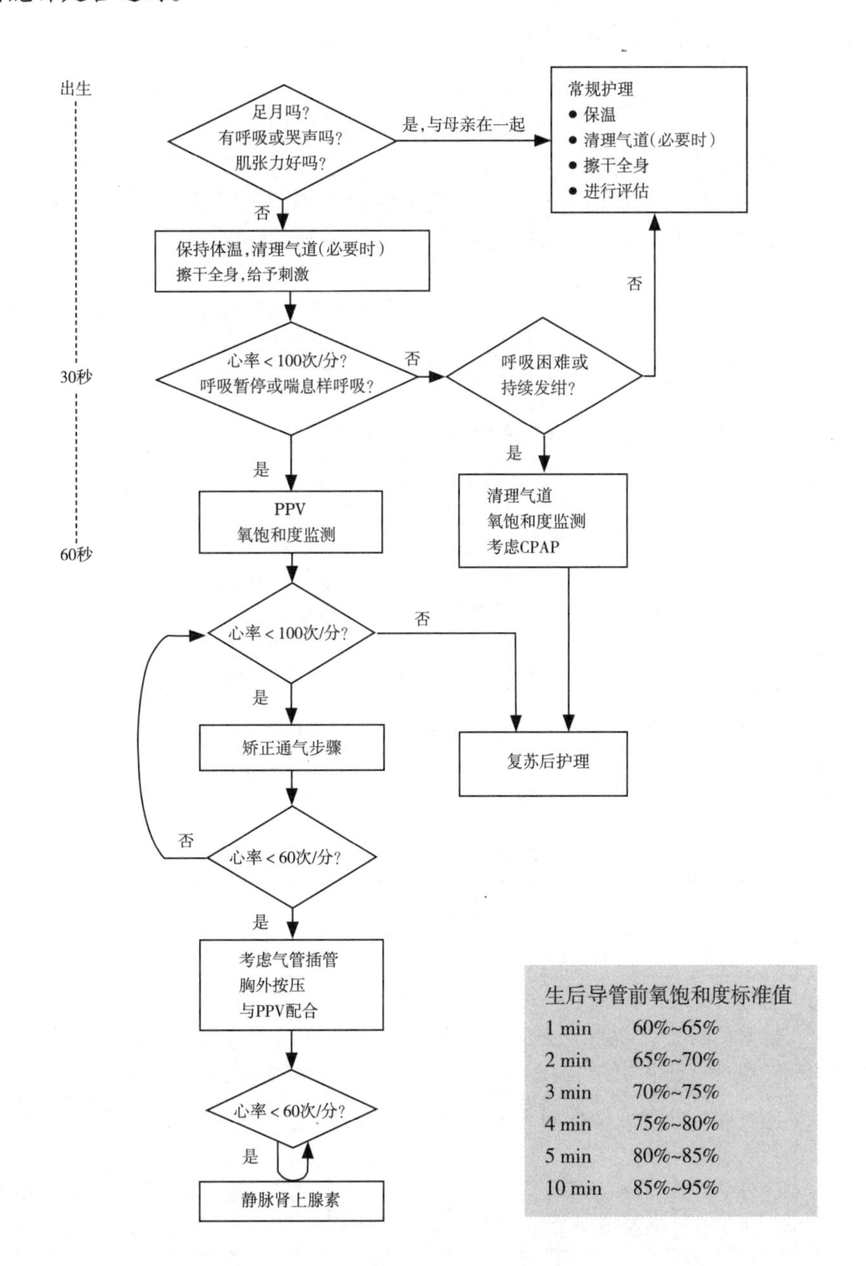

生后导管前氧饱和度标准值	
1 min	60%~65%
2 min	65%~70%
3 min	70%~75%
4 min	75%~80%
5 min	80%~85%
10 min	85%~95%

操作核对表是一个学习工具

学员用此表作为独立操作时的参考，或作为与NRP教员讨论和实践的指南。当学员和教员都认为学员能在场景的范围内在无指导的情况下正确和没有困难地完成技能操作，学员可以进入下一课的操作核对表。

知识点检查

- 如何判断新生儿需要复苏
- 新生儿出生时羊水内有胎粪污染如何处理
- 脉搏氧饱和度仪如何操作及其功能

学习目标

1. 鉴别新生儿是否需要初步复苏。
2. 能够正确演示初步复苏的操作，包括羊水内有胎粪污染的新生儿。
3. 能演示正确的放置脉搏氧饱和度仪的传感器并且解读脉搏氧饱和度仪。

"你被邀请参与一个臀位的剖宫产手术，你将为新生儿做哪些准备工作？工作期间，将你的想法和你的做法，大声说出来，让你的助手和我知道你的想法和做法。"

教员将检查下表中的内容，当学员回答正确时在方框里打勾。

学员姓名:		
	□采集孕史	孕周？羊水清吗？几个胎儿？有哪些高危因素？
	检查抢救设备 □如果产科医生告知产妇羊水内有胎粪污染，应做好气管插管和吸引胎粪准备。	保暖和擦干全身的毛巾，清理气道（吸引球或者墙壁吸引器压力在80~100mmHg、胎粪吸引管），听诊（听诊器），氧气设备（检查氧气设备、空氧混合仪）、脉搏氧饱和度仪和传感器，通气（检查正压通气设备），插管（喉镜和镜片、气管导管、二氧化碳检测器）药物准备、调温设备。
选择1：羊水有胎粪污染、有活力的新生儿		
新生儿出生了		
生命体征	操作步骤	详细内容
足月、呼吸（RR）、哭声、肌张力、反射	出生时完成初步评估 □学员问三个问题：足月吗？有呼吸或者哭声吗？肌张力好吗？	初步评估 决定新生儿是否需要在辐射暖台上进行初步复苏的步骤。
	□让新生儿和母亲在一起进行常规的护理，保持体温，必要时清理气道，擦干全身，必要时刺激呼吸，继续评估	羊水内有胎粪污染、"有活力"的新生儿的定义是：呼吸有力、肌张力好、心率（HR）>100次/分。 假设新生儿哭声洪亮、肌张力好、HR>100次/分。
选择2：羊水内有胎粪污染，没有活力的新生儿		
新生儿出生了		
生命体征	操作步骤	详细内容
足月，没有呼吸，肌张力低	出生时完成初步评估 □学员问三个问题：足月吗？有呼吸或者哭声吗？肌张力好吗？	初步评估 新生儿羊水胎粪污染，即使没有高危因素，也需要初步复苏。
RR-呼吸暂停 HR-70次/分 肌张力低	□把新生儿放在辐射暖台上，不要擦干，不要刺激呼吸。 □评估呼吸、心率及肌张力。 □进行气管插管吸引。	这是一个羊水内有胎粪污染，没有活力的新生儿。 气管插管及吸引的过程将在第五课讨论。

续表

新生儿在辐射暖台上已经进行了气管插管吸引，继续在辐射暖台上进行复苏的其他步骤。		
选择3：羊水清，新生儿需要进行初步复苏		
新生儿出生了		
生命体征	操作步骤	详细内容
足月 RR-微弱 肌张力差	出生时完成初步评估 □学员问三个问题：足月吗？有呼吸或者哭声吗？肌张力好吗？	教员可以更换病情满足学员的需要；评估所有的问题，迅速的开始初步复苏。
	□把新生儿放在辐射暖台上以后 ● 摆正体位 ● 吸引口腔和鼻腔 ● 用毛巾或者毯子擦干全身 ● 拿掉湿毛巾 ● 轻弹足底或者摩擦背部进行刺激	做以上动作时，学员需要动作迅速。
RR-哭声好 HR-120次/分 肌张力-好 颜色-发绀	□评估RR和HR	如果学员认为是发绀，需要新生儿用氧，学员必须马上连接脉搏氧饱和度仪证实发绀的诊断，实施常压给氧。
新生儿出生后3分钟，发绀		
有呼吸 HR-140次/分 发绀	□开始输送氧气 □在新生儿的右手或手腕上连接氧饱和度仪的传感器，然后与氧饱和度仪连接 □仪器显示出新生儿的血氧饱和度及心率	通过氧气面罩、气流充气式气囊、T组合复苏器或吸氧管进行常压给氧。不能使用自动充气式气囊进行常压给氧。
Spo_2-65%	□继续常压给氧，参考正常氧饱和度的目标值减少给氧浓度	3分钟血氧饱和度的目标值是70%~75%。
Spo_2-72%	□不要给氧，继续监测新生儿	
选择4：羊水清，新生儿需要初步复苏		
新生儿出生了		
生命体征	操作步骤	详细内容
足月 哭声微弱 肌张力差	出生时完成初步评估 □学员问三个问题： ● 足月吗？ ● 有呼吸或者哭声吗？ ● 肌张力好吗？	学员迅速的完成初步复苏的步骤；操作轻柔，不过度的使用吸引球；如果新生儿没有呼吸，不要过度的刺激新生儿浪费时间。
	□把新生儿放在辐射暖台上后 ● 摆正体位 ● 吸引口腔和鼻腔 ● 用毛巾或者毯子擦干全身 ● 拿掉湿毛巾 ● 轻弹足底或者摩擦背部进行刺激	
RR-呼吸困难 HR-110次/分 肌张力好 肤色发绀	□评估呼吸，心率	视觉判断发绀是不可靠的，如果新生儿持续性发绀，开始应用氧气，同时使用脉搏氧饱和度仪确定有发绀。

续表

生命体征	操作步骤	详细内容
	□常压给氧 □在新生儿的右手或手腕上连接氧饱和度仪的传感器，然后与氧饱和度仪连接 □考虑CPAP	通过氧气面罩、气流充气式气囊、T组合复苏器或吸氧管给予常压给氧。不能使用自动充气式气囊进行常压给氧。 CPAP可以用气流充气式气囊或T组复苏器给予。
RR-40次/分 HR-120次/分 Spo_2-74%	□根据出生时间评估氧饱和度读数	参考新生儿复苏流程图中的生后动脉导管前正常血氧饱和度目标值。
RR- 40次/分，没有呼吸困难 HR -140次/分 Spo_2-97% 或 Spo_2-65%	在生后3分钟时， □退出给氧 □表示需PPV	提高常压给氧的氧浓度或者正压通气

教员问学员以下思考题，以便学员能进行自我评估，例如：

1. 你如何知道新生儿有如下需求：

   A. 在辐射暖台上进行初步复苏？

   B. 气管插管从气道里吸出胎粪？

   C. 在妈妈身边进行常规护理？

   D. 如何用氧？

2. 复述如何使用脉搏氧饱和度仪作为你操作的指南。

3. 什么时候你需要寻求更多的帮助？

4. 在这次复苏中，哪些做得好？

5. 当你再次面对这种场景时，你会有什么与这次不同的做法？

新生儿复苏教程的关键行为技能

了解你的环境　　明智的分配注意力

预估和计划　　利用所有可用的资料信息

确定领导角色　　应用所有可用的资源

有效的交流　　需要时请求帮助

小组成员的最佳工作负荷　保持专业的行为

3

第三课　正压通气复苏装置的应用

学习内容

- 何时给予正压通气
- 气流充气式气囊、自动充气式气囊和T组合复苏器的相似点和不同点
- 在给新生儿进行正压通气时，如何评估氧合情况和调节给氧
- 面罩在新生儿面部如何正确放置
- 正压通气装置的检查和故障的修理
- 如何用面罩和正压通气装置进行正压通气及评估通气效果

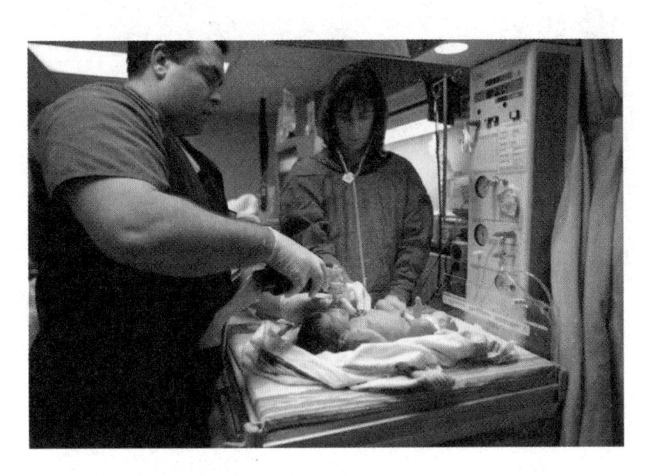

以下病例是在新生儿复苏时，如何进行正压通气（PPV）的实例。当你读这个病例时，设想自己是复苏小组的一个成员。本课其余部分将详细讲述如何进行正压通气。

病例3

复苏时使用气囊和面罩进行正压通气

一位20岁的患妊娠高血压的产妇分娩一个38周的新生儿。分娩前有几次胎心晚期减速，但是产程进展很快，迅速分娩一个男婴。

新生儿有呼吸暂停和肌张力低下。他被放在辐射暖台上，护士为其摆正体位，开放气道。用吸引球吸出口鼻腔分泌物。用预热的毛巾擦干全身，拿走湿毛巾，重新摆正体位，轻拍足底刺激呼吸。

采取以上措施后新生儿仍然没有自主呼吸。用气囊面罩进行正压通气，不接氧源，用空气通气。助手将氧饱和度仪传感器放在婴儿右手，然后连接脉搏氧饱和度仪，用听诊器听心率，报告心率70次/分，不升高，氧饱和度63%，不增加。听不到双肺呼吸音。

护士开始纠正通气步骤，重新放置面罩，重新摆正头部体位，使气流通畅。助手报告仍然没有胸部运动，听不到呼吸音。护士停止通气并迅速吸引口鼻黏液，新生儿口微微地张开，继续正压通气。仍然没有有效正压通气的迹象，护士增加吸气压力，助手报告呼吸音及胸部运动没有改善。当压力上升到30cmH_2O，助手报告每次通气时有呼吸音及胸部运动，新生儿生后2分钟时，心率80次/分，氧饱和度64%，助手增加氧浓度至40%。

助手监测新生儿呼吸、心率和氧饱和度，同时护士再为新生儿进行有效的正压通气30秒。出生后3分钟时，新生儿偶有自主呼吸，氧饱和度为82%，心率120次/分。使用空氧混合仪调节氧浓度到25%。助手迅速插上胃管。护士减少通气率，并观察助手对新生儿刺激诱发呼吸时新生儿呼吸是否有改善。生后4分钟时新生儿有自主呼吸，心率140次/分，氧饱和度87%，停止正压通气。氧饱和度维持在85%以上时，不再常压给氧，拔掉导管。鼓励母亲抱新生儿，并向母亲解释下一步将进行的处理。经过数分钟的观察，将新生儿送到婴儿室进行复苏后的护理，观察生命体征，氧饱和度，密切监护全身情况，注意可能发生的问题。

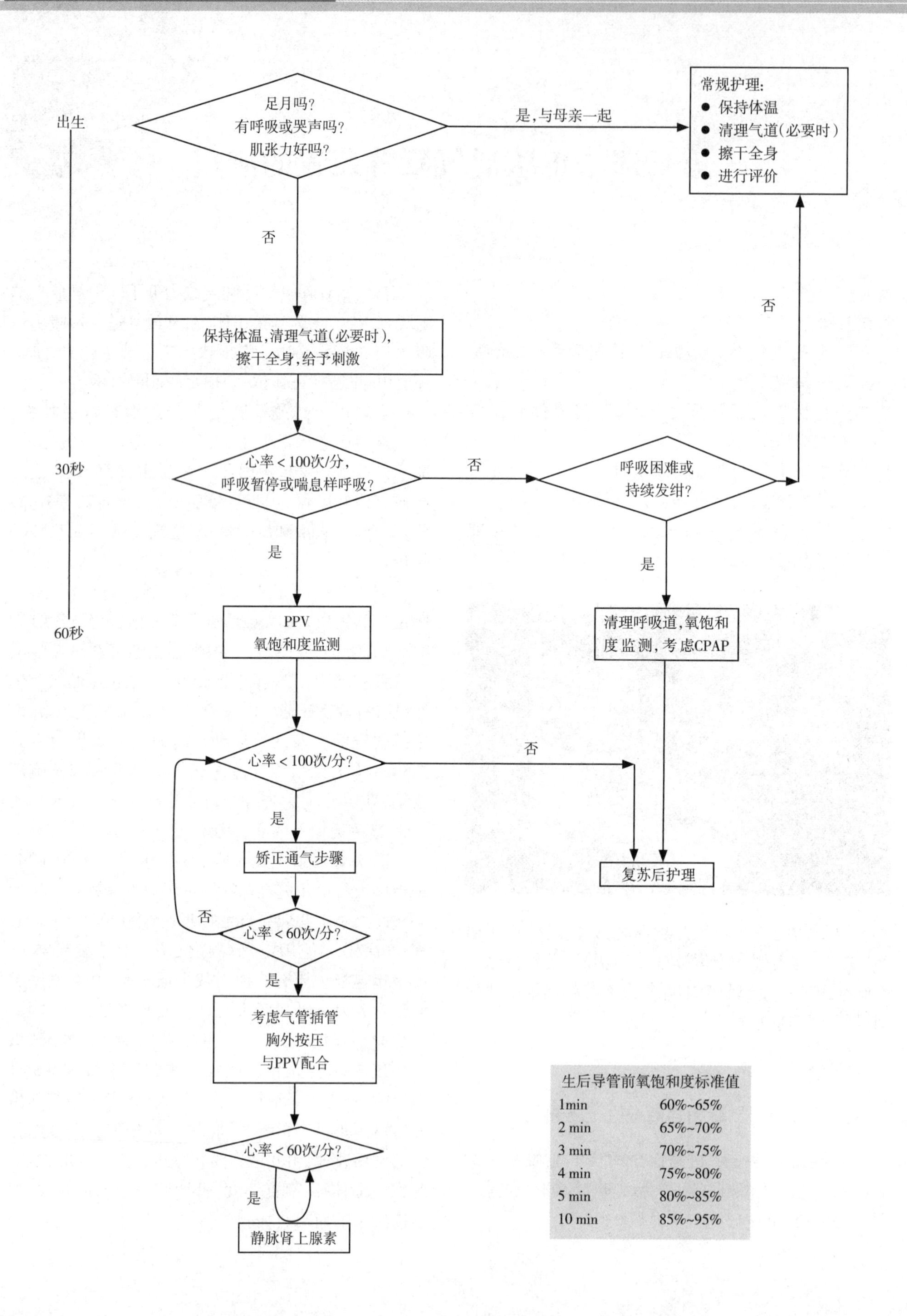

生后导管前氧饱和度标准值	
1min	60%~65%
2 min	65%~70%
3 min	70%~75%
4 min	75%~80%
5 min	80%~85%
10 min	85%~95%

本课涵盖内容

在本课你将学到如何准备和应用复苏气囊、面罩和(或)T组合复苏器进行正压通气。用面罩进行持续气道正压通气(CPAP)的细节将在第八课讨论。

肺的通气是窒息新生儿心肺复苏时最重要和最有效的步骤。

在第二课中已经学过了如何在几秒钟内确定是否需要复苏和如何进行初步复苏。学习了如果新生儿有呼吸但有持续中心性发绀,应连接脉搏氧饱和度仪以确定低氧情况的存在并常压给氧。

本课将讲述在初步复苏后,如果新生儿没有有效的呼吸或心动过缓,下一步如何处理。

正压通气的指征

如果新生儿没有呼吸(呼吸暂停)或喘息样呼吸,即使有呼吸但心率<100次/分,和(或)在氧浓度上升到100%常压给氧的情况下,血氧饱和度仍在目标值以下,应给予正压通气。

有关正压通气学术用语

本课将讲述有关正压通气的如下组成部分(图3.1):

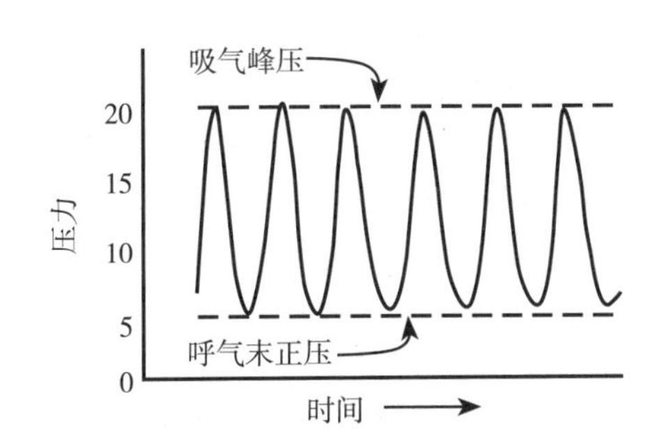

图3.1 正压通气时的压力曲线

- 吸气峰压(PIP):这是每次呼吸传递的压力,如挤压复苏囊最后的压力或T组合复苏器的吸气末压力。
- 呼气末正压(PEEP):这是呼吸系统在呼吸之间仍然保存的气体压力,如在下一次挤压前放松时的压力。
- 持续气道正压(CPAP):与PEEP相同,但此术语用于婴儿有自主呼吸且不接受正压通气时。它是指当面罩紧紧的放在婴儿面部,但不挤压气囊时婴儿自主呼吸末的呼吸系统压力。
- 速率:辅助呼吸的次数,如每分钟挤压气囊的次数。

用于新生儿正压通气的不同类型复苏装置

用于新生儿正压通气的装置有三种,它们的工作原理不同。

1. **自动充气式气囊**　挤压后自动充气,将气体(空气、氧或两者混合气体)吸进气囊内。

2. **气流充气式气囊**　(也称麻醉气囊)当来自压缩气源的气体进入气囊,气体的出口通向密闭的模拟肺,或通过密闭的面罩或气管插管进入婴儿的肺时才能充盈。

3. **T组合复苏器**　给予流量控制和压力限制呼吸,仅当由压缩气源来的气体进入时才能工作。

请注意在你们医院应用的是哪一种复苏装置。如果在你们医院产房现在应用的是T组合复苏器,你仍然需要学习另外两种复苏气囊的用法。

自动充气式气囊容易使用,可作为复苏的常备装置,在没有压缩气源和T组合复苏器出现故障时应用。以上三种复苏装置将在本课的附录中详细介绍。请详细阅读适合在你们医院应用的复苏装置的相关内容。

自动充气式气囊　如其名称所指,在无压缩气源的情况下,可自动充气(图3.2)。如果不挤压,它一直处于膨胀状态。给氧浓度由连接的储氧器决定。它的吸气峰压(即膨胀峰压)取决于挤压气囊的力度。只有在自动充气式气囊加一个瓣膜时才能给予呼气末正压。自动充气式气囊不能用于持续气道正压。新生儿复苏给正压通气时应确保

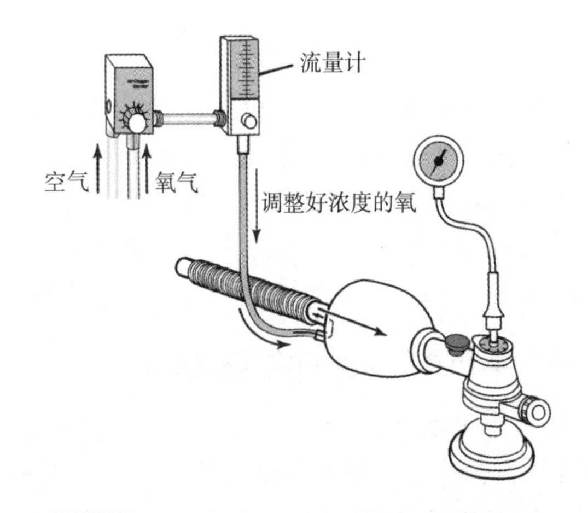

图3.2 自动充气式气囊面罩与面部封闭不严及没有气源时,仍然充气

压力适当，**应用自动充气式气囊时应安装压力计，如复苏囊已经设计了连接压力计的位置，应当确保压力计已连接上。**

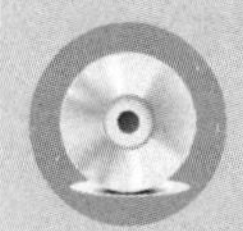

关于持续气道正压的操作内容，与教材配合的有DVD，希望学员能够配合观看学习。

气流充气式气囊 不用时气囊处于塌陷状态，像一个瘪了的皮球(图3.3)。只有是当气源将气体送进气囊，且气囊的开口端密封时，如面罩紧贴新生儿面部，或新生儿进行了气管插管且气囊的开口连于气管插管时，气囊才能充盈。吸气峰压由气体的流速、气流控制阀的调节和挤压气囊的力度来决定。呼气末正压或CPAP由一个可调节的气流控制阀进行调节控制。

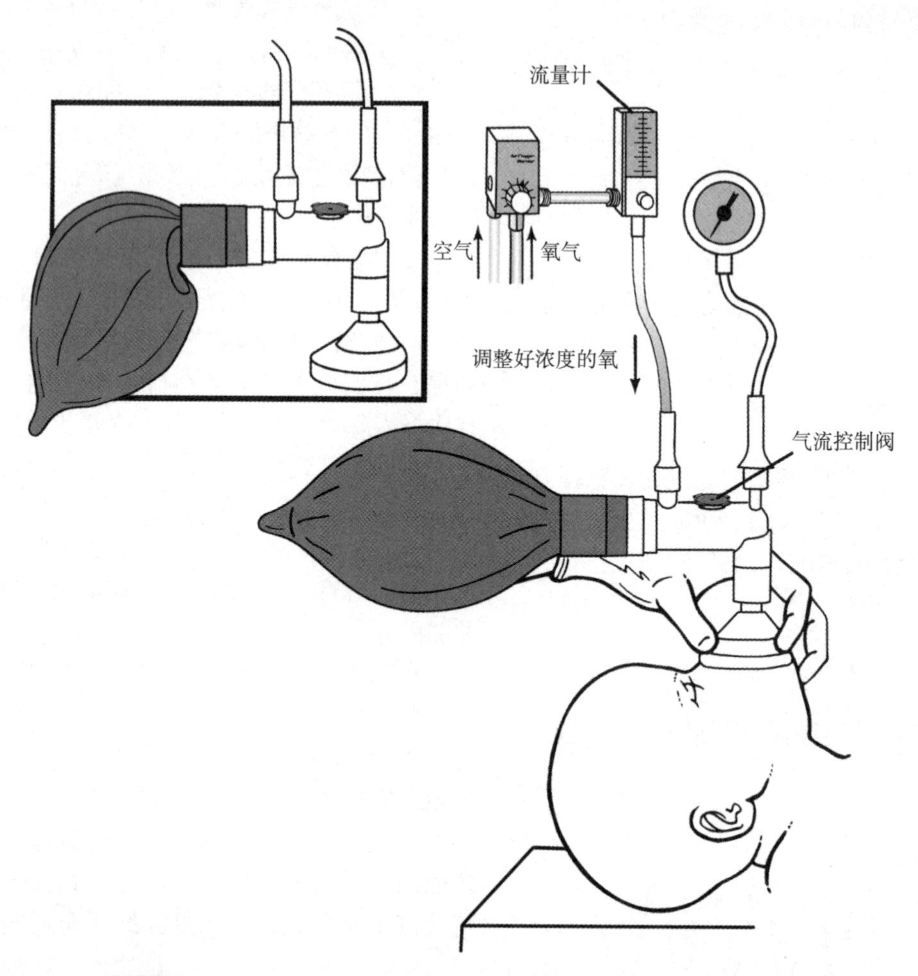

图3.3 气流充气式气囊只有在连接气源，且面罩与面部没有缝隙时才能充气

T组合复苏器(图3.4)是气流控制和压力限制的。与气流充气式气囊相似，此装置需要压缩气源。吸气峰压和呼气末正压(CPAP或PEEP)可以手工调控。呼吸是由操作者的手指交替打开和关闭装置(与面罩或气管导管连接)的T形管上方的开口来控制的。

每个辅助通气装置的优点和缺点

自动充气式气囊(图3.5)比气流充气式气囊更常用于医院的产房和复苏器械的手推车上。它使用方便，挤压后自动充盈，无压缩气源或面罩未紧贴新生儿面部也可以用。缺点是操作者不容易判断面罩与新生儿的面部是否密闭，而密闭对加压气囊时使气体有效的进入患儿肺部是必要的。它不能用于常压给氧，也不能给予CPAP。

当自动充气式气囊不被挤压时，由病人出口流出的气体或氧的数量取决于瓣膜的相对阻力和漏出量，即使自动充气式气囊与100%氧源连接，大部分氧由复苏囊的后面流出，如果不挤压气囊，给予病人的气体量很少而且是不可预知的。因此，自动充气式气囊不能通过面罩进行常压给氧。

另外，如第二课所讲，自动充气式气囊必须连接储氧器，才能给高浓度氧，即使给予正压通气时也是如此。

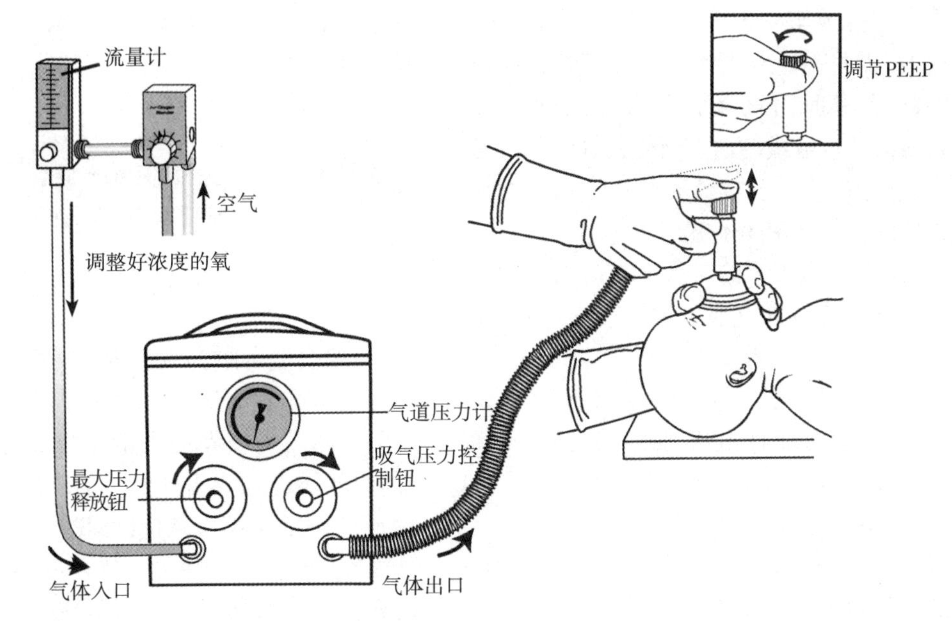

图3.4 流量控制，压力限制装置（T组合复苏器）。压力是由调节此装置上的控制器预先设定的，并由关闭和开放PEEP帽的开口来传送的

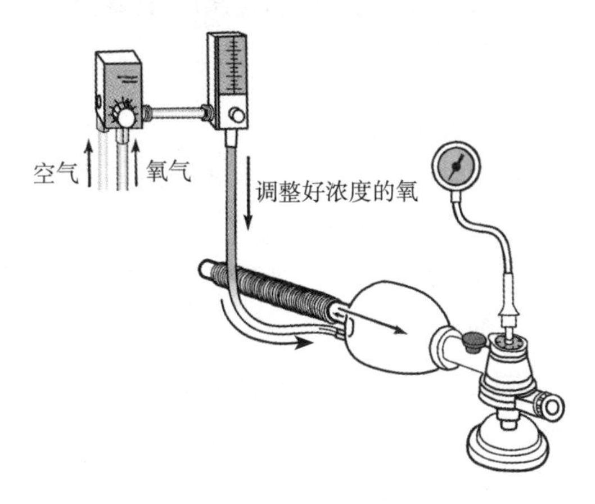

图3.5 自动充气气囊

优点
- 挤压后自动充气，甚至在没有气源的情况下也能充气
- 有减压阀，能够减少过度充气

缺点
- 当面罩和面部有缝隙的时候，它仍然能充气
- 提供高浓度氧的时候，要求有氧源
- 不能通过面罩进行常压给氧
- 不能用于CPAP和PEEP，只有当加PEEP瓣并有压缩空气时才能给PEEP

在某些情况下，操作者要给接受PPV的病人PEEP，或有自主呼吸的病人CPAP，自动充气式气囊必须安装一个特别的PEEP瓣才能给予呼气末正压，而且要挤压气囊产生PEEP。但是，即使安装了PEEP瓣，自动充气式气囊也不能给予CPAP 。

作为一个安全的预防措施，大部分自动充气式气囊安装了减压阀，它能限制气囊吸气峰压。减压阀打开的压力在不同制造商的说明书中有不同，因此监护压力和防止给予新生儿过高压力的方法是在复苏囊上安装压力计。**应用自动充气式气囊时应安装压力计，如复苏囊已经设计了连接压力计的位置，应当确保压力计已连接上。**

气流充气式气囊（图3.6）需要压缩气源才能膨

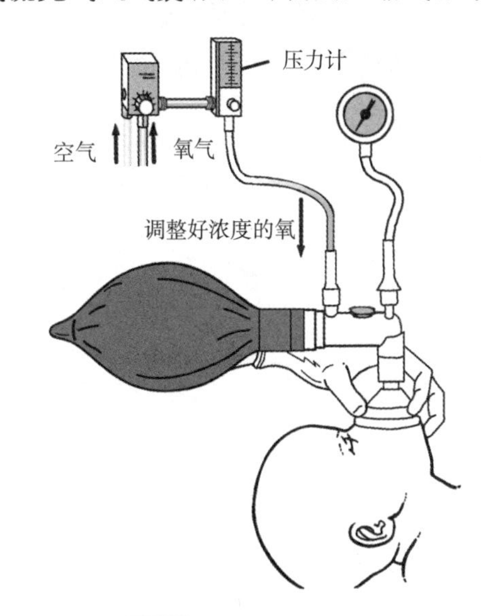

图3.6 气流充气式气囊

优点
- 根据氧源可以调节氧浓度到100%
- 面罩和新生儿面部没有密闭时气囊不充盈
- 可以用于常压给氧，根据氧源提供氧浓度至100%

缺点
- 要求面罩和病人面部必须密封，气囊才能充盈
- 要求有气源才能充盈
- 要求使用压力计监测每一次呼吸的压力

胀。气体进入气囊或至病人出口的路径阻力最小。为使气囊充盈,需将面罩与新生儿面部密切接触以防漏气。因此,复苏时,必须有压缩气源,面罩与新生儿面部必须密切接触或与插入新生儿气管的气管导管连接,气囊才能充盈。气流充气式气囊不充盈或部分充盈都说明气道密闭不够。

此外,气流充气式气囊的氧浓度与进入气囊的氧浓度相同。气流充气式气囊可用于21%~100%氧的常压给氧。

气流充气式气囊的主要缺点是需要更多的练习才能有效地应用它,而且,它需要压缩气源,不像自动充气式气囊那样可迅速使用。尤其是事先无准备的复苏,它不如自动充气式气囊方便。

因为气流充气式气囊无减压阀,复苏时要注意观察胸廓的起伏以避免肺的充气不足或过度膨胀。气流控制阀门可以用于调节压力,推荐应用压力计以客观的评估吸气峰压并帮助维持每次辅助呼吸的一致性。

T组合复苏器(图3.7)与气流充气式气囊有很多相似处,但增加了机械控制气道压力的特点。与气流充气式气囊相似,T组合复苏器需要压缩气源,有一个可调节的气流控制阀,调节所需要的CPAP或PEEP。T组合复苏器也需要面罩与新生儿的面部密闭接触,可用于21%~100%氧的常压给氧。此装置

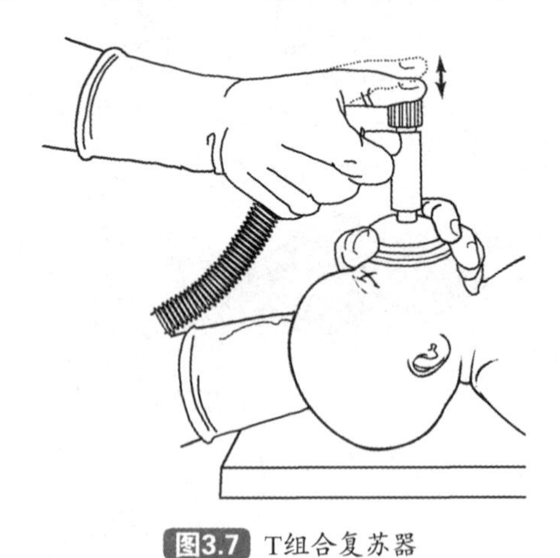

图3.7 T组合复苏器

优点
- 恒定的压力
- 可靠的控制吸气峰压和呼气末正压
- 可以常压给氧,氧浓度可调至100%
- 操作者不疲劳

缺点
- 要求有压力气源
- 需要事先设定压力
- 在复苏过程中,改变压力有困难
- 有延长吸气时间的风险

也需要应用前做好准备,并按新生儿的需要事先调好压力。

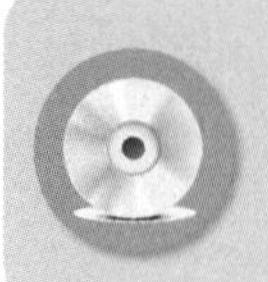

关于使用T组合复苏器教材配合的有DVD,希望学员能够配合观看学习。

T组合复苏器与气流充气式气囊的不同之处是吸气峰压可事先设定好,用机器调节,而不是靠挤压气囊。随着操作者用手指交替的打开或关闭PEEP帽时,气体进入或离开婴儿的肺。与气流充气式气囊及自动充气式气囊相比,T组合复苏器可对每次呼吸提供更恒定的压力。操作者不会因为挤压气囊而疲劳。但操作者要注意每次不要堵塞PEEP帽时间过长,否则,有引起吸气时间过长的危险。

用于新生儿通气的复苏设备的重要特点

为新生儿特别设计的设备如下:

适当大小的面罩

分娩前,准备好适合不同大小新生儿的各种尺寸的面罩,在分娩前不易确定所需面罩的大小。面罩应放在颏部并覆盖口鼻,但不要盖住眼睛,应能紧密与面部接触。

复苏时应能供给不同浓度的氧

如第二课所讲,当进行正压通气或给氧时,应当用氧饱和度仪调整新生儿的氧合情况及指导给氧浓度。推荐的氧饱和度应与健康足月新生儿氧饱和度的目标值相近。

复苏时应用不同浓度的氧需要如下设备:

- **压缩空气和氧源**

需要压缩空气气源(中心供气,或气体罐),与100%氧混合经过调节达到21%(空气)~100%之间的氧浓度。

- **空氧混合仪**(图3.8A和图3.8B)

空氧混合仪可将氧浓度调节在21%~100%之间。来自氧源和气源的高压软管连至带有刻度盘的混合仪上,空氧混合仪可调节给氧浓度在21%~100%之间。然后,空氧混合仪再连接到一个可调节的流量仪使气体以0~20L/min的流量将调好氧浓度的混合气体送至新生儿或正压通气装置。给氧的管理将在本课后边讨论。

生后导管前氧饱和度标准值	
1min	60%~65%
2 min	65%~70%
3 min	70%~75%
4 min	75%~80%
5 min	80%~85%
10 min	85%~95%

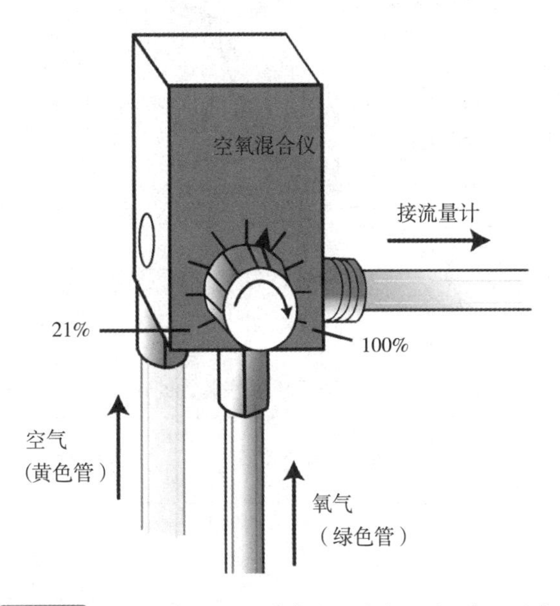

图3.8A 使用空氧混合仪将氧气和空气混合,在设置氧浓度时,控制旋钮转盘

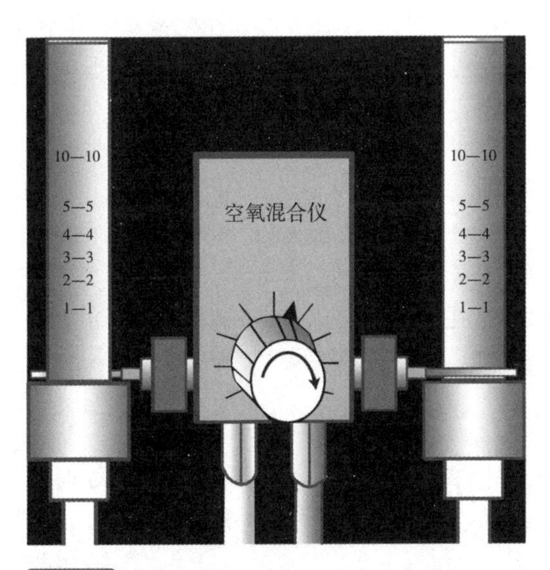

图3.8B 空氧混合仪,有两个输出的流量计,一个连接在气囊和面罩的装置上,另一个连接在氧气管上,常压给氧时使用

控制吸气峰压、呼气末压及吸气时间

建立充分的通气是新生儿复苏的最重要的步骤,正压通气的压力随新生儿肺的情况而变,过高的正压可造成肺损伤,压力不够延迟建立有效通气。当用间歇正压通气进行辅助通气时加用PEEP,或新生儿有自主呼吸时加用CPAP有助于建立有效的肺膨胀,特别是对新生儿不成熟的肺是有益的,如第八课所讨论。压力表有助于监护吸气峰压和呼气末正压。

吸气时间是影响新生儿肺膨胀的因素之一。增加挤压气流充气式气囊的挤压时间和延长手指堵闭T组合复苏器PEEP帽的时间都可以增加吸气时间。新生儿复苏时最佳的吸气时间尚未确定。

适当大小的气囊

用于新生儿的气囊的容量应为200~750ml。足月儿每次通气量需要10~20ml(4~6ml/kg)。大于750ml的气囊是为儿童和成人设计的,不能用于新生儿。如气囊太小,当呼吸频率40~60次/分时,在两次呼吸间不能达到足够的再充盈。

安全功能

为了减少高通气压力的并发症,复苏装置应具有安全性能,以预防和控制高通气压的错误应用。每种复苏装置的安全性能不同。

几种防止压力过高的安全装置

将复苏装置与紧密扣在新生儿面部的面罩或与插于病儿气管的气管导管连接。在任何一个病人,如果通气压力过高和(或)频率过快,可使肺过度膨胀,引起肺泡破裂和气漏,如气胸。

自动充气式气囊 应有减压阀(图3.9),有制造商设定最高压力30~40cmH_2O,如吸气峰压>30~40 cmH_2O,减压阀打开,限制传达到新生儿气道的压力。使减压阀打开的压力有大的变异性。气囊的制造和使用年限以及清洁的方法,都可以影响减压阀活瓣打开的压力。

在某些自动充气式气囊,暂时堵塞减压阀或经旁路使用高压力,通常不需要。但当新生儿的肺不充气,通常的压力无效时,特别是出生后的头几次呼吸,可以这样做。必须注意,避开减压阀时不要用过高的压力。

有些自动充气式气囊装有压力计,或有一个连接压力计的端口,以监护挤压气囊时的吸气峰压。

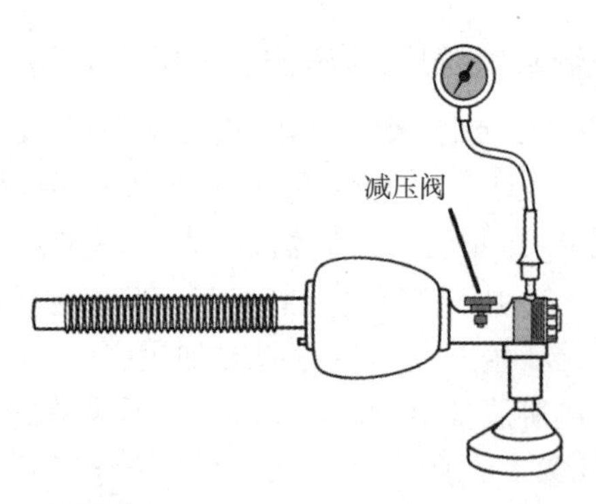

图3.9 有减压阀的自动充气式气囊

气流充气式气囊 有一个气流控制阀(图3.10),通过调节控制阀,得到希望的PEEP,如果流量控制阀调节不正确,引起新生儿双肺的过度通气。压力计用于避免过高的压力。

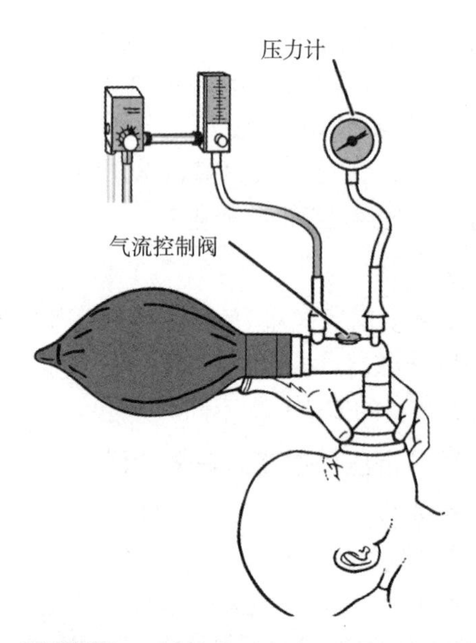

图3.10 有流量控制阀和连接了压力计的气流充气式气囊

要注意将氧气导管连接在气囊说明书指出的正确位置,有报道将氧气导管连接到压力计端口,导致高通气压,引起新生儿气胸。

T组合复苏器 有两个控制钮调节吸气压力,吸气压力控制钮设定正常辅助通气时希望有的吸气压力。最大压力释放控制钮是一个安全装置,防止压力超过预设值(通常是40cmH$_2$O,可调)。过高的压力也可通过观察压力表来避免(图3-11)。

注意:某些说明书推荐当设备首次应用时将最大释放控制钮调节到一个规定的限度,并且在常规应用时不再调节。

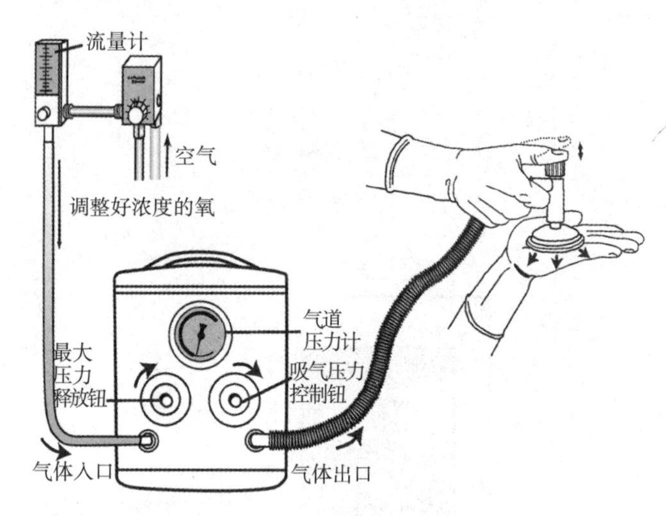

图3.11 有最大压力释放钮和吸气峰压控制钮的T组合复苏器

表3.1 新生儿复苏时正压通气装置的特点

特征	自动充气式气囊	气流充气式气囊	T组合复苏器
适当的面罩	可用	可用	可用
氧浓度			
	·仅用储氧器	·是	·是
·90%~100%	·仅用空氧混合气加储氧器	·仅用空氧混合仪	·仅用空氧混合仪
·不同浓度	·不连储氧器,给氧浓度不可预知		
吸气峰压	挤压的力度推荐用压力计测量	挤压的力度压力计测量	用可调的机械装置确定吸气峰压
呼气末正压	无直接的控制(除非加用PEEP瓣)	调节气流控制阀	PEEP控制
吸气时间	挤压时间	挤压时间	关闭PEEP帽的时间
适当大小的气囊	可用	可用	不用
安全装置	·减压阀	·压力计	·最大压力释放阀
	·压力计		·压力计

以上这特征见附录中每一个装置的详细叙述

复习

（答案在前面的章节和本课的最后）

1. 无压缩气源，气流充气式气囊（将）（将不）工作。

2. 一个新生儿出生后呼吸暂停和发绀，清理了呼吸道并给予刺激，出生30秒后，仍无改善，下一步应该是（给更多的刺激）（开始正压通气）。

3. 新生儿复苏最重要和最有效的步骤是（刺激）（肺通气）。

4. 标出“自动充气式气囊”，“气流充气式气囊”，或“T组合复苏器”。

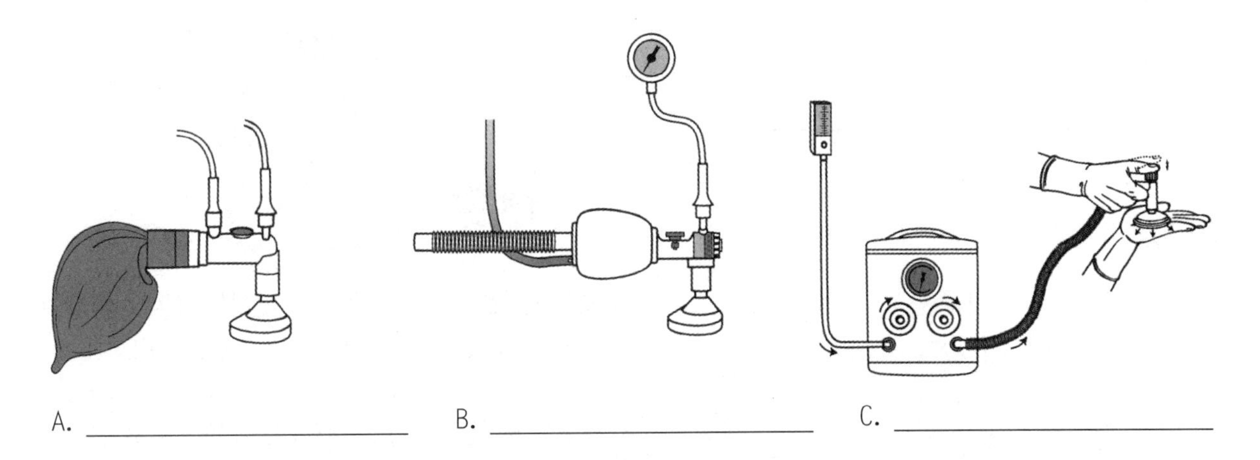

A. ______________ B. ______________ C. ______________

5. 每次分娩都（需要）（不需要）不同大小的面罩。

6. 自动充气式气囊需要连接__________才能供给90%~100%高浓度的氧。

7. T组合复苏器无压缩气源（将）（不将）工作。

8. 新生儿通气气囊与成人通气气囊相比（小）（同样大小）。

9. 列出如下装置的主要安全性能：

自动充气式气囊：__________和__________

气流充气式气囊：__________

T组合复苏器：__________和__________

如何评估正压通气的效果？

心率增加是有效复苏的最重要的指征。每次实施PPV后，首先评估心率，如果已连接脉搏氧饱和度仪，同时评估血氧饱和度。

成功的正压通气最重要的指征是心率提高。

给正压通气后如果心率不增加，应通过观察正压通气时的胸廓起伏并听诊双侧的呼吸音以评价通气的效果。如果正压通气时有胸壁运动，能听到双肺呼吸音，即使心率不增加和氧饱和度未改善，也应当考虑通气是有效的。

然而，多数新生儿对有效正压通气的反应是心率增加至100次/分以上，血氧饱和度升高，最后，开始有效的自主呼吸。

以上述重要指征为标准，本课所述的正压通气装置都能进行有效的正压通气。可根据医院的条件选择仪器。

复苏时正压通气氧浓度的选择

新近的研究建议足月新生儿用21%氧浓度（空气）进行复苏可获得与100%氧浓度同样的效果。也有证据显示使用100%氧对围产窒息的新生儿有害。然而，因为窒息造成机体组织的氧缺失，氧浓度增加可以改善肺的血流，从理论上讲复苏时给氧可以更快的恢复组织给氧，或许可以改善肺血流及减少永久性组织损害。

如第二课所讲述，为平衡氧浓度的这两个极端对新生儿造成的损害，本教程推荐新生儿复苏的目标应当是经脉搏氧饱和度仪测定的氧饱和度达到正常足月新生儿出生后头几分钟氧饱和度的目标值。

出生前，胎儿在整个宫内发育过程中，生活环境的氧饱和度在60%左右。出生后新生儿脐带剪断，开始呼吸，正常足月新生儿的氧饱和度逐渐增加到90%以上（图3.12）。健康足月新生儿要花10分钟或更长的时间达到此正常宫外氧饱和度值。

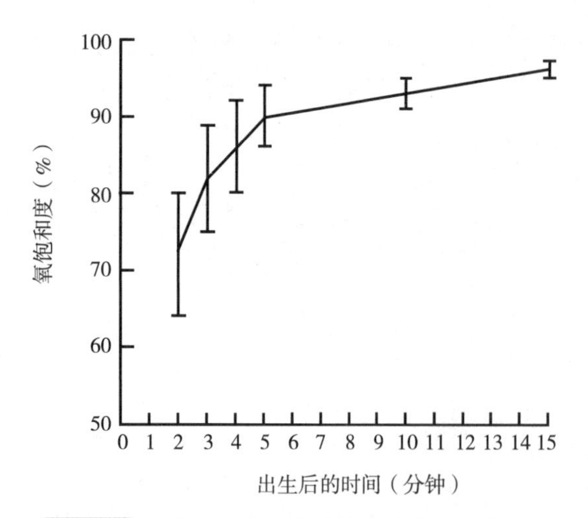

图3.12 新生儿出生后动脉导管前氧饱和度改变

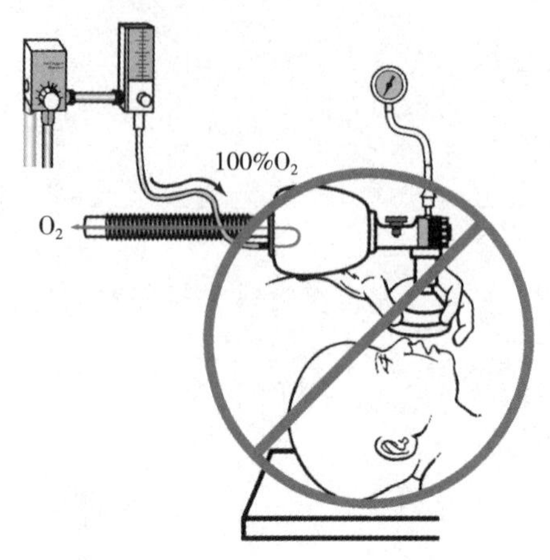

图3.13 自动充气式气囊不能可靠地常压给氧，如给氧则必须挤压气囊

生后导管前氧饱和度的目标值	
1min	60%~65%
2 min	65%~70%
3 min	70%~75%
4 min	75%~80%
5 min	80%~85%
10 min	85%~95%

复苏时，为观察新生儿是否达到正常足月新生儿逐渐增加的血氧饱和度目标值，应尽快连接氧饱和度仪，以指导给氧浓度。连接氧饱和度仪后，足月儿可应用21%的氧浓度进行复苏。早产儿开始复苏时用稍高的氧浓度，可以更快地达到正常的血氧饱和度。如果你有足够的时间为复苏做准备（如早产儿），可以用中间浓度的氧进行复苏，使你更迅速地达到要求的血氧饱和度，而不使血氧饱和度太高或太低。

不管给氧浓度是多少，对肺进行通气是唯一最重要和最有效的步骤。

一旦氧饱和度仪显示出可信的读数，根据此读数上调或下调空氧混合仪的给氧浓度，以达到氧饱和度的目标值。

可以用复苏装置常压给氧吗？

自动充气式气囊：*不能用自动充气式气囊经面罩常压给氧（图3.13）。*

正常情况下，氧流进入自动充气式气囊，再进入储氧器，然后由储氧器或连接到储氧器的活瓣外出。送至病人的氧的数量取决于活瓣的相对阻力，因此，如不挤压气囊，氧气不能到达病人。如用自动充气式气囊进行复苏，则要准备另外的装置常压给氧，如第二课所述。

气流充气式气囊和T组合复苏器：*气流充气式气囊和T组合复苏器可用于常压给氧（图3.14）。*

面罩不应紧压面部，使其周围可有气体漏出，如果面罩紧压面部可增加气囊内或T组合复苏器的压力，此压力传达到肺形成CPAP或PEEP。气流充气式气囊常压给氧时，气囊不应充盈。气囊充盈说明面罩压得太紧并且已给了正压。

什么样的面罩可以有效地给新生儿通气？

面罩有不同的形状、大小，可以用不同的材料制成。用于新生儿的面罩的选择取决于它是否适合新生儿的面部。正确的面罩应使面罩与新生儿面部形成密闭。

新生儿面罩的边缘是带垫的（图3.15），是由软的、有弹性的材料制成，如泡沫橡胶或充气环。

有两种边缘的形状与新生儿面部形状一致，容易与新生儿面部形成密闭。面罩可有两种形状：圆形和解剖形（图3.16），解剖形面罩适合新生儿的面部轮廓，面罩尖端部分恰好罩在新生儿的鼻子上。

面罩有不同的大小型号，以适用于足月儿和早产儿的需要。如果面罩大小合适，边缘恰好覆盖新生儿的下巴和口鼻，但不应覆盖眼睛（图3.17）。

- 太大——可损伤眼睛，且密闭不好。
- 太小——不能覆盖口鼻，且可堵塞鼻孔。

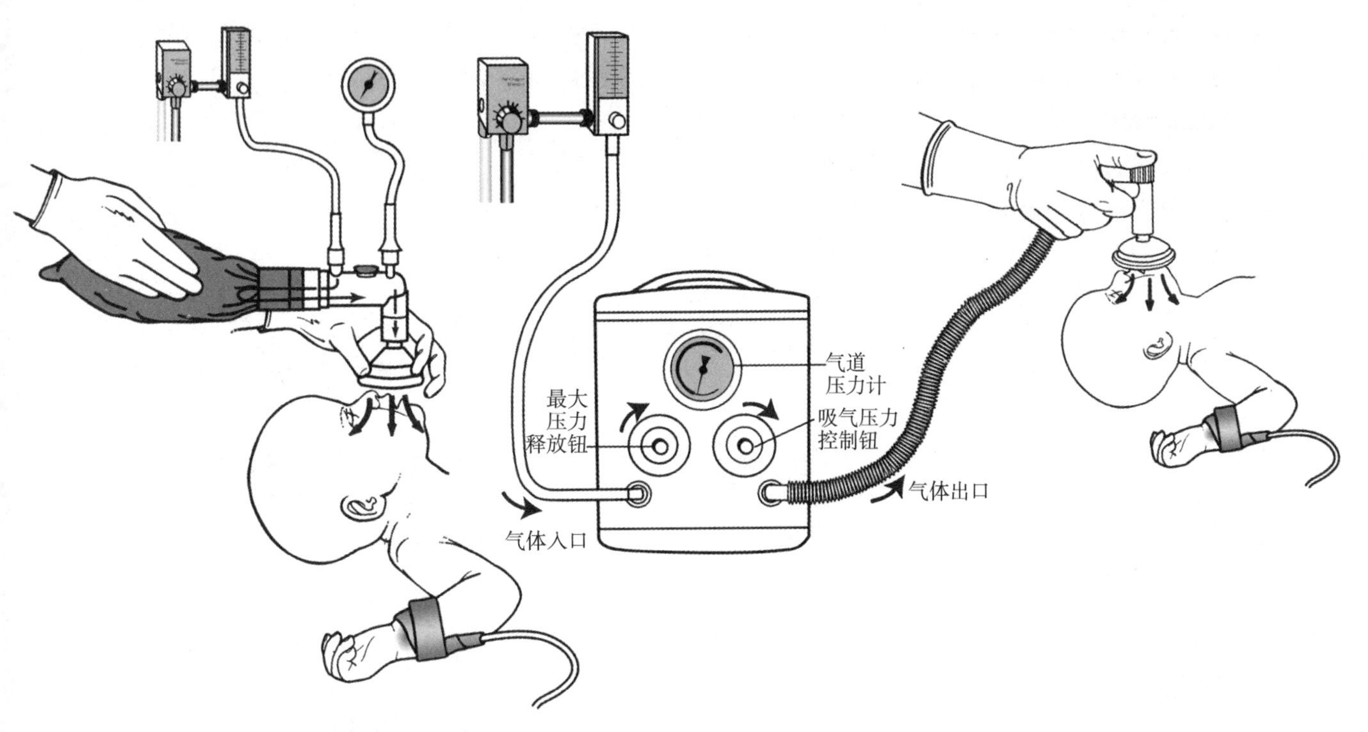

图3.14 气流充气式气囊和T组合复苏器可以常压给氧，但注意面罩不要紧贴面部，在给低于100%浓度的氧时要求有压缩气源和空氧混合仪

注意要准备好不同大小的面罩，早产儿用一个足月儿的面罩不可能进行有效的通气。

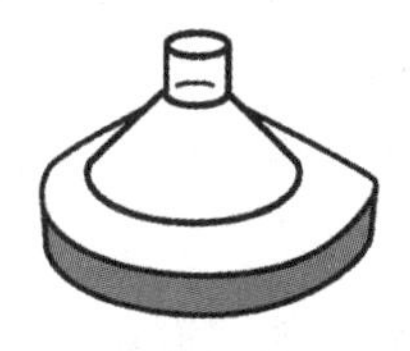

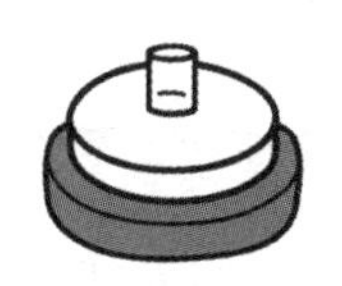

图3.15 有缓冲垫的面罩

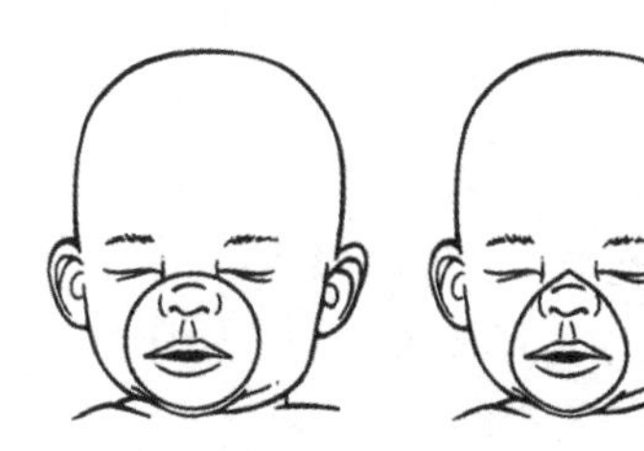

图3.16 圆形和解剖形面罩

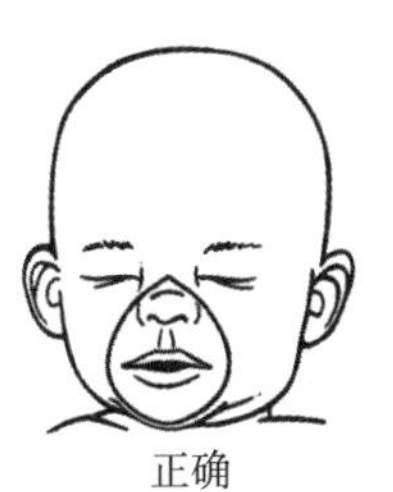

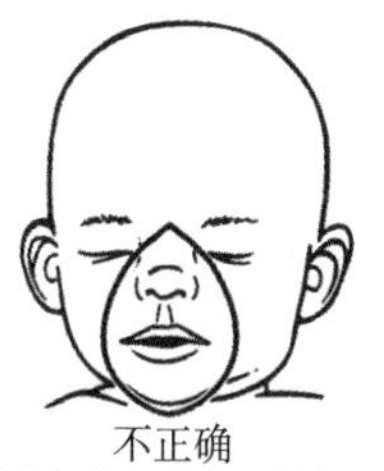

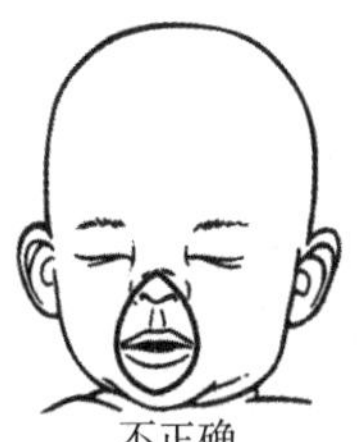

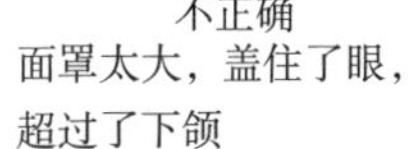

图3.17 正确(上)和不正确(下)的面罩大小

如何准备复苏装置?

设备的组装

估计新生儿的大小。保证面罩大小合适。组装正压通气的装置并与空氧混合仪连接。空氧混合仪能提供21%(空气)~100%的氧。如果使用自动充气式气囊，必要时连接储氧器。准备氧饱和度仪，并有新生儿的传感器(注：如果暂时没有脉搏氧饱和度

仪和空氧混合仪，用21%氧即空气开始正压通气，尽快安装空氧混合仪和脉搏氧饱和度仪）。

设备的检查

一旦设备选择和组装好，检查设备和面罩以保证功能良好。气囊是否有破裂或漏洞，活瓣是否有粘连或漏气，功能不好的设备和有缺陷的面罩不能应用。当设备由储存室拿出，在每次分娩前都应检查。操作者在应用前还要检查。每个装置都有不同检查内容，讲述在各自的附件中。

必须非常熟悉你正在应用的复苏设备，准确的掌握如何迅速的检查它，并确定它是否功能良好。

复习

（答案在前面的章节和本课的最后）

10. 通过面罩链接（自动充气式气囊）（气流充气式气囊）（T组合复苏器）能可靠的输送常压给氧。

11. 用气流充气式气囊面罩常压给氧时，面罩要（紧扣的）（松弛的）放在婴儿面部，允许一些气体由面罩的周围逸出。

12. 在复苏之前，通气装置应连接______，能提供21%~100%浓度的氧。

13. 足月儿可用__________%的氧开始复苏。在复苏期间，应在__________指导下根据血氧饱和度调节给氧浓度。

开始正压通气前要做什么？

如果是你一人在复苏现场，应再请一人帮助你进行复苏。

助手用脉搏氧饱和度仪监护心率，用听诊器听呼吸音。

选择适当大小的面罩

记住，面罩要覆盖口鼻和部分下颌，但不要覆盖眼睛（图3.18）。

确认气道通畅

在进行正压通气前要吸引口鼻黏液，以确保气道的通畅。当新生儿呼吸暂停时，气道梗阻不容易表现出来。

摆正新生儿头部位置

如第二课所讲述，新生儿的颈部应轻度仰伸（但不能过度仰伸）呈鼻吸气位，以保持气道通畅。可在肩下放一肩垫维持此位置（图3.19）。

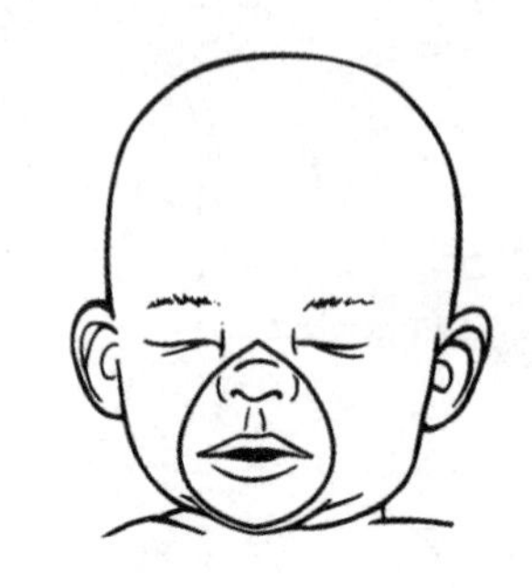

图3.18 正确的面罩型号，覆盖住口鼻和下颌的尖端，但不覆盖眼睛

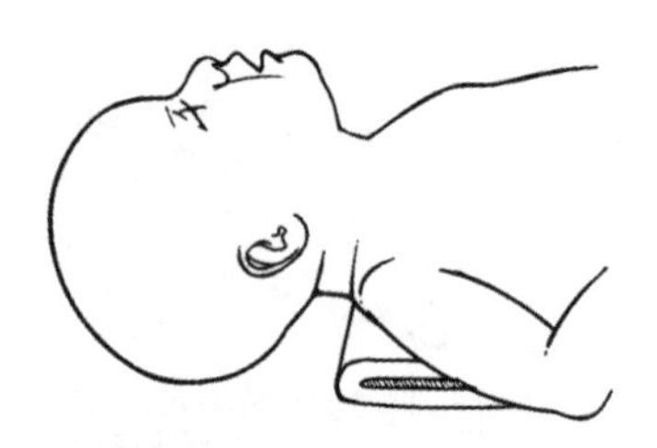

图3.19 辅助通气的正确位置

操作者在床边的位置

操作者要站在新生儿的侧面或头侧以便有效地操作复苏装置（图3.20），这两个位置便于对新生儿进行观察以及必要时进行胸外按压和脐静脉插管的操作。右势者，用右手控制复苏装置，用左手握住面罩更轻松。左势者，则用左手控制复苏装置，右手握住面罩。可以适当旋转面罩。

如何放置面罩？

面罩放在面部覆盖鼻口和下颌的尖端，先覆盖下颌再覆盖口鼻操作起来更容易（图3.21）。

解剖形面罩尖端部分应放在鼻子上，面罩放好后，轻轻下压面罩的边沿并向面罩方向前推下颌（图3.22）。

通常用拇指、示指和（或）中指环绕下压面罩边缘，同时无名指和小指将下颌抬起以保持气道通畅。

握持面罩时要注意如下事项：

- 不要太用力下压面罩，压力太大可损伤面部；不小心还会使颈部弯曲。
- 不要把手指或手压在新生儿的眼睛上。
- 进行正压通气时要反复的检查面罩和新生儿头的位置，以保证位置始终正确。

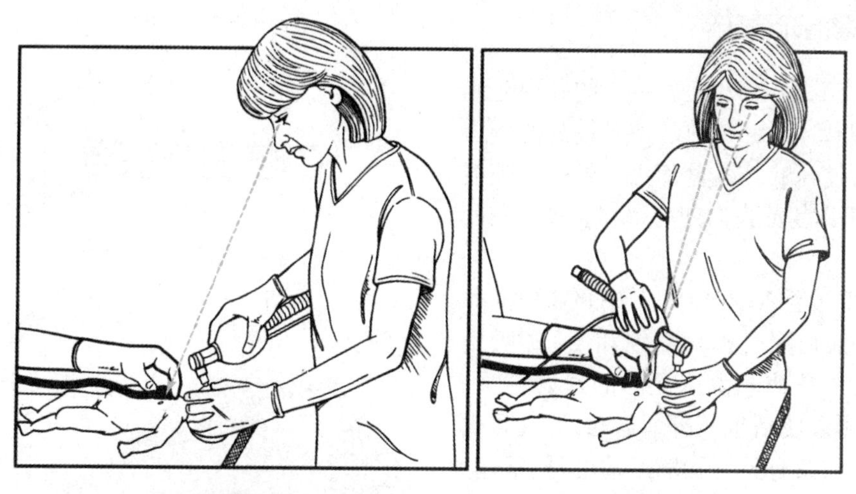

图3.20 辅助通气时，观察胸廓运动的两个正确位置

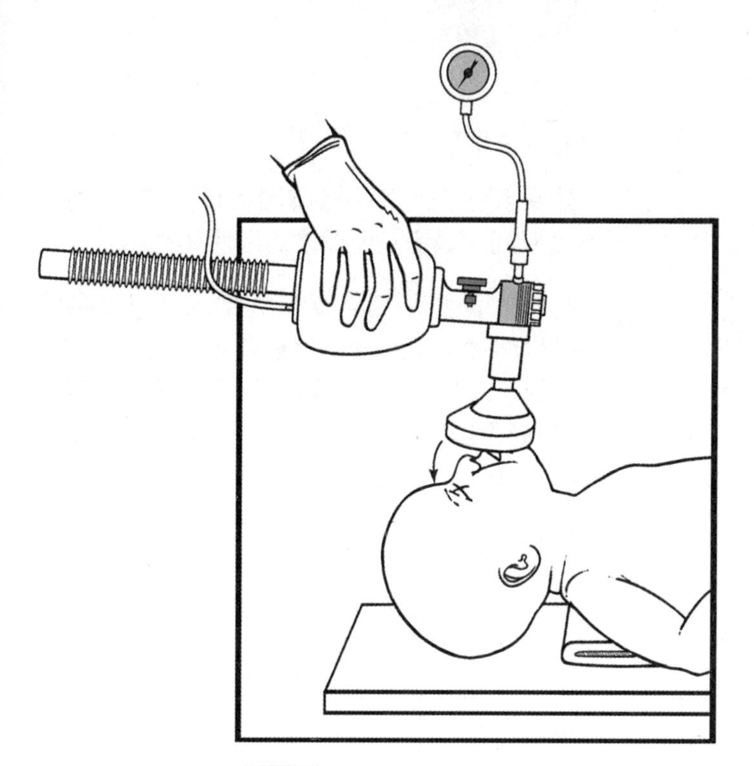

图3.21 面罩先盖住下颌，然后再覆盖鼻子

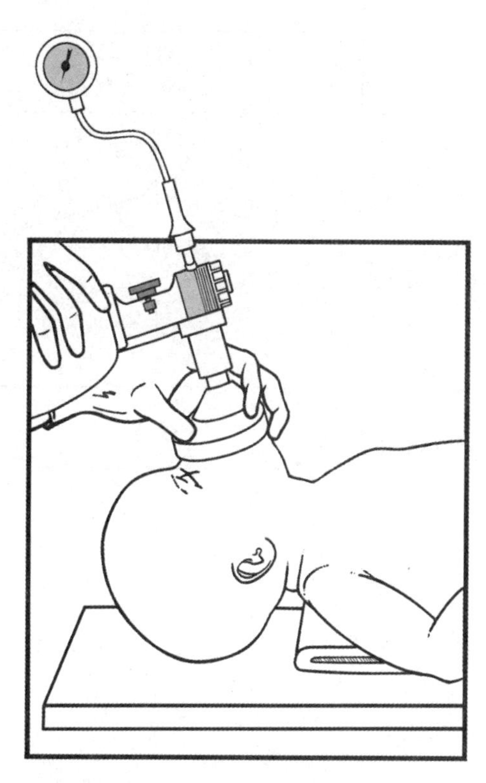

图3.22 面罩放置正确的位置，轻轻的下压面罩帮助密封，向前的压力压在下颌的后缘是有帮助的

为什么面罩和面部的密闭如此重要？

不论用哪种复苏装置，面罩的边缘与新生儿面部的密闭对达到肺充盈所需要的正压是必要的。

尽管自动充气式气囊在面罩与面部没有密闭时，气囊仍能充盈，但在挤压气囊时却不能产生足够的肺充盈所需要的正压。

没有好的面罩和面部的密闭，气流充气式气囊不能充盈，因此，不能通过挤压气囊产生正压。

T组合复苏器也只有在面罩和面部密闭的情况下才能给予正压。

记住：

- 面罩和面部的密闭对气流充气式气囊的充盈是必需的。
- 不论对哪一种复苏装置，密闭对产生使肺充盈所需要的正压都是必需的。

如何知道所需的充盈压?

胎儿的肺内充满着肺液,但新生儿的肺内充满着气体。出生后开始的几次呼吸,需要较高的压力使肺充盈。但是,过高的肺容量和压力可引起肺损伤,因此,适当的挤压复苏囊以使心率和血氧饱和度增加是重要的。

开始的吸气压约20cmH_2O,心率的增加(如安装了氧饱和度仪则同时检测氧饱和度)和听到诊双侧肺的呼吸音是肺充盈压足够的最好指征。

每一次呼吸可以使新生儿胸廓运动,但有时供给了足够的通气,而没有见到胸廓运动也是有可能的,特别是早产儿。

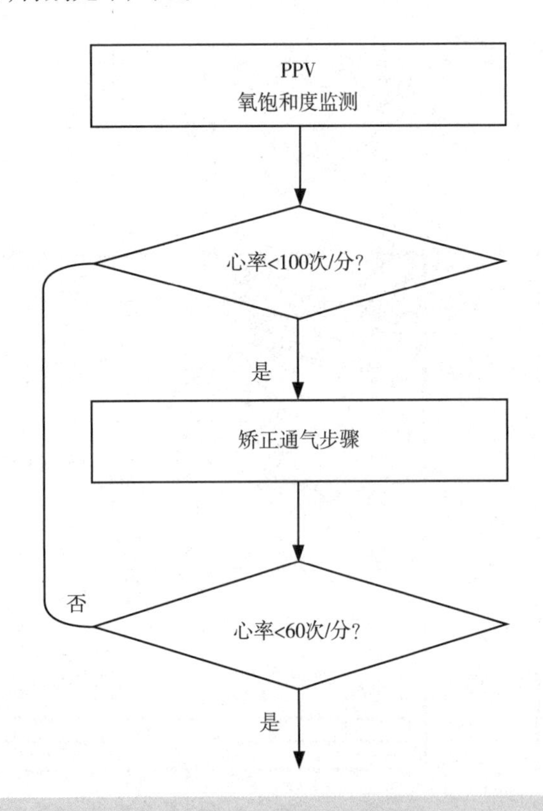

面罩密闭和肺足够充盈的最好指征是心率增加和听到双侧呼吸音。如脉搏氧饱和度仪信号准确,氧饱和度升高,可看到通气时胸廓运动。

正压通气时如新生儿出现呼吸过深,说明肺膨胀过度。压力过高有产生气胸的危险。推荐正常足月儿的呼吸容量在自动充气式气囊要小于气囊容量(240ml)的1/10,在气流充气式气囊要小于气囊容量750ml的1/30(图3.23)。早产儿应给更小的气体容量,避免肺损伤。

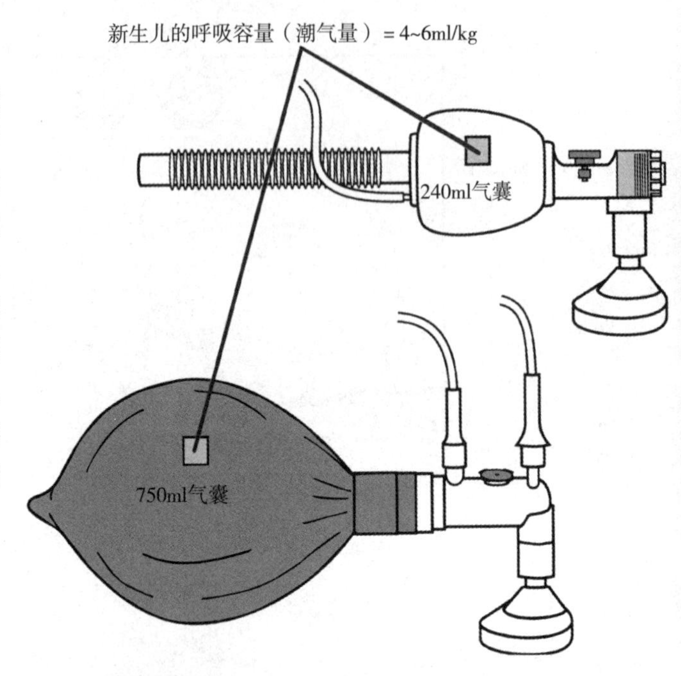

图3.23 正常呼吸容积和常用复苏囊容积的比较

如果新生儿心率和血氧饱和度不增加而且听不到双肺呼吸音及无胸廓运动应如何做?

挤压气囊或用T组合复苏器给予20cmH_2O的压力,如果心率和血氧饱和度没有迅速的改善(在第一个5~10分钟内),观察每一次正压通气时有无胸廓运动,并请助手用听诊器听诊两肺呼吸音。不要把气体进入胃引起的腹部运动误认为是肺的有效通气。

假如无胸廓运动,听不到双肺呼吸音,应开始通气的校正步骤。通气无效的原因有以下三点:

- 面罩与新生儿面部密封不够。
- 新生儿气道阻塞。
- 没有足够的压力使新生儿肺膨胀。

密封不够

假如听到或感觉到气体由面罩周围漏出或以上四个指征无改善,重新放置面罩改善其封闭。对面罩的边缘稍加一点压力,同时把下颌轻轻向前举。不要用力压新生儿面部,最容易漏气的地方是脸颊和鼻梁处(图3.24)。

气道阻塞

新生儿肺通气不足可能的原因是气道阻塞,纠正的方法是:

- 重新摆正头部体位。
- 检查口腔、口咽部和鼻内有无分泌物,必要时吸引口鼻。

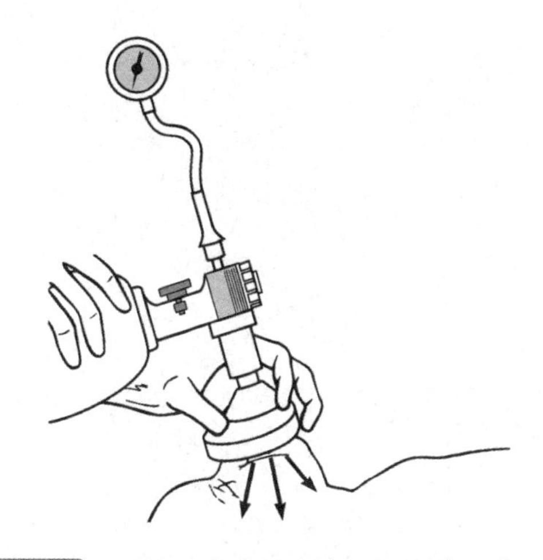

图3.24 面罩与面部密封不够，可使胸廓不能抬起

● 通气时使新生儿口略张开（特别是对极低体重的早产儿鼻孔很小者特别有帮助）。

重新放置面罩以保证良好的密封，摆正新生儿的头部体位以保证气道通畅，通常就能进行有效的通气。

压力不够

如果以上处理新生儿仍无改善有时需要增加压力至30cmH_2O。使用压力计可以避免肺容量和气道压力过高。必要时评估肺的顺应性，选择通气装置。

● 逐渐增加压力直到可见胸廓运动和听到两侧呼吸音，以及心率和血氧饱和度的改善。调整给氧浓度以达到表中氧饱和度的目标值。注意达到改善心率、Spo_2、颜色、呼吸音和胸廓运动的压力。

● 应用自动充气式气囊时，如减压阀在40cmH_2O以前打开，可以通过堵塞减压阀达到高压，可小心的提高压力直至最高40cmH_2O。

● 如果经以上处理仍未达到胸廓运动和心率增加，可建立更有效的气道——气管插管或喉罩气道（见第五课）。这时应请掌握相关专门技术的人员帮助。

新生儿肺的气体容量（功能残气量）建立以后，要降低压力。只要有胸廓运动及临床情况稳定，就要小心地减少吸气的压力。调整氧浓度以达到流程图内氧饱和度目标值。

表3.2　改善面罩正压通气的技术

考虑用字母缩写词“MRSOPA”记忆矫正通气步骤。先做开始两步（M-R），然后做后边的两步（S-O），如胸廓起伏仍不好，再进入最后两步（P-A）。

	矫正步骤	操作
M	调整面罩	确定面罩与面部封闭良好
R	重新摆正体位	将头调到“鼻吸气”体位
S	吸引口鼻	检查并吸引口鼻分泌物
O	轻微张口	口腔轻微张开，下颌略向前抬
P	增加压力	每几次呼吸逐渐增加压力直到每次呼吸都能看到胸廓运动，听到呼吸音
A	改变气道	考虑气管插管或喉罩气道

经过以上的步骤，仍不能获得生理学的改善和良好的胸廓运动，通常需要气管插管或喉罩气道。

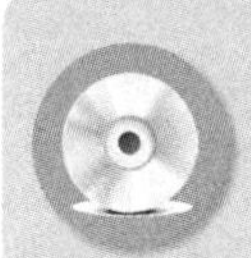

关于使用MRSOPA：矫正通气步骤的内容，与教材配合的有DVD，希望学员能够配合观看学习。

正压通气时的呼吸频率应是多少？

在新生儿复苏的开始阶段，呼吸频率为40~60次/分，或略少于1次/秒（图3.25）。过快的频率减少呼吸效率，应避免。

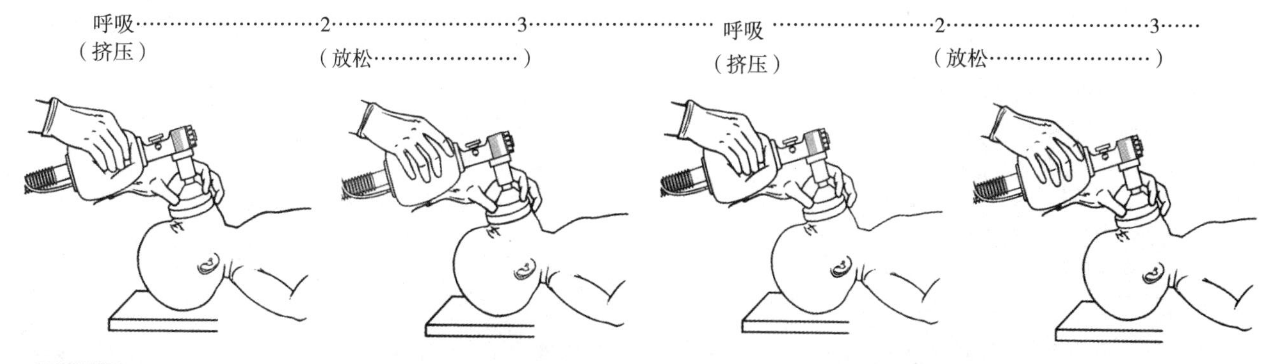

图3.25 大声计数帮助维持呼吸在40~60次/分，在念“呼吸”时挤压气囊或堵塞T组合复苏器的PEEP帽，念“2、3”时放松。

复习

（答案在前面的章节和本课的最后）

14. 哪一个新生儿的位置是正压通气的正确位置？

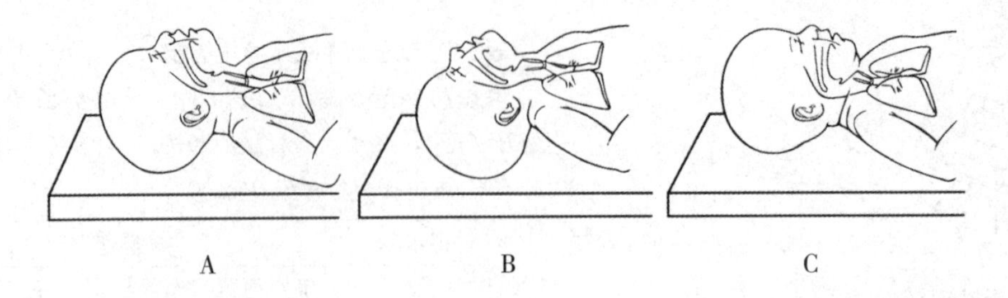

15. 哪个图显示了操作正压通气者的正确位置？

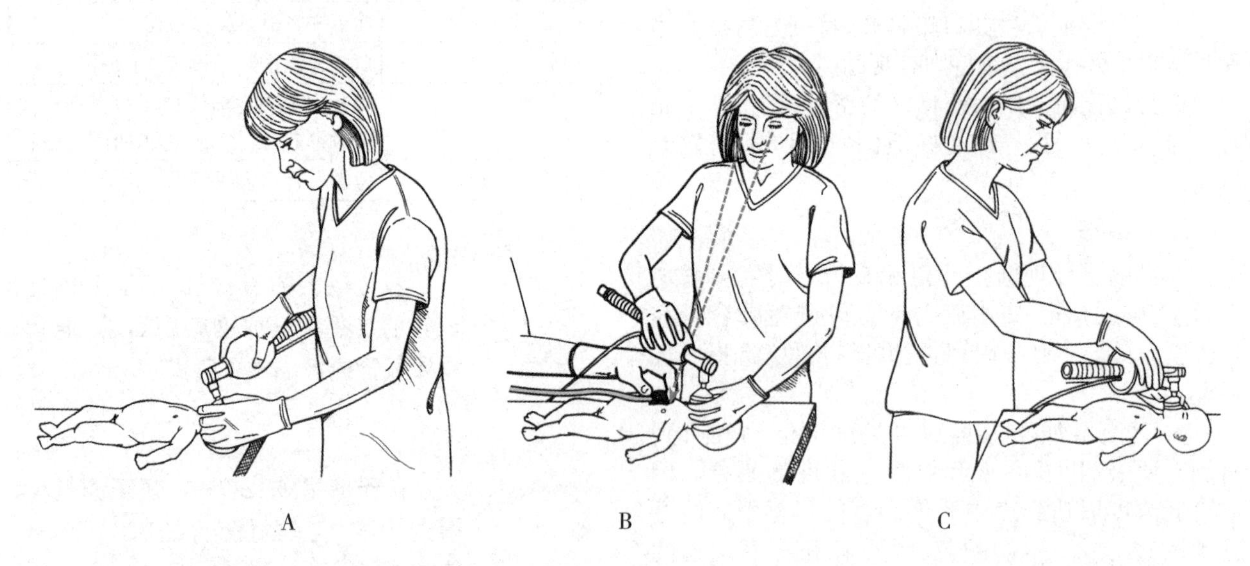

16. 你必须握持复苏装置，使你能看到新生儿的________和________。

17. 解剖形状的面罩应放（尖）（圆）端在新生儿的鼻上。

18. 假如你观察到新生儿有过深的呼吸，新生儿的肺是（过度膨胀）（膨胀不足），有可能引起气胸。

19. 当给新生儿通气时，正压通气的频率是________次/分到________次/分。

20. 开始正压通气时，吸气峰压是____cmH_2O。

21. MRSOPA的标准是

M=________

R=________

S=________

O=________

P=________

A=________

22. 当你帮助评价正压通气的效果时，首先评估________和________，同时听________，如果得不到满意的效果，你应该观察________的运动。

23. 下面哪张图是正确的放置面罩的方法？

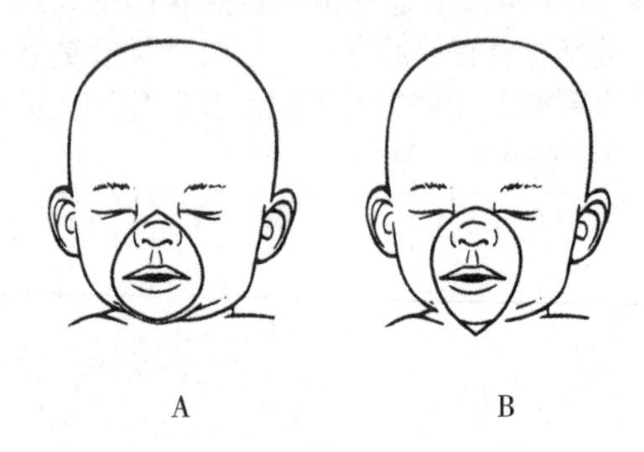

24. 对呼吸暂停的新生儿进行正压通气后，心率不上升，氧饱和度没有改善，听不到呼吸音。列出三条可能需要的操作。

（1）________

（2）＿＿＿＿＿＿

（3）＿＿＿＿＿＿

25. 如果正压通气操作正确，也做了矫正步骤，仍然心率不上升或听不到呼吸音或看不到胸廓起伏，你通常必须插＿＿＿＿＿＿或＿＿＿＿＿＿。

假如新生儿无改善应做什么？

以下是到目前为止已完成的步骤：

- 开始正压通气，吸气压力在20cmH_2O，呼吸频率是40~60次/分。
- 请求助手帮助。
- 助手连接脉搏氧饱和度仪于新生儿的右手或腕部，然后，监测心率是否增加，氧饱和度是否改善。如以上指征不明显，助手应在每次正压通气时听双侧呼吸音及观察呼吸运动。
- 如在开始的5~10次呼吸没有以上有效通气的表现，开始进行矫正通气步骤（MRSOPA）。

经过30秒有效正压通气后新生儿情况持续恶化或无改善，心率<60次/分（有效通气由听诊双侧肺有呼吸音和观察有胸廓运动确定），下一步应开始胸外按压，将在第四课讲述。开始胸外按压时，给氧浓度应增加至100%。当心率增加至>60次/分，脉搏氧饱和度仪可用且读数可信，调节氧浓度使氧饱和度达到流程图的目标值。

如心率>60次/分但<100次/分，继续进行正压通气，直到新生儿得到稳定的改善。

- 监测氧饱和度，调整氧浓度，使氧饱和度达到流程图的目标值。
- 如通气时间长，考虑经口插胃管（下文讨论）。
- 如胸廓扩张太强，考虑减少吸气压力。
- 如继续通气，至少每30秒再评估新生儿的呼吸、心率和血氧饱和度。

如心率>60次/分但<100次/分，

- **确保有效的通气。**
- 请求专业人员的帮助。
- 考虑其他并发症的可能，如气胸、低血容量等。这将在第六课和第七课讲述。

面罩正压通气持续数分钟以上，还应当做什么？

如果新生儿接受面罩PPV在数分钟以上，应经口腔插入胃管并保留之。当通过面罩进行正压通气时，气体经口咽部进入气管和食管。如新生儿体位

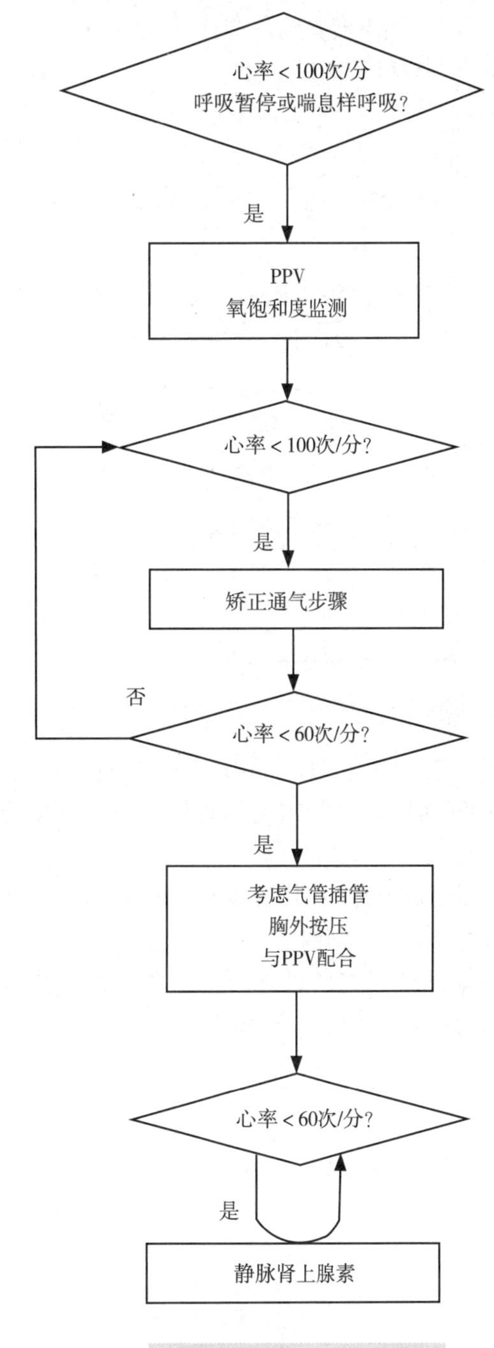

生后导管前氧饱和度的目标值	
1min	60%~65%
2 min	65%~70%
3 min	70%~75%
4 min	75%~80%
5 min	80%~85%
10 min	85%~95%

建立有效的通气是新生儿成功复苏的关键。

正确，大部分气体进入气管和肺，但也有少数气体经食管进入到胃(图3.26)。

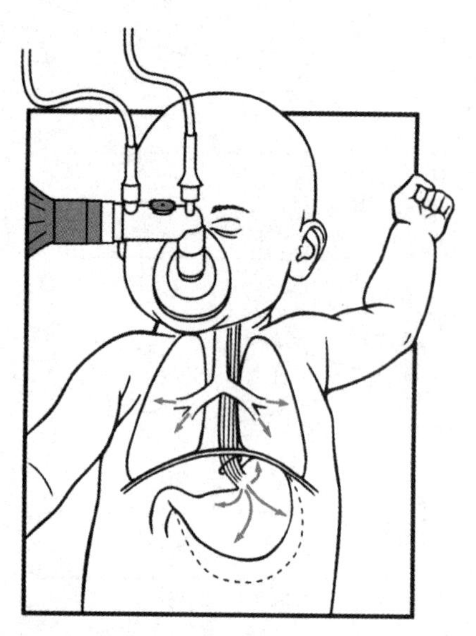

图3.26 气囊面罩通气引起胃中气体过多

气体进入胃通过以下方式干扰通气：

- 气体使胃扩张向上压迫横膈阻碍肺的充分膨胀。
- 胃部的气体可引起胃内容物的反流，反流物可在PPV时被吸入肺内。

与此问题有关的胃和腹部膨胀以及胃内容物的吸入可以通过如下方法解决：经口插一条胃管吸出胃内容物，保留胃管在胃里，胃管的外口保持开放，作为整个复苏期间胃内气体的排放通道。

如何插入胃管？

人工通气时插入胃管需如下物品：

- 8F胃管
- 20ml的注射器

一位复苏人员应当经口插入胃管，同时其他成员继续进行正压通气及每30秒评估心率、氧饱和度和自主呼吸。

主要步骤如下：

1. 首先测量要插入胃管的长度，其长度必须足以达到胃，但不能超过它。胃管插入的长度应等于鼻梁到耳垂然后到剑突与脐之间连线的中点。量好后在胃管上做一标记(图3.27)。

为减少通气中断的时间，测量胃管长度时面罩通气应继续。

2. 通过口腔而不是鼻腔插入胃管(图3.28A)。鼻腔开放用于通气。安放胃管后尽快恢复通气。
3. 插入胃管到预期长度，迅速连接注射器，轻轻地抽出胃内容物(图3.28B)。
4. 取下注射器，胃管的口保持开放，以使胃管成为气体排出的通道(图3.28C)。
5. 用胶带将胃管固定在新生儿面颊部，保持在胃管尖端在新生儿胃里不被拉回到食管(图3.28D)。

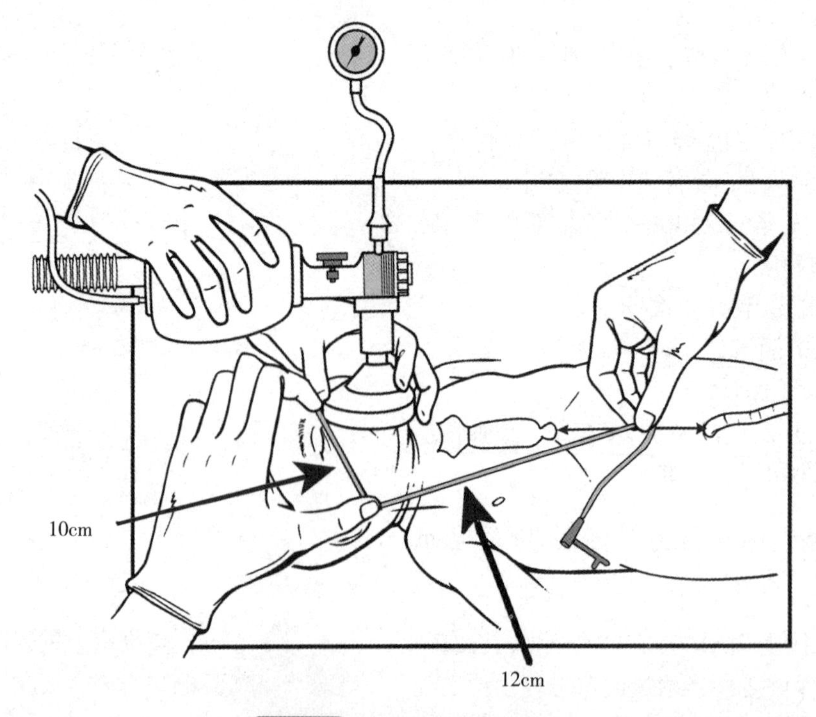

图3.27 测量插入胃管的长度

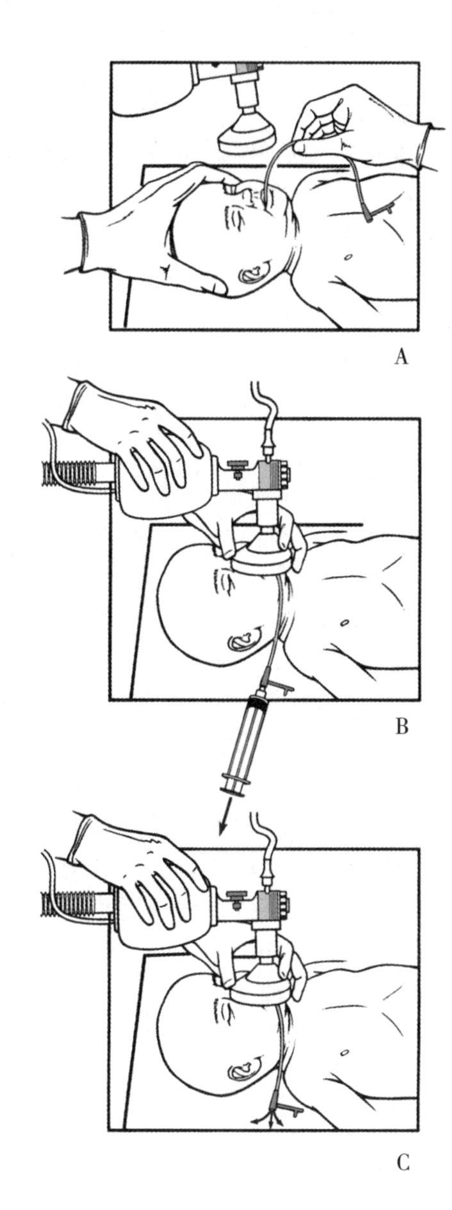

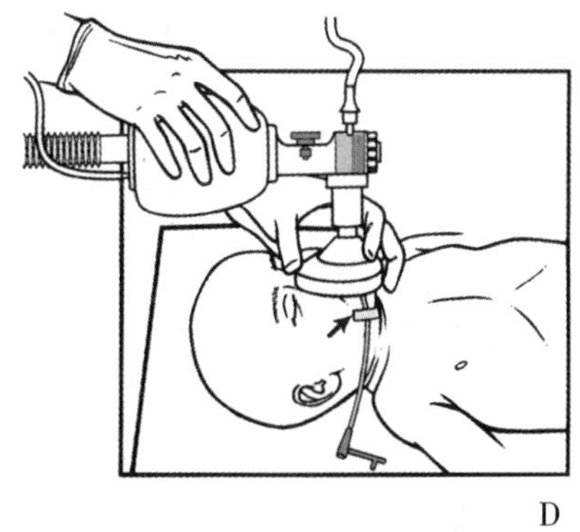

图3.28 插管、抽吸和胃管的固定

如果用8F的胃管，且胃管由面罩的侧面婴儿颊部柔软处引出，它将不影响面罩和面部的密封，大号胃管可造成密封不良，尤其对于早产儿。太小的胃管又容易被分泌物堵塞。

何种情况下停止正压通气？

当心率接近正常，继续以40~60次/分通气。血氧饱和度应逐渐增加，继续监护胸廓运动及两肺呼吸音，注意避免肺过度膨胀及膨胀不足。

当心率超过100次/分且稳定，减少正压通气的压力和频率，同时观察新生儿是否建立有效的自主呼吸，可给新生儿适当的刺激诱发呼吸。以下情况时可以停止正压通气：

- 心率持续>100次/分
- 保持自主呼吸

氧饱和度达到目标值时，逐渐减少至停止用氧。

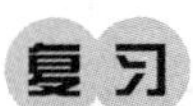

（答案在前面的章节和本课的最后）

26. 经过30秒正压通气，能听到呼吸音，能看到胸廓运动，以下的新生儿心率你将如何处理

- 心率低于60次/分：__________
- 心率高于60次/分低于100次/分，在有效的正压通气下，心率稳步的增长：__________
- 心率高于60次/分低于100次/分，在有效的正压通气下，心率没有改善：__________

27. 什么时候可以停止通气

（1）______________

（2）______________

28. 如果必须经面罩正压通气数分钟以上，应插________作为继续复苏期间胃内气体的出口。

29. 胃管应插入__________cm。

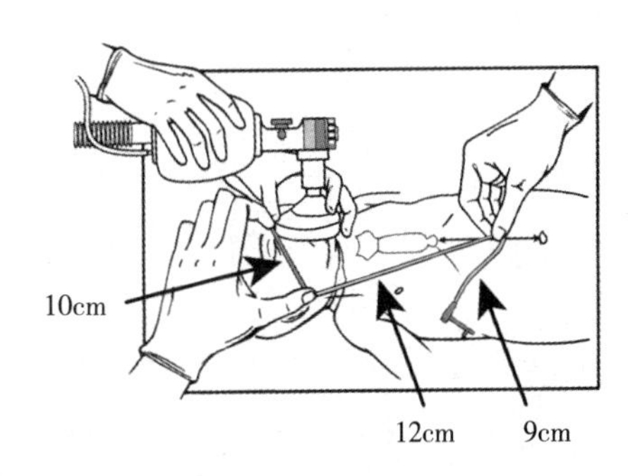

本课要点

1. 对肺进行通气是窒息新生儿心肺复苏最重要和最有效的步骤。

2. 正压通气的指征是：

- 呼吸暂停/喘息样呼吸

- 有呼吸，心率<100次/分
- 100%氧常压给氧后，仍有持续中心性发绀和(或)低Spo_2。

3. 足月儿复苏开始可用21%氧(空气)，早产儿复苏开始可用稍高的氧浓度。应用脉搏氧饱和度仪可帮助调整给氧浓度以避免给氧过高或过低。

4. 自动充气式气囊
- 挤压后自动充盈，将氧或空气吸入囊内
- 一直都是自动保持膨胀状态
- 面罩与面部密闭才能使肺膨胀
- 无压缩气源时可进行正压通气(PPV)，但复苏者必须确定气囊已与氧源连接
- 需要连接储氧器，以给予高浓度氧
- 不能通过面罩常压给氧，不能实施持续气道正压(CPAP)
- 应安装压力表或有一个压力表的接口，并在接口处连接压力表

5. 气流充气式气囊
- 仅当压缩气源的气体进入气囊时才能充盈
- 依赖压缩气源
- 面罩与面部必须密闭，气囊才能充盈
- 具有调节压力和通气量的气流控制阀
- 应当有压力表
- 不用时像一个放了气的皮球
- 可用于常压给氧和CPAP

6. 如下情况气流充气式气囊将不工作
- 面罩未与新生儿的面部密闭
- 气囊漏气
- 气流控制阀打开太大
- 压力计故障或端口未封堵

7. T组合复苏器
- 依赖压缩气源
- 面罩必须与面部密闭才能使肺膨胀
- 需选择最大压力、吸气峰压和呼气末正压(PEEP)
- 复苏时为达到生理的改善、听诊有呼吸音和可见胸廓运动，可能需要调整吸气峰压
- 操作者通过交替的关闭或打开PEEP帽上的孔提供正压
- 可用于常压给氧和CPAP

8. 自动充气式气囊需连接储氧器才能供给高浓度氧。不连接储氧器气囊只能供给大约40%的氧，此浓度有时对新生儿复苏可能是不够的。

9. 正压通气装置连接空氧混合仪以供给21%(空气)~100%的氧。

10. 如果暂时没有脉搏氧饱和度仪和空氧混合仪，可先用21%氧(空气)进行正压通气，并积极准备气源–氧源和氧饱和度仪。

11. 应用脉搏氧饱和度仪调整给氧浓度，使新生儿的血氧饱和度达到目标值。

12. 在进行辅助通气时，如果不能看到胸廓运动，听到双肺呼吸音，应进行如下检查和矫正：
- M：调整面罩
- R：重新摆正体位
- S：吸引口鼻
- O：轻微张口
- P：增加压力
- A：改变气道

13. 成功进行正压通气的最重要指标是心率增加。

14. 有效通气的定义是存在：
- 双肺呼吸音
- 胸廓运动(心率可在没有看到胸廓运动的情况下升高，尤其是早产儿)

15. 正压通气有效及停止正压通气的指征是：
- 心率升高至>100次/分
- 血氧饱和度改善
- 出现自主呼吸

第三课复习

(答案附后)

1. 无压缩气源，气流充气式气囊(将)(将不)工作。

2. 一个新生儿出生后呼吸暂停和发绀，清理了呼吸道并给予刺激，出生30秒后，仍无改善，下一步应该是(给更多的刺激)(开始正压通气)。

3. 新生儿复苏最重要和最有效的步骤是(刺激)(肺通气)。

4. 标出“自动充气式气囊”，“气流充气式气囊”，或“T组合复苏器”。

5. 每次分娩都(需要)(不需要)不同大小的面罩。

6. 自动充气式气囊需要连接________才能供给90%~100%高浓度的氧。

7. T组合复苏器无压缩气源(将)(不将)工作。

8. 新生儿通气气囊与成人通气气囊相比(小)(同样大小)。

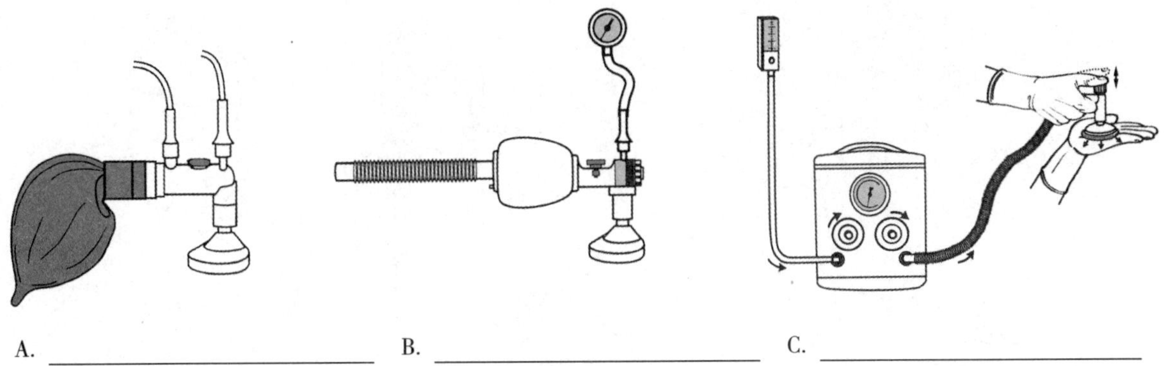

A. ____________ B. ____________ C. ____________

4题图

9. 列出如下装置的主要安全性能：

自动充气式气囊：__________和__________

气流充气式气囊：__________

T组合复苏器：__________和__________

10. 通过面罩链接（自动充气式气囊）（气流充气式气囊）（T组合复苏器）能可靠的输送常压给氧。

11. 用气流充气式气囊面罩常压给氧时，面罩要（紧扣的）（松弛的）放在婴儿面部，允许一些气体由面罩的周围逸出。

12. 在复苏之前，通气装置应连接__________，能提供21%~100%浓度的氧。

13. 足月儿可用______%的氧开始复苏。在复苏期间，应在__________指导下根据血氧饱和度调节给氧浓度。

14. 哪一个新生儿的位置是正压通气的正确位置？

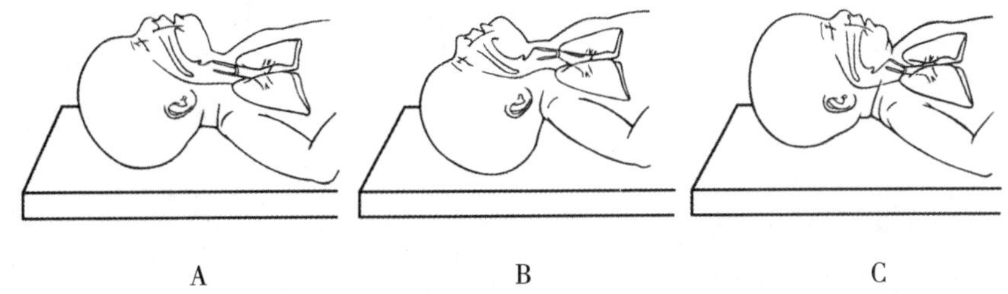

A　　B　　C

15. 哪个图显示了操作正压通气者的正确位置？

16. 你必须握持复苏装置，使你能看到新生儿的__________和__________。

17. 解剖形状的面罩应放（尖）（圆）端在新生儿的鼻上。

18. 假如你观察到新生儿有过深的呼吸，新生儿的肺是（过度膨胀）（膨胀不足），有可能引起气胸。

19. 当给新生儿通气时，正压通气的频率是________次/分到________次/分。

20. 开始正压通气时，吸气峰压是____cmH_2O。

21. MRSOPA的标准是

M=__________

R=__________

S=__________

O=__________

P=__________

A=__________

22. 当你帮助评价正压通气的效果时，首先评估________和________，同时听________，如果得不到满意的效果，你应该观察________的运动。

23. 下面哪张图是正确的放置面罩的方法？

24. 对呼吸暂停的新生儿进行正压通气后，心率不上升，氧饱和度没有改善，听不到呼吸音。列出三条可能需要的操作。

（1）______________________________

（2）______________________________

（3）______________________________

25. 如果正压通气操作正确，也做了矫正步骤，仍然心率不上升或听不到呼吸音或看不到胸廓起伏，你通常必须插____________或____________。

26. 经过30秒正压通气，能听到呼吸音，能看到

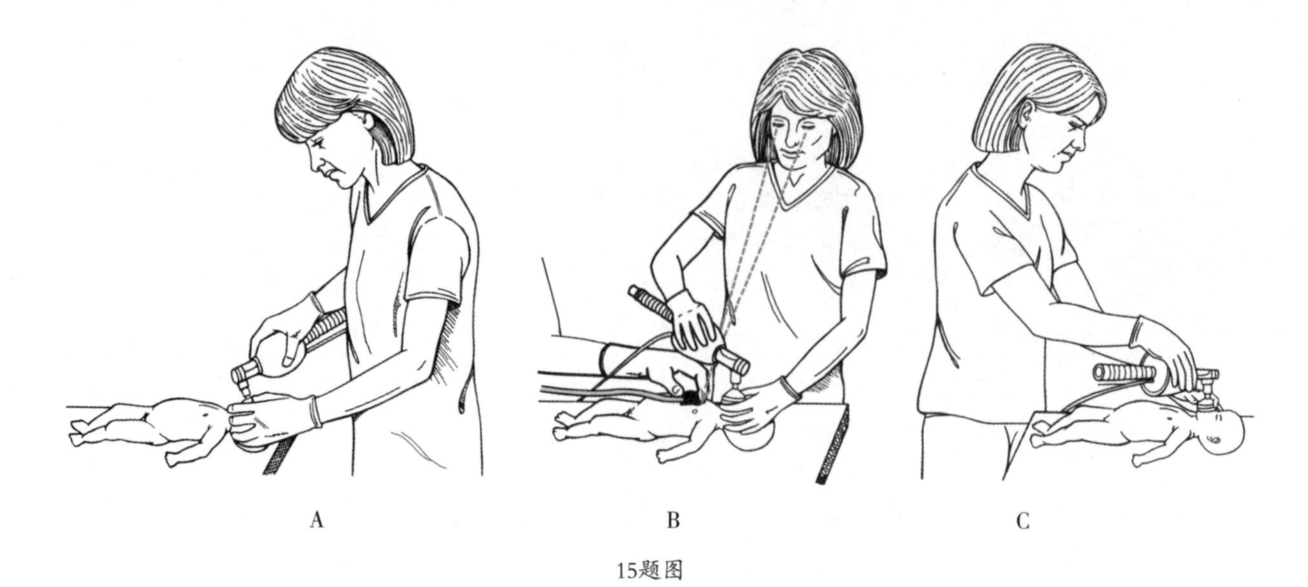

15题图

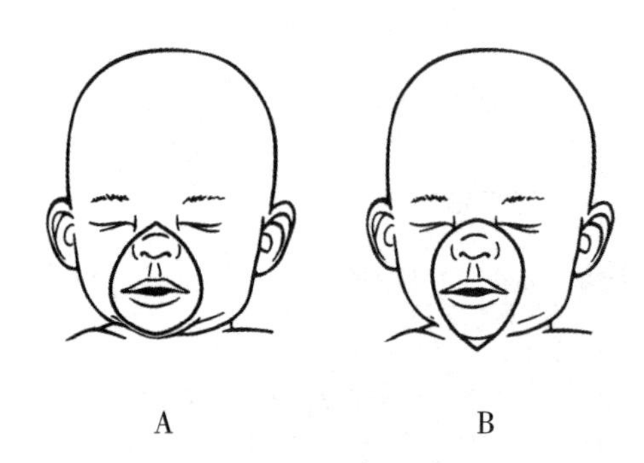

23题图

胸廓运动，以下的新生儿心率你将如何处理

- 心率低于60次/分：________
- 心率高于60次/分低于100次/分，在有效的正压通气下，心率稳步的增长：________
- 心率高于60次/分低于100次/分，在有效的正压通气下，心率没有改善：________

27.什么时候可以停止通气

（1）________________________________

（2）________________________________

28. 如果必须经面罩正压通气数分钟以上，应插________作为继续复苏期间胃内气体的出口。

29. 胃管应插入________cm。

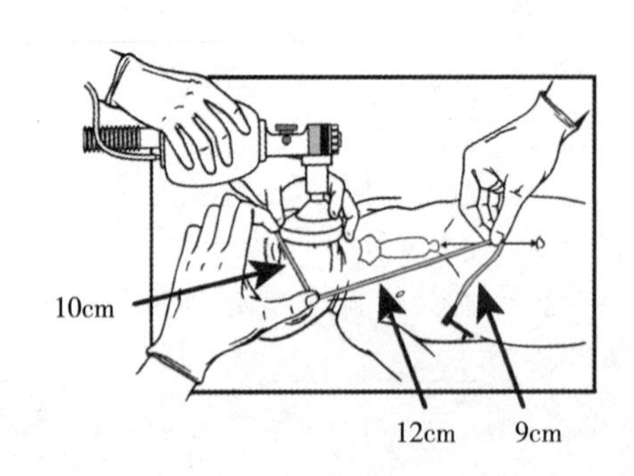

答案

1. 无压缩气源，气流充气式气囊**将不**工作。

2. 下一步是**开始正压通气**。

3. 新生儿复苏最重要和最有效的步骤是**肺通气**。

4. **A. 气流充气式气囊；B. 自动充气式气囊；C. T组合复苏器**

5. 在每次分娩时**需要**不同大小的面罩。

6. 自动充气式气囊需要连接**储氧器**才能供给90%~100%高浓度的氧。

7. T组合复苏器无压缩起源将**不能**工作。

8. 新生儿的人工通气气囊比成人的人工通气气囊**小**。

9. 自动充气式气囊：**减压阀**和可选的**压力计**

气流充气式气囊：**压力计**

T组合复苏器：**最大压力释放控制钮**和**压力计**

10. 通过面罩链接**气流充气式气囊**和**T组合复苏器**可以可靠的输送常压给氧。

11. 用气流充气式气囊面罩常压给氧时，面罩要**松弛的**放在婴儿面部，以使一些气体由面罩边缘漏出。

12. 复苏器械应连接**空氧混合仪**，可将氧浓度调节在21%~100%。

13. 复苏开始时，可用空气对足月新生儿进行复苏。在复苏期间，应在**氧饱和度仪**的指导下，调节氧浓度。

14. 新生儿A的体位是正确的。

15. 图A和图B是正确的。

16. 你必须握持复苏装置，以便你能看到新生儿的**胸部**和**腹部**。

17. 解剖形状的面罩应放**尖**端在新生儿的鼻上。

18. 假如你观察到新生儿有过深的呼吸，新生儿的肺是**过度膨胀**，有可能引起气胸。

19. 当给新生儿通气时，正压人工呼吸的频率是 40次/分到60 次/分。

20. 开始正压通气时，吸气峰压是20cmH_2O。

21. MRSOPA的标准是

M =**调整面罩**　　O =**轻微张口**

R =**重新摆正体位**　　P =**增加压力**

S =**吸引口鼻**　　A =**改变气道**

22. 当你帮助评价正压通气的效果时，首先观察**心率和氧饱和度**，同时听**呼吸音**进行评价，如果得不到满意的效果，你应该观察**胸廓**运动。

23. 下面**图A**是正确的放置面罩的方法。

24. **可能需要调节面罩与面部接触；需要重新摆正体位，使气道打开；可能需要吸引黏液。**

25. 你通常需要**气管插管**或**喉罩气道**。

26. 心率＜60次/分开始**进行胸外按压并考虑气管插管。**有效的正压通气后，心率在60~100次/分之间稳定的提高，**调节氧浓度，随心率改善逐渐减少压力，插胃管，继续监护。**有效的正压通气后，心率在60~100次/分之间没有明显的改善，**重复MRSOPA，并且考虑气管插管。**

27. **心率大于100次/分和新生儿有正常呼吸时**可以停止辅助通气。

28. 应插**胃管**作为继续复苏期间胃内气体的出口。

29. 胃管应插入22cm(10cm+12cm)。

第三课：正压通气的操作核对表

操作核对表是一个学习工具

学员用此表作为独立操作时的参考，或作为与

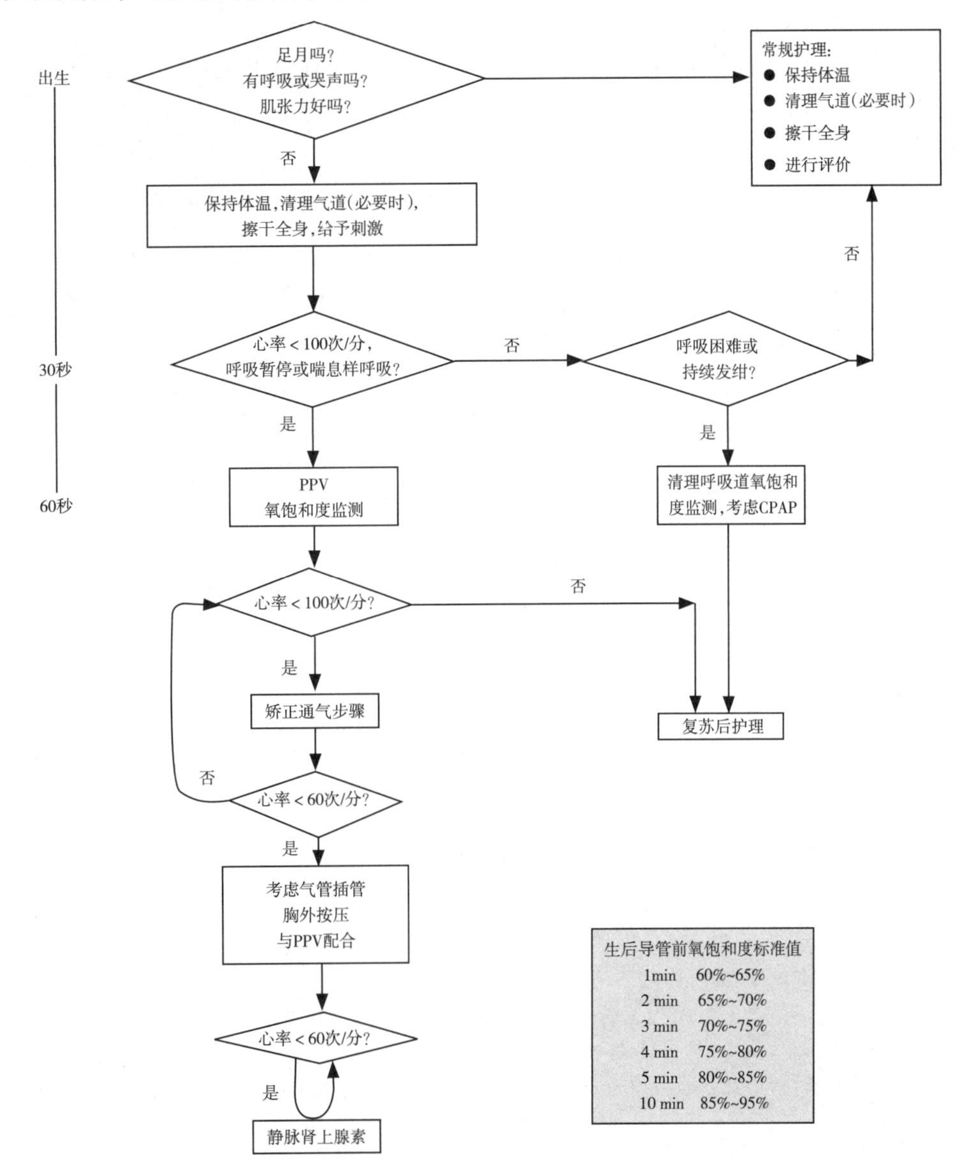

NRP教员讨论和实践的指南。当学员和教员都认为学员能在场景的范围内在无指导的情况下正确和没有困难地完成技能操作，学员可以进入下一课的操作核对表。

如果制定的常规是在产房应用T组合复苏器，学员应熟练地演示此装置。当然，学员也应当演示应用复苏气囊和面罩的技能。

知识点检查

- 如何检测正压通气装置的功能？
- 开始正压通气的指征是什么？
- 正确的正压通气的频率是多少？
- 当你开始第一次正压通气时要评价哪两项指征？如果这两项指征得不到改善，另外两项评价有效通气的指征是什么？
- 正压通气时如何使用脉搏氧饱和度仪？
- 通气的校正步骤是什么（MRSOPA）？
- 插胃管的目的是什么，何时插入？
- 停止正压通气的指征是什么？

学习目标

1. 鉴别新生儿是否需要正压通气。
2. 演示正确的正压通气操作，包括正确的放置面罩，速率和压力，矫正通气步骤（MRSOPA）。
3. 演示正确的放置和解读脉搏氧饱和度仪。
4. 心率及氧饱和度的提高是正压通气有效最初评价的指标。如果没有改变，需要矫正通气步骤，达到通气时能听到呼吸音，观察到胸廓运动。
5. 了解正压通气停止的指征。
6. 演示优化团队表现的关键行为技巧。

“你被邀请参与一个因为产妇发热、产程延长的分娩，你将为新生儿复苏做哪些准备工作？工作期间，将你的想法和你的做法，大声说出来，让你的助手和我知道你的想法和做法。”

教员将检查下表中的内容，当学员回答正确时在方框里打勾。

学员姓名:		
	□采集孕史	孕周？羊水清吗？几个胎儿？有哪些高危因素？
	□检查抢救设备 □确保面罩型号合适，检查仪器功能，吸气峰压，气流量在5~10L/min连接好氧源、空氧混合仪。 □如果产科医生告知产妇羊水内有胎粪污染，应做好气管插管和吸引胎粪准备。	**保暖，清理气道，听诊，氧气设备，通气**（检查PPV的设备），**插管，药物，调温设备。**
	新生儿出生了	
生命体征	操作步骤	详细内容
孕周 呼吸暂停 肌张力差	新生儿出生时完成初步评估 □问三个问题： ● 足月吗？ ● 有呼吸或者哭声吗？ ● 肌张力好吗？	初步评估 决定新生儿是否需要在辐射暖台上进行初步复苏的步骤。
	□将新生儿放在辐射暖台上	
	□胎粪的处理（可选）	如果有胎粪污染，新生儿没有活力，插管吸引胎粪。
	□进行初步复苏的步骤	保暖、摆好体位、吸引口鼻黏液、擦干全身、拿走湿巾、刺激。

续表

生命体征	操作步骤	详细内容
呼吸频率(RR)-呼吸暂停 心率(HR)-40次/分	□评价呼吸及心率	听、触摸脐带,了解心率。
	□正确放置面罩,开始PPV,压力为20cmH_2O速率40~60次/分	根据本医院的方案用______%氧气开始进行PPV。
	□寻求帮助	正压通气时需要两位复苏人员。
	□使用脉搏氧饱和度仪	助手放传感器在新生儿的右手或腕,然后连接氧饱和度仪。氧饱和度仪没有信号显示。
HR-40次/分 Spo_2---	□在5~10次呼吸之内得到HR及氧饱和度反应	助手听心率,检测血氧饱和度。
没有呼吸音 没有胸廓运动	□评估双侧呼吸音及胸廓运动	
	正确的通气步骤 **M 调整面罩** **R 重新摆正体位** **S 吸引口鼻** **O 轻微张口** **P 增加压力** **A 改变气道**	教员在任何一步指出呼吸音及胸廓运动 首先做M、R,再尝试进行PPV。 如没有呼吸音和胸廓运动,逐渐增加压力,直到每次呼吸听到呼吸音,看到胸廓运动,最大压力可到40cmH_2O。 如果仍无呼吸音和胸廓运动,考虑气管插管或喉罩气道。 (第五课将讲述喉罩气道使用的限制)
	听到呼吸音看到胸廓运动后 □实施有效PPV 30秒	建立有效呼吸,监测肺功能残气量,以免造成过度通气。
	□评估HR和Spo_2	教员选择下面情景
选择1		
HR-70次/分 RR-4次/分(喘息样呼吸) Spo_2-67%	□ 继续正压通气直到心率上升 □ 如果心率不上升,重复矫正通气步骤(MRSOPA),确保有效通气 □ 在氧饱和度指导下调节氧浓度 □ 如果HR>60次/分,<100次/分,考虑插管	如果心率上升到>100次/分,去选择2。 学员演示继续评价HR和Spo_2和解决新生儿问题的能力。
选择2		
HR-120次/分 RR-10次/分(哭声微弱) Spo_2-74%	□ 刺激新生儿建立自主呼吸,当呼吸变得有效时,减慢PPV的速率 □ 在氧饱和度指导下调节氧浓度	
HR-140次/分 RR-60次/分(呼噜声) Spo_2-97%	□ 检测新生儿RR、HR、Spo_2 □ 当血氧饱和度上升时,逐渐的撤掉PPV,调节给氧,然后停止常压给氧	
	□ 向家属交代病情 □ 复苏后的护理	
选择3		
HR-40次/分 RR-呼吸暂停 Spo_2---	□ 迅速评估新生儿反应差的原因 □ 如果找不到反应差的原因,气管插管并开始胸外按压	考虑器械功能障碍,氧气的浓度、是否需要插胃管或其他问题(气胸、低血容量)。 氧饱和度仪没有信号。

教员问学员思考题以便学员能进行自我评估，例如：

1. 你如何了解新生儿的需求：

A. 在辐射暖台上如何进行初步复苏？

B. 如何正压通气？

C. 如何做矫正通气步骤（MRSOPA）？

D. 如何用氧？

2. 告诉我如何使用脉搏氧饱和度仪指导你的操作？

3. 什么时候你需要寻求更多的帮助？

4. 举出你与助手沟通所用的关键行为技巧的例子。

5. 在这次复苏中，哪些做得好？

6. 当你再次面对这种场景时，你会有什么与这次不同的做法？

新生儿复苏项目的关键行为技能

了解你的环境	明智的分配注意力
预估和计划	利用所有可用的资料信息
确定领导角色	应用所有可用的资源
有效的交流	需要时请求帮助
小组成员的最佳工作负荷	保持专业的行为

附录

A. 自动充气式复苏囊

自动充气式气囊由哪几部分构成？

自动充气式气囊由七个部分构成（图3A.1）

1. 空气入口和储氧器连接处
2. 氧气入口
3. 病人出口
4. 阀门组
5. 储氧器
6. 减压阀
7. 压力计和压力计连接处

当气囊挤压后再膨胀时气体通过一个单向阀进入气囊，此阀位于气囊的一端，成为空气**入口**。

每一个自动充气式气囊有一个**氧气入口**，位置与空气入口接近。氧气入口是一个小的接头或突出的部分，与氧气管相连。在自动充气式气囊，氧气不作为气囊的动力。当气囊用于新生儿复苏时应连接氧气管。

病人出口是出自气囊的气体通过面罩或气管导管进入病人的地方，在此与面罩或气管导管连接。

大多数自动充气式气囊都有一个**减压阀**，用于防止气囊内压力过高。在给新生儿正压通气（PPV）时，为确保合适的压力，自动充气式气囊还应有**压力计和连接压力计的位置，应确保此位置与压力计连接**。此位置通常由一个小孔或一个接近病人出口的突出构成。假如气囊有此孔，通气时或连接压力计或将此孔堵住，否则空气由此孔漏出使气囊达不到应有的压力。也应当注意避免将氧气导管连接到连接压力计的位置。否则过高的压力可以引起病儿气胸或气漏。应该按照厂商的说明书连接氧气管和压力计。

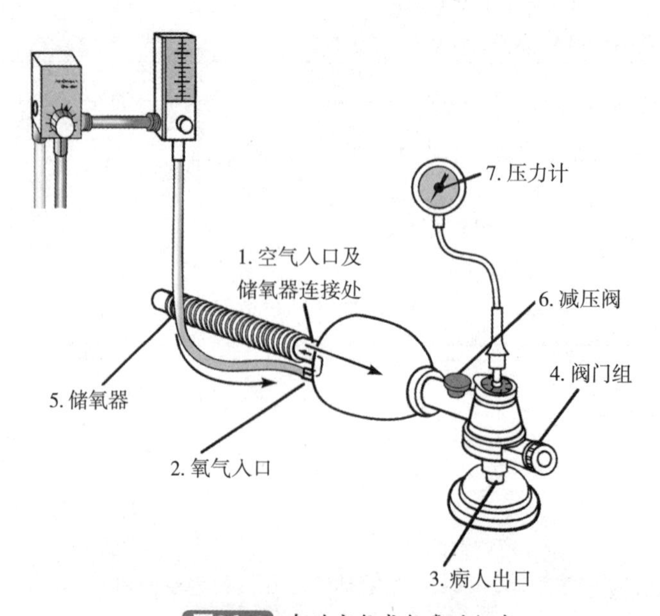

图3A.1 自动充气式气囊的组成

自动充气式气囊有一个阀门组位于气囊和病人出口之间(图3A.2)。通气时挤压气囊,阀门开放,送氧/空气给病人。当气囊再充盈时(在呼吸周期的呼气时)阀门关闭,防止病人呼出气进入囊内被再吸入。你应当熟悉这个阀门组,熟悉其形状和当挤压和放松气囊时它如何反应。如缺少它或发生故障时自动充气式气囊都不能工作。

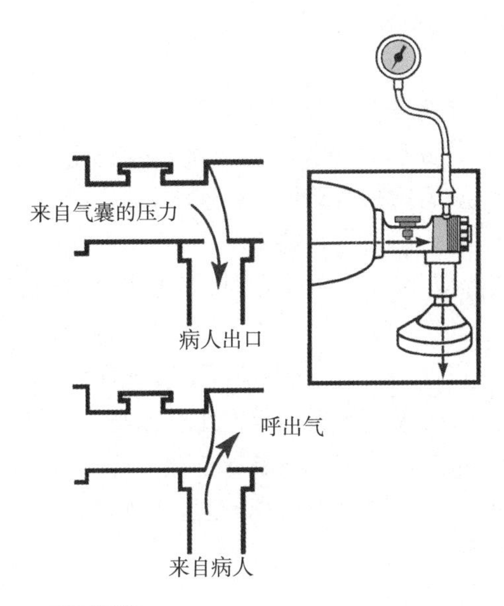

图3A.2 自动充气式气囊阀门组的原理

自动充气式气囊为什么需要储氧器?

出生后,一些需要复苏的新生儿要进行辅助通气,应用氧气通气可能是有益的,在正压通气时,用氧的浓度由脉搏氧饱和度仪来决定。

氧气通过连接在氧源和气囊的氧入口的管道进入自动充气式气囊,当每次挤压气囊后气囊再充盈时含有21%氧的空气通过空气入口被吸入囊内,空气稀释了囊内的氧气浓度,因此,即使经氧气入口进入的氧气100%,它都被气囊再充盈时进入的空气稀释。结果,进入病人的实际氧浓度将减少至大约40%(图3A.3)(实际的氧浓度取决于氧源来的氧流速率和挤压气囊的频率)。

自动充气式气囊应用空氧混合仪和储氧器可使氧浓度达到高于室内空气的水平。储氧器是一个可以连接在气囊入口处的装置(图3A.4)。储氧器将来自空氧混合仪的气体聚集在气体入口处,防止来自空氧混合仪气体被空气稀释。然而,仅仅是当气囊被挤压时氧气才能进入病人体内。当不挤压气囊时,气体由储氧器的开口流出而不进入新生儿。

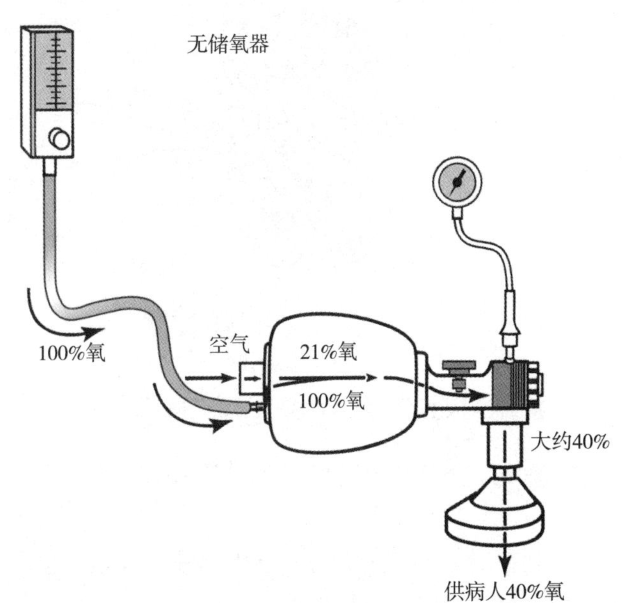

图3A.3 自动充气式气囊没有连接储氧器,但连接100%氧源,当挤压气囊时可输送40%浓度的氧

有几种不同类型的储氧器,但其功能是相同的。有的一端有开口,有的有一个阀门允许气体进入储氧器(图3A.5)。使用储氧器的自动充气式气囊的氧浓度可接近空氧混合仪的氧浓度。

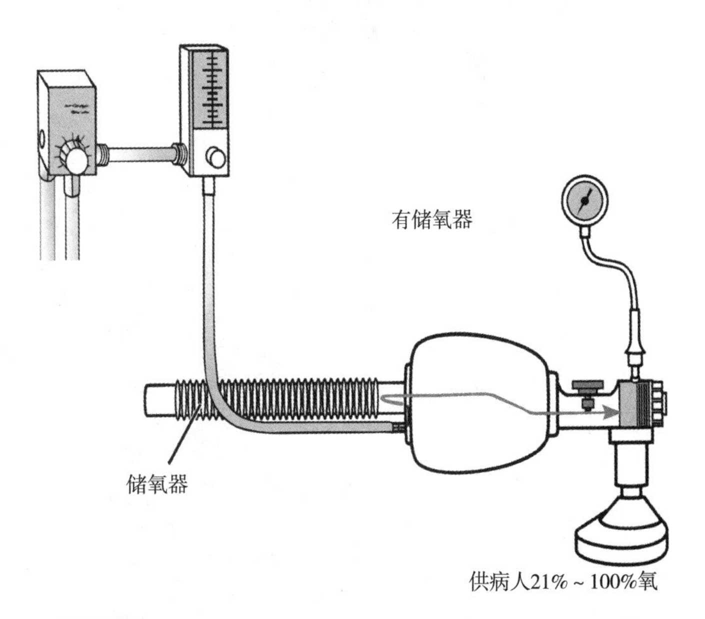

图3A.4 自动充气式气囊连接储氧器并有空氧混合仪供氧时,可输送21%~100%浓度的氧

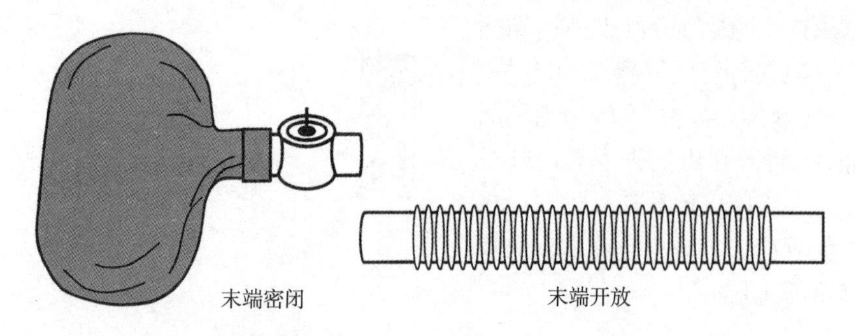

图3A.5 自动充气式气囊不同类型的储氧器

应用前如何检查自动充气式气囊?

首先,检查是否连接氧气导管和储氧器,调节氧流量至5~10L/min。

检查自动充气式气囊的操作,用手掌堵住面罩或病人出口,挤压气囊(图3A.6)。

- 手心是否感到有压力?
- 能否加压使减压阀打开?
- 减压阀打开时压力计(如有的话)是否显示压力为30~40cmH_2O?

如不能,则检查:

- 气囊是否有裂缝或漏气?
- 是否未接上压力计,其连接孔漏气?
- 减压阀是否缺失或粘连堵塞?
- 病人出口是否堵紧?

当病人侧输出口堵紧时,气囊产生了足够的压力,安全部件工作正常,提示安全装置性能良好。

- 当你手松时,气囊是否迅速充盈?

自动充气式气囊的部件比气流充气式气囊多,清洗时部件容易丢失或装配错误。清洗后应擦干,否则可因部件潮湿而粘在一起。气囊如有问题,应及时更换。

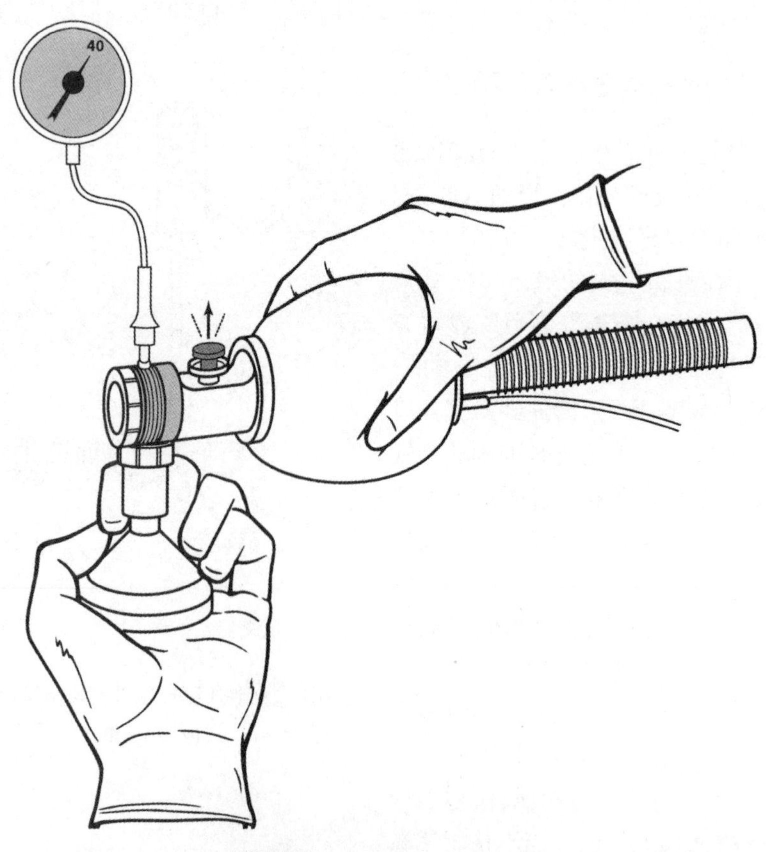

图3A.6 检测自动充气式气囊

如何控制自动充气式气囊的压力?

自动充气式气囊的压力不取决于进入气囊的氧流量。当面罩紧贴婴儿面部(或将气囊连接气管导管),自动充气式气囊的充盈无任何变化。每次呼吸输送的压力和容量取决于如下三个要素:

- 挤压气囊的力度
- 面罩与婴儿面部间是否有气体泄漏
- 减压阀开放时的压力

复习-附录A

(答案在前面的章节和附录的最后)

A-1. 有压力计的自动充气式气囊只有在附着处连接了压力计或附着处(打开)(堵住)时才能工作。

A-2. 自动充气式气囊(自己)(只有连接了储氧器时)能输送90%~100%的氧。

A-3. 连接100%氧,但未连接储氧器的自动充气式气囊只能输送约__________%的氧给病人。

A-4. 你正在检查一个复苏囊,当你挤压气囊时,你(应该)(不应该)感觉到有压力对抗手心。

A-5. 假如有压力计(见图),当你挤压气囊时应读到什么?

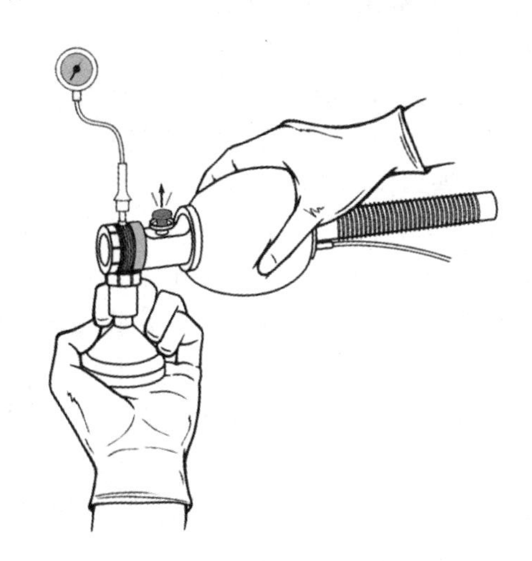

A-6. 列出三个决定自动充气式气囊吸气峰压的重要因素:

1. ______________________________
2. ______________________________
3. ______________________________

B. 气流充气式复苏囊

气流充气式气囊由哪些部件组成?

气流充气式气囊由四部分组成(图3B.1)。

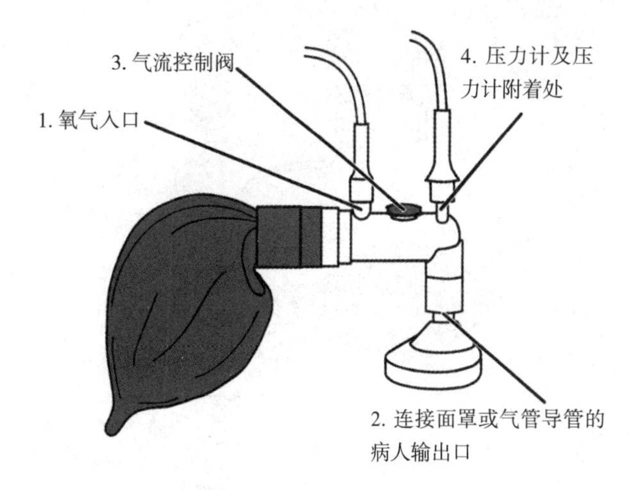

图3B.1 气流充气式气囊的组成

1. 氧输入口
2. 病人输入口
3. 气流控制阀
4. 压力计附着处

压缩气源的氧从氧输入口(或由一个空氧混合仪)进入气囊。输入口为一个小管口,用于与氧气管连接。位置可在气囊的任何一端,取决于使用的型号和模式。

通向**病人输出口**是氧(无论由入口进入的浓度是多少)从气囊输往病人的部位,即气囊与面罩或气管导管相连的部分。记住,即使你应用21%的氧(即空气)进行正压通气(PPV),也必须有压缩气源充盈气流充气式气囊。

气流控制阀有一个可调节的开口,在气囊与紧贴病人面部的面罩或气管导管相连时,可以控制气囊内压力。此可调节的开口是输入气体的另一个出口,可让囊内过多的气体溢出,而不致使气囊过度充盈,也不会把过多的气体强输给病人。

气流充气式气囊通常有一个压力计附着处(图3B.2)。其位置一般很靠近通向病人的输出口。压力计将会在后面介绍,可提示给新生儿人工通气的压力数。如你的气流充气式气囊有一个压力计连接处,务必接上压力计。如无压力计,务必将连接处堵上,否则连接处会漏气,气囊无法适度地充盈。

气流充气式气囊如何工作?

为使气流充气式气囊正常工作,必须有来自气源的足够的气流和一个密闭的系统,所以在以下情况,气囊不会充盈(图3B.3):

- 面罩未紧贴患儿面部

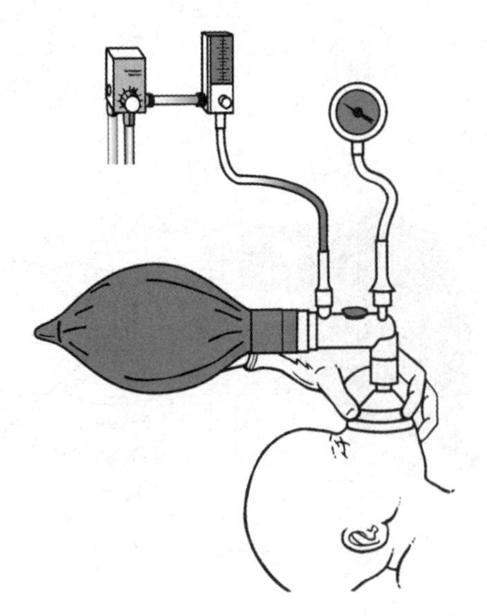

图3B.2 气流充气式气囊连接氧源和压力计

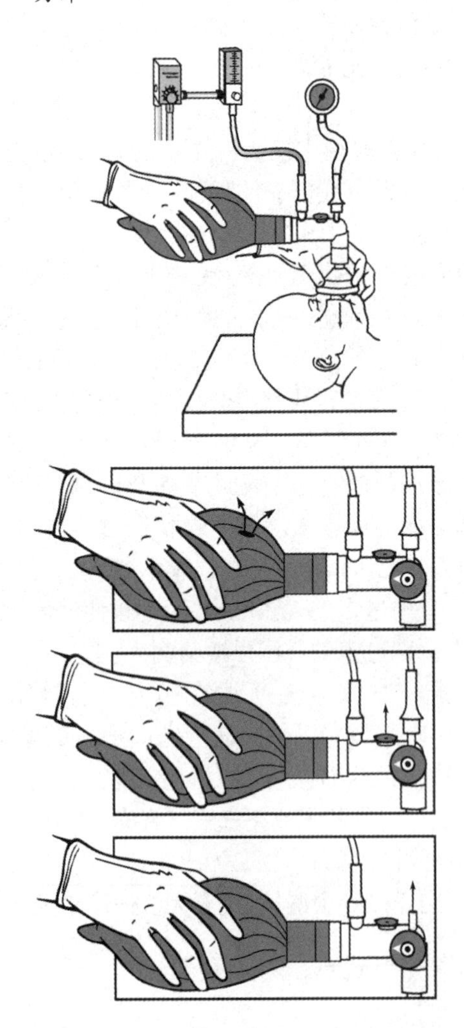

图3B.3 气流充气式气囊充气不良的原因

- 来自气源的气流不足
- 气囊有裂隙
- 气流控制阀开口太大
- 压力计未接上或氧气管脱落或堵塞

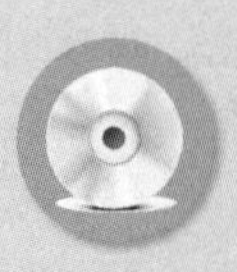

有关用气流充气式气囊进行正压通气的内容，与教材配合的有DVD，希望学员能够配合观看学习。

如何在应用前检查气流充气式气囊？

检查气流充气式气囊时接上氧源。调节流量计至5~8L/min。堵住病人侧输出口，检查气囊是否充盈（图3B.4），用手掌堵住面罩即可。调节气流控制阀使气囊不过度扩张。观察压力计，气囊未受到挤压时，调节阀门压力到近5cmH_2O。气囊充盈后充分挤压时，调节吸气峰压到30~40cmH_2O。

气囊充盈良好？如不良，则：

- 气囊是否有裂隙或撕裂？
- 气流控制阀是否开得太大？
- 压力计是否连接上？
- 氧气管是否安全连接？
- 病人侧输出口是否堵紧？

如气囊充盈良好，挤压气囊

- 手心是否感觉到气体压力？
- 不挤压时，压力表读数是否指示5cmH_2O；充分挤压时，是否指示30~40cmH_2O？

以40~60次/分的速率挤压气囊，压力40cmH_2O。如气囊充盈的不够快，重新调节气流控制阀或提高流量计的氧气流量。然后检查并确保当气囊不被挤压时呼气末正压（PEEP）的压力计读数仍为5cmH_2O，你可能需要进一步调节气流控制阀以避免过高的呼气末压力。

如气囊充盈仍不良或达不到足够的最大压力，请换一个气囊再试。

如何调节气流充气式气囊内的氧气流、浓度和压力？

使用气流充气式气囊时，用压缩气体（即来自空氧混合仪的氧和空气的混合气体）（图3B.5）充盈气囊。流量应当调至5~10L/min，如气囊不能充分充盈，流量可以增加。气体进入气囊后不被稀释，这与自动充气式气囊不一样。因此，输给病人的氧浓度等于进入气囊的氧浓度。

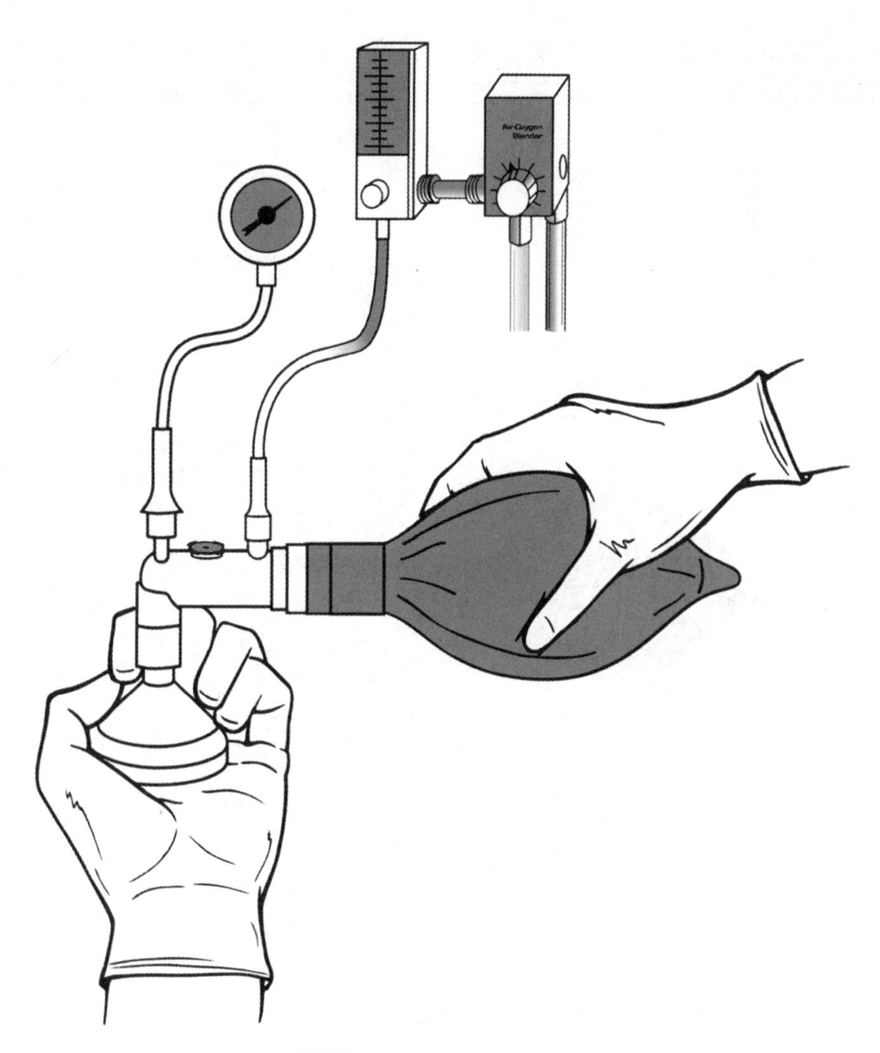

图3B.4 检测气流充气式气囊

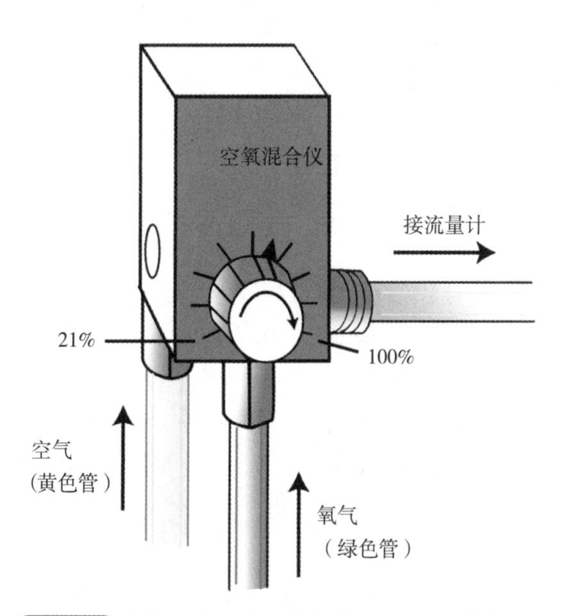

图3B.5 空氧混合仪有一个控制旋钮，控制氧浓度

一旦你将面罩紧贴婴儿的面部(或将气囊连接气管导管,如第五课所讲),所有来自壁式储氧系统或空氧混合仪的氧直接进入气囊然后进入病人,一部分由气流控制阀流出,同时气囊充盈(图3B.6)。

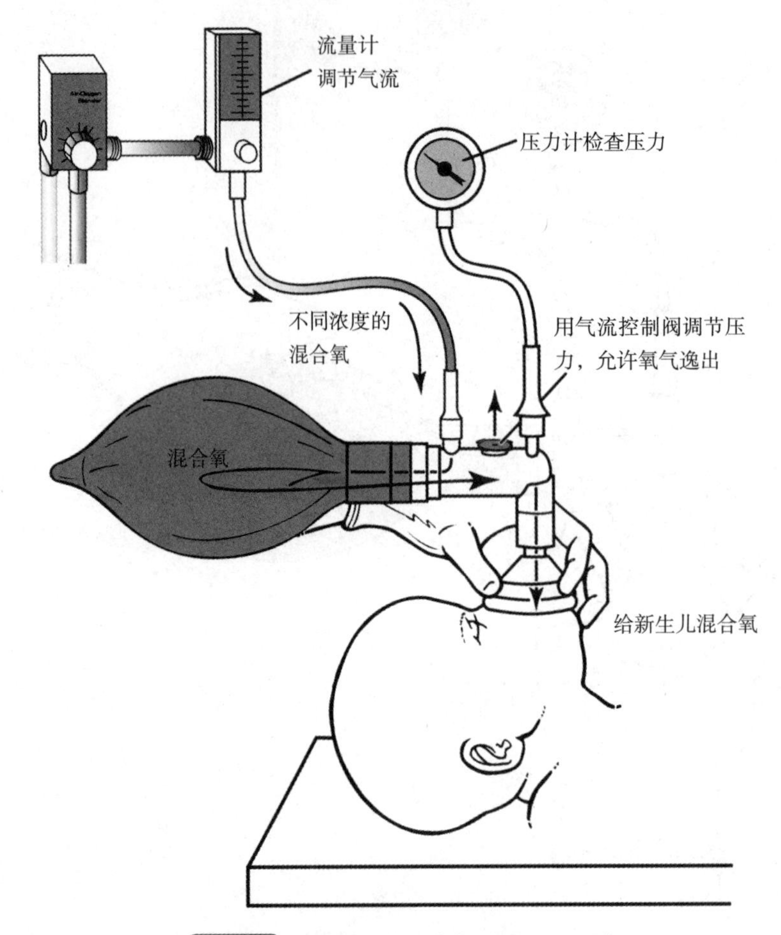

图3B.6 气流充气式气囊氧与压力的调节

有两种方法可调节气囊的压力和充盈容量:

- 调节流量计,能控制进入气囊的气体量。
- 调节气流控制阀,能控制自气囊逸出的气体量。

应设定流量计和气流控制阀,每次输氧时,气囊就可以充盈到便于控制的程度,且气体不会完全放出(图3B.7)。

一个过度充气的气囊很难操作,并且供给新生儿高压,引起气胸或气漏,一个充气不足的气囊难以达到需要的充气压力(图3B.8)。经过实践,你将能够进行必要的调整达到平衡。假如面罩紧贴婴儿面部,当流量计在5~10L/min时就能维持适当的肺充盈。

复习-附录B

(答案在前面的章节和附录的最后)

B-1. 列出气流充气式气囊可能无法给新生儿通气的四个原因。

1. ________________
2. ________________
3. ________________
4. ________________

B-2. 哪个气流充气式气囊使用正确?

B-3. 为了调节气流充气式气囊流向新生儿的氧气压力,可以调节壁式储氧系统的流量计或(气流控制阀)(压力表)。

B-4. 假如通过气流充气式气囊的气流太高,(有)(不)增加气胸发生的危险。

C. T组合复苏器

T组合复苏器由哪些部件组成?

气流控制、压力限制的T组合复苏器由六个部件组成(图3C.1)

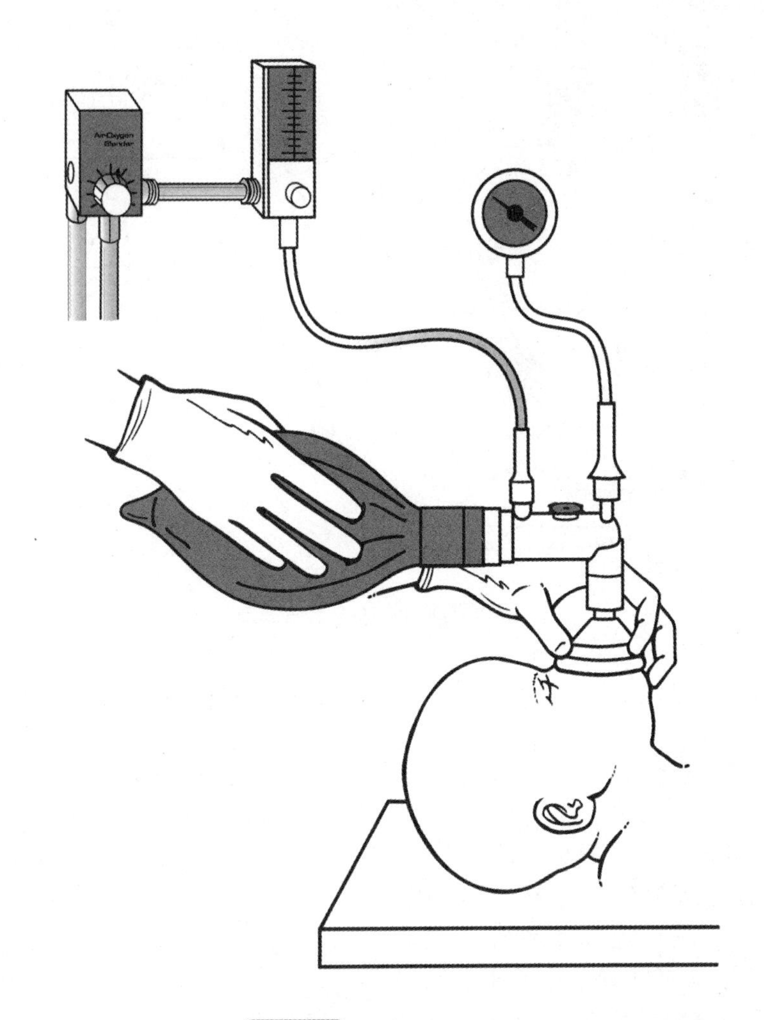

图3B.7 气囊的正确充气

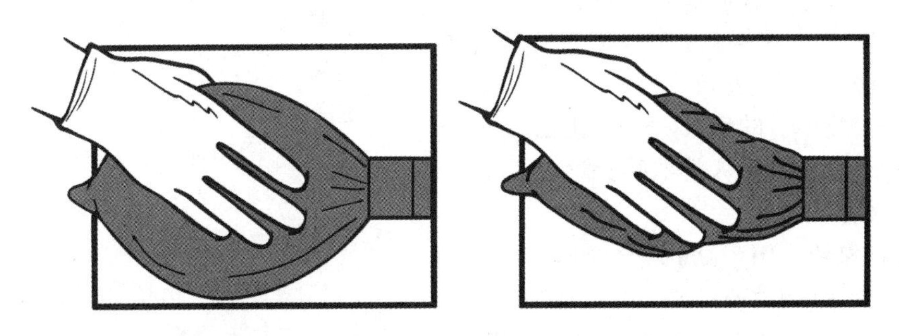

图3B.8 复苏气囊的过度充气(左侧)和充气不足(右侧)

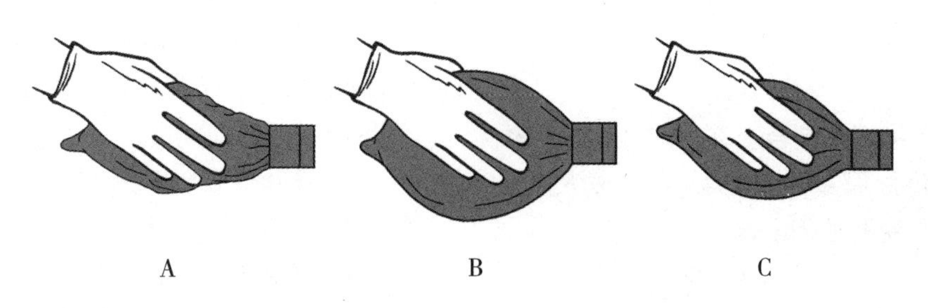

B-2图

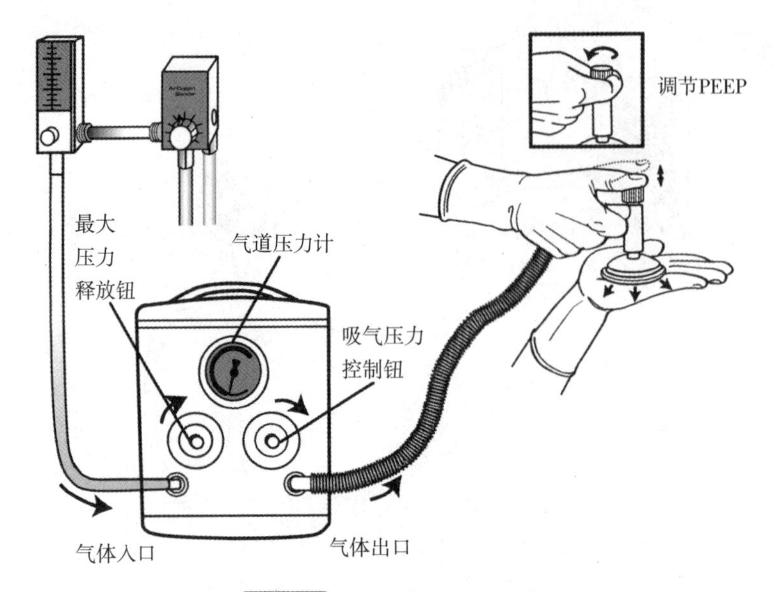

图3C.1 T组合复苏器的组成

1. 氧气入口
2. 氧气出口
3. 最大压力释放控制钮
4. 压力计
5. 吸气压力控制钮
6. T组合复苏器病人端呼气末正压(PEEP)帽

气体由压缩气源经气体入口进入T组合复苏器，此入口是一个适合与氧气管连接的小的凸出部分，并且在**最大压力释放控制钮**下方，通过堵住PEEP帽并旋转最大压力释放控制钮调至希望的最大压力限度(见下文)。仪器制造商设定的最大压力水平为40cmH_2O水柱，但这是可调的。

氧气由T组合复苏器的**病人(气体)出口**经一个管道输送到T组合复苏器**病人端的T形管**，在那里与面罩、气管导管相连。

吸气峰压控制钮 用于设定**吸气峰压**。

PEEP帽 用于(当需要时)设定呼气末正压。

压力计 用于设定和监护**吸气峰压**、PEEP和最大气道压。

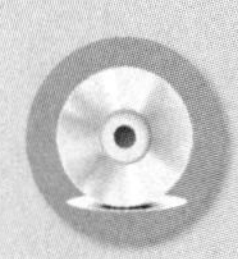

有关T组合复苏器使用的内容，与教材配合的有DVD，希望学员能够配合观看学习。

T组合复苏器如何工作?

T组合复苏器是特别设计为新生儿复苏用的。在应用前操作者应先设定最大气道压、PIP和PEEP(见下文)。当PEEP帽被操作者关闭时，预先设定的**吸气峰压**将传送至病人。

T组合复苏器应用前的准备工作

首先，按照制造商的指导装配T组合复苏器。

第二，将模拟肺连接到病人出口，模拟肺是由本装置制造商供给的一个可膨胀的球囊，试验时交替的堵住和打开气体出口，肺膨胀的时间将比临床应用时短。

第三，将气源与本装置连接，通过一个管道将本装置与一个可供给21%~100%氧浓度的空氧混合仪连接(见第二课)。

第四，按照如下方法调节压力装置:

- 通过调节流量计控制进入T组合复苏器的气体流量(推荐5~15L/min)。
- 通过用手指堵塞PEEP帽设置最大范围压力并调节最大压力释放钮到一个选择的值(足月儿推荐最大40cmH_2O，早产儿较低，见第八课)(图3C.2)。
- 通过用手指堵塞PEEP帽设置预期的吸气峰压，调节吸气压力控制钮到一个选择的吸气峰压值(图3C.3)。
- 移开放在PEEP帽的手指，通过调节PEEP帽设置PEEP到预期值(推荐0~5cmH_2O)(见第八课)。
- 移去模拟肺，将T组合复苏器的病人端与面罩相连，或在气管插管后与气管导管相连(见第五课)。

在本装置通过面罩或通过气管导管与病人连

接后，你将通过在你的“呼吸–2–3”节奏的“呼吸”阶段间歇地堵塞PEEP帽控制呼吸频率。

*注意：某些制造商建议当此装置开始应用前可以调整最大压力释放值至惯例规定的限度，以后常规应用时就不必再进行调整。

假如你要改变吸气峰压，你需要调节吸气压力控制钮，这在给病人通气时即可进行而不必再用模拟肺。

如何调节T组合复苏器的氧浓度？

T组合复苏器的氧浓度与它输送给婴儿的氧浓度是相同的。因此，假设T组合复苏器连接到100%浓度的氧源，输给婴儿的氧浓度就是100%，如果给予少于100%的氧，则需要有压缩空气和连接空氧混合仪，此混合仪能调节氧浓度从21%到100%。

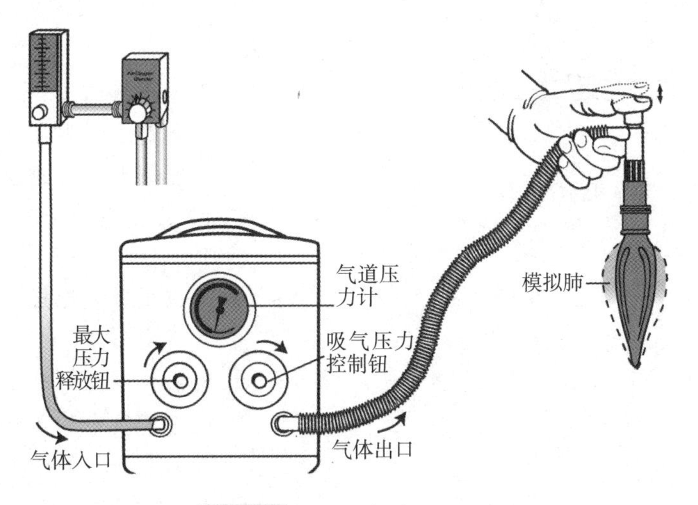

图3C.2 T组合复苏器的设定

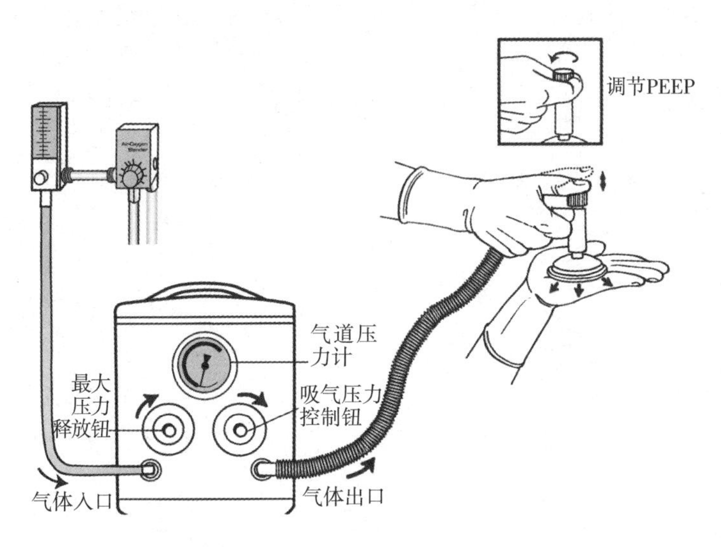

图3C.3 用前调节最大气压和吸气峰压

如果婴儿无改善或达不到希望的峰压，可能的原因是什么？

- 面罩没有紧贴婴儿面部。
- 未连接气源或气流不足。
- 最大压力，吸气峰压或PEEP没有正确的设定。

可以用T组合复苏器常压给氧吗？

T组合复苏器可以正常给氧（图3C.4），方法是使用手指堵住PEEP帽并将面罩较松的放在婴儿面部。当堵住PEEP帽时，进入T组合复苏器的气流和T组合复苏器病人端的气流相同，当面罩不紧贴时，气流扩散至口鼻周围的空气中，面罩内不产生压力。

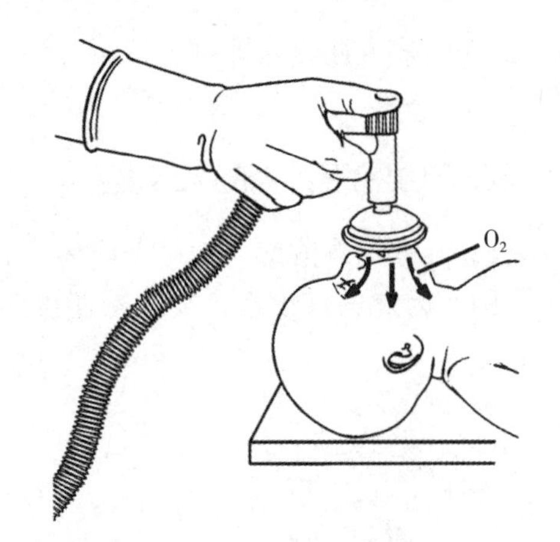

图3C.4 T组合复苏器可用于常压给氧

复习-附录C

（答案在前面的章节和附录的最后）

C-1. 在应用T组合复苏器以前要设定哪些压力?

- ____________________
- ____________________
- ____________________

C-2. 假设T组合复苏器的吸气峰压达不到,气流率应(增加)(不增加)。

C-3. 应用T组合复苏器常压给氧时PEEP帽应(开放)(关闭)。

C-4. 无压缩气源时,T组合复苏器(将)(将不)工作。

附录答案

A-1. 有压力表的自动充气式气囊只有附着处连接压力计或附着处**堵住**时才能工作。

A-2. 自动充气式气囊**只有连接储氧器**时能输送90%~100%的氧。

A-3. 连接100%的氧,但没有连接储氧器的自动充气式气囊只能输送**40%**的氧给病人。

A-4. 当你挤压气囊时,你**应该**感觉到有压力对抗手心。

A-5. 压力计应读到30~40cmH_2O。

A-6. 决定自动充气式气囊吸气峰压的三个重要因素:

- **挤压气囊的压力**
- **面罩是否紧贴面部**
- **减压阀开放时的压力**

B-1. 列出气流充气式气囊可能无法给新生儿通气的四个原因。

- **面罩未紧贴面部**
- **气囊有裂缝**
- **气流控制阀打开太大**
- **未连接压力计或氧气管断开或阻塞**

B-2. 图C是正确的。

B-3. 为了调节气流充气式气囊流向新生儿的压力,可以调节流量计或**气流控制阀**。

B-4. 假如通过气流充气式气囊的气流太高,**有**增加气胸发生的危险。

C-1. 在应用T组合复苏器以前要设定的压力是:

- **最大气道压力**
- **吸气峰压**
- **呼气末正压**

C-2. 假设T组合复苏器的吸气峰压达不到,气流率应**增加**。

C-3. 应用T组合复苏器常压给氧时PEEP帽应**关闭**。

C-4. 无压缩气源,T组合复苏器**将不**工作。

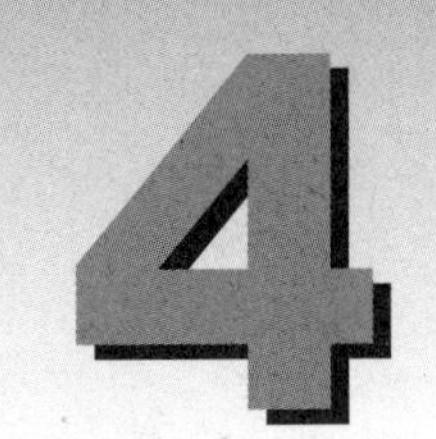

第四课 胸外按压

学习内容

- 复苏时开始胸外按压的时间
- 如何实施胸外按压
- 胸外按压如何与正压通气配合
- 何时停止胸外按压

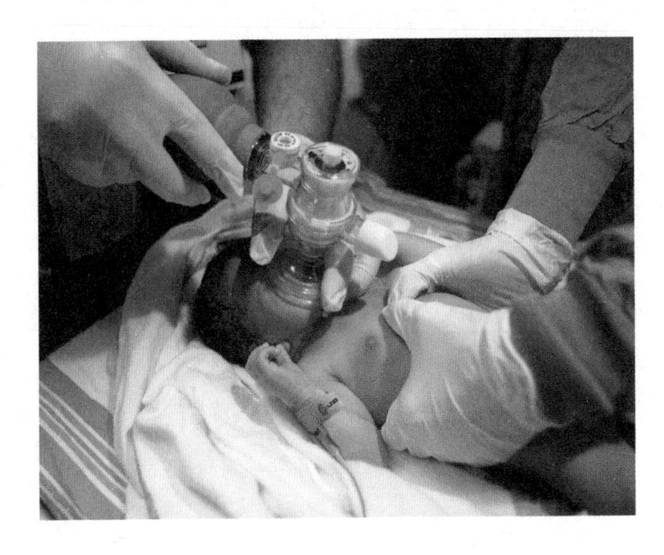

以下病例是如何在复杂的复苏过程中执行胸外按压的。在阅读这个病例时，把自己设想成复苏小组的一员。该步骤的详细内容会在本课中的其他部分讲述。

病例4

用正压通气和胸外按压进行复苏

一位孕妇在34孕周发现胎动显著减少。她被送入产房。观察发现婴儿有持续的胎儿心动过缓。其他与复苏相关医护人员被叫到产房。辐射暖台和复苏器械都准备好。医生为孕妇做了紧急剖宫产手术，并将一个软弱、呼吸暂停的新生儿交给新生儿复苏小组。

复苏小组摆正新生儿的头位，给其口鼻吸痰，擦干，拿开湿毛巾，拍打脚底刺激呼吸。但出生30秒后，新生儿依然肌张力低下，肤色发绀，也无自主呼吸。

复苏小组的一个成员用气囊面罩为其开始做正压通气（PPV），另一位成员则通过脐带感觉脉搏及用听诊器听呼吸声音。同时，复苏小组的第三个成员把脉搏氧饱和度仪的传感器连接到新生儿的右手。尽管呼吸声音可以听到，胸部的起伏也可观察到，但心率维持在60次/分以下。又过了30秒，新生儿心率低到20~30次/分，且仍然发绀和肌张力低下，此时脉搏氧饱和度仪不能记录到心率或氧饱和度。

因为心率不增加，复苏小组的一位成员检查并确认面罩与面部的密闭，通气频率40~60次/分，气道通畅，头位摆正，每次通气胸廓有轻微起伏。尽管增加气囊压力以增加胸廓起伏，心率仍低于60次/分，故组长进行气管插管以确保有效通气。在进行正压通气的同时开始以3 ：1的比例进行胸外按压。因为氧饱和度仪仍不能记录到心率或氧饱和度，将氧浓度增加至100%。

新生儿开始喘息样呼吸，当心率增至60次/分时停止胸外按压。团队继续进行正压通气，氧饱和度仪记录的心率>100次/分。根据脉搏氧饱和度仪的读数调整吸氧浓度。当新生儿出现自主呼吸时，将其转至重症监护单位进行监护及进一步的处理。

开始胸外按压的指征是什么？

胸外按压的指征是：在至少30秒有效的正压通气（PPV）后，心率<60次/分。

为什么进行胸外按压？

新生儿在刺激和30秒 PPV后心率低于60次/分，可能有很低的血氧水平和明显的酸中毒。结果，心肌功能受抑制，心脏不能有力地收缩及泵血至肺并将正压通气中得到的氧运到全身。因此，需要在继续正压通气的同时用机械的方法将心脏的血泵出，

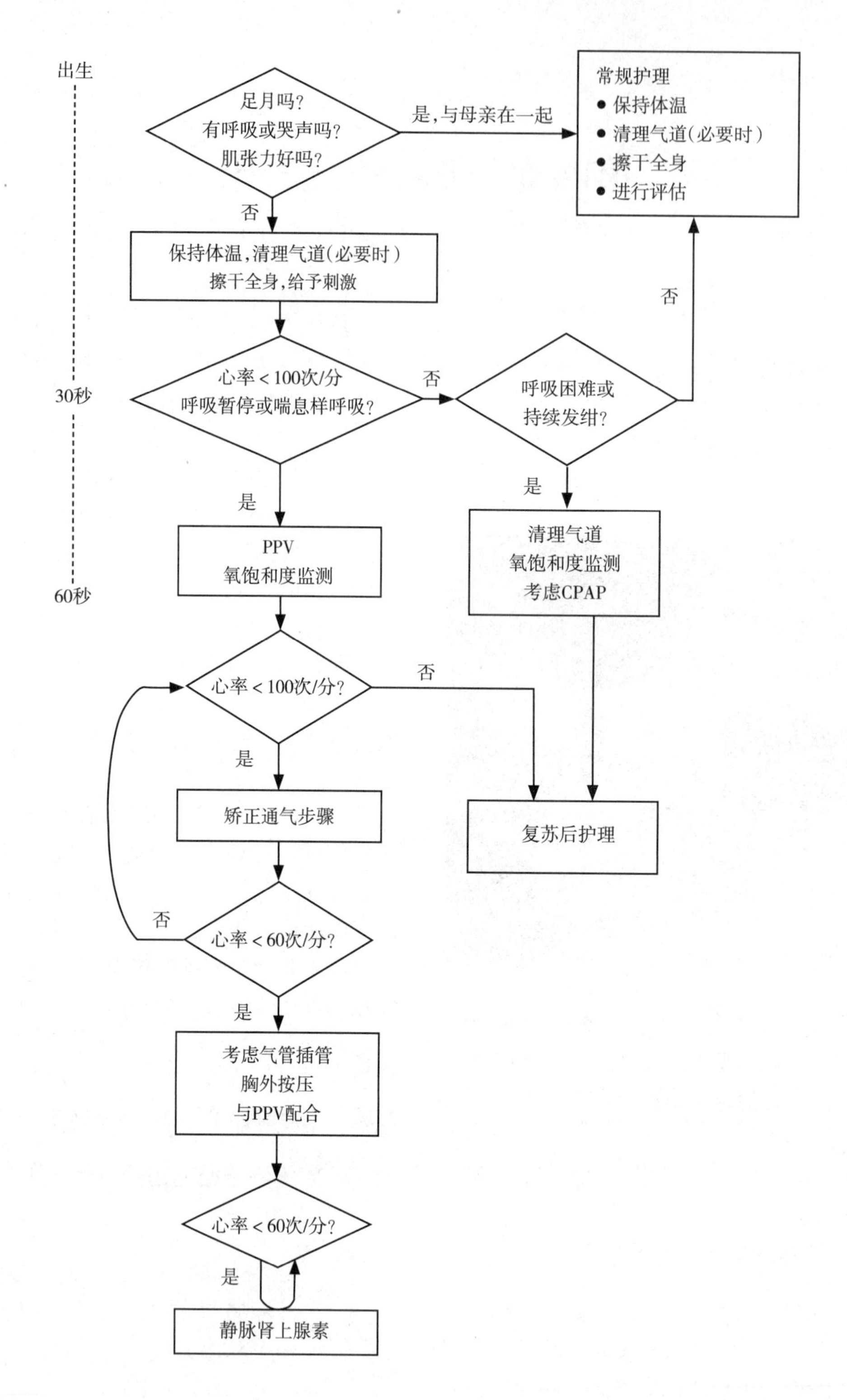

直到心肌充分的氧合并恢复足够的自主功能。此过程也将帮助恢复颅脑的氧供应。尽管在气囊面罩正压通气时可进行胸外按压,此时改为气管插管正压通气将使通气更有效。

什么是胸外按压?

胸外按压由有节奏的按压胸骨构成,包括:

- 按压脊柱上方的心脏
- 增加胸腔内压
- 使血液循环到身体的重要器官

心脏在胸腔内胸骨下1/3和脊柱之间,通过对胸骨的压迫使心脏受压并增加胸腔内压使血液泵向动脉(图4.1)。

当对胸骨的压迫放松时,血液由静脉进入心脏。

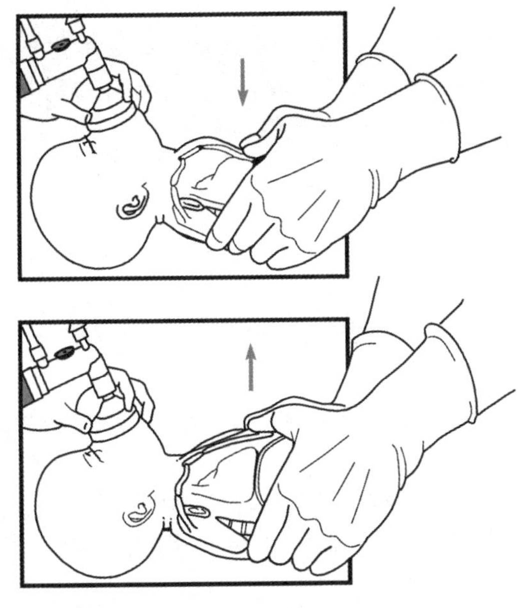

图4.1 胸外按压的压迫(上)和放松(下)阶段

此时进行气管插管可以确保充分的通气,并有助于正压通气和胸外按压的配合。

胸外按压需要几个人?他们应当站在什么位置?

记住,胸外按压必须与正压通气同时进行,否则将毫无价值。因此,要进行有效的胸外按压需要两个人同时操作,一人进行胸外按压,另一人继续正压通气。后者可同时监测心率和呼吸音。

进行胸外按压的人必须接近新生儿的胸部,并能将手放在正确的位置。进行辅助通气的人应当站在新生儿的头侧,以便保持面罩和面部的密封并且观察正压通气时胸廓的有效运动(图4.2)。其他的

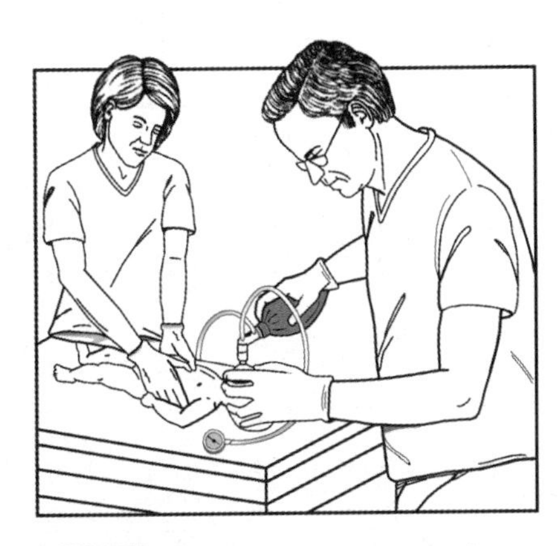

图4.2 施行胸外按压时需要两个人

团队成员要保证氧饱和度仪的功能良好,还要准备当正压通气和胸外按压后心率不改善时经脐静脉插管给药(见第六课)。为给团队中的其他成员做脐静脉插管留出更多的空间,胸外按压者应移至床头,靠近给正压通气的成员。

如何把手放在新生儿胸部开始胸外按压?

你将学习两种进行胸外按压的方法:

- 拇指法:用两个拇指按压胸骨,两手环绕新生儿躯干,其他手指支持脊柱(图4.3A)。这是首选的方法。
- 双指法:用一手的中指加示指或中指加无名指,用指尖按压胸骨。用另一手支撑新生儿背部(图4.3B)。

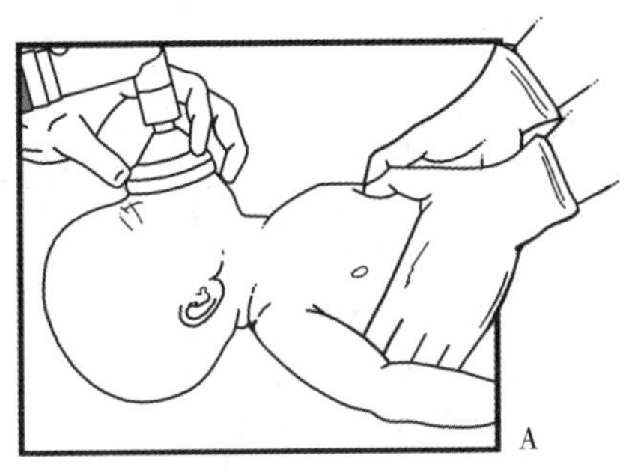

首选的方法

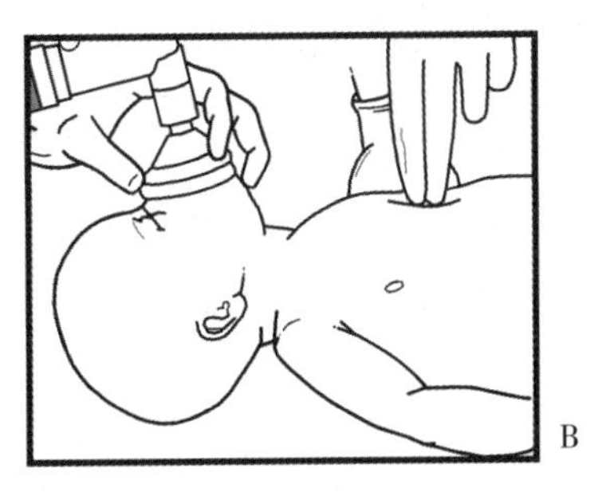

图4.3 胸外按压的两种方法:拇指法(A)和双指法(B)

为什么首选拇指法?

首选拇指法是因为它比双指法能更好地控制深度,并能更持久地给予压力。拇指法能产生更高的收缩峰压和冠状动脉灌注压。留长指甲的人比较喜欢拇指法。因此,在大多数情况下应用拇指法。

尽管双指法的应用可使复苏操作的成员更容易接近脐部进行脐静脉插管,但操作时做胸外按压和正压通气的两个人如都在病人头侧的位置,仍可应用拇指法进行有效的胸外按压,气管插管正压通

气可使在床头进行胸外按压更容易进行。

两种方法的共同点是:

- 新生儿体位
  —对背部的强有力的支持
  —颈部轻度仰伸
- 按压
  —部位、深度和频率

拇指或其他手指在胸廓的安放位置

给新生儿进行胸外按压时,对胸骨下1/3用力,位置在乳头连线和剑突之间(图4.4)。剑突是肋骨下方中间汇合的小突起。手指顺着肋骨的下沿移到剑突,就能很快地找到胸骨的正确位置。然后立即将拇指或双指放在胸骨上,注意避免直接对剑突用力。

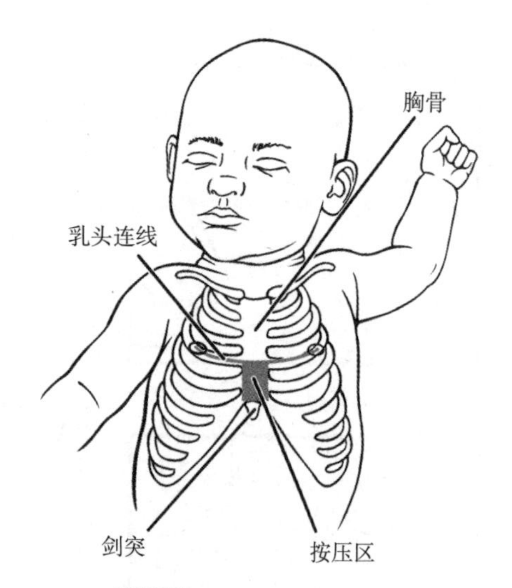

图4.4 胸外按压位置图示

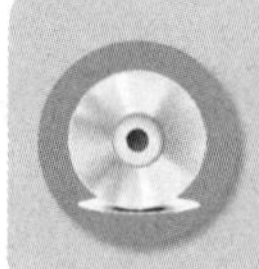

有关胸外按压:婴儿头部的位置,与教材配合的有DVD,希望学员能够配合观看学习。

拇指法的双手位置

应用拇指法操作时,双手握住新生儿躯干,两拇指放在胸骨上,其余手指放在新生儿背部,支持脊柱(图4.5)。

两拇指可并排放置,当患儿体型小时,两拇指可以重叠放置(图4.5)。

拇指用于按压胸骨,而其他手指用于支撑背部。拇指第一关节应弯曲,垂直按压在胸骨和脊柱间的心脏(图4.6)。

拇指法也受到某些限制。当新生儿体型太大而操作者手太小时,则无法有效的执行。同时,当新生儿需要用药时,此手法会妨碍操作者经脐静脉给药,除非按压者站立在新生儿的头侧。

双指法的双手位置

双指法可用一手的中指加示指或中指加无名指,用指尖按压胸骨(图4.7)。一般右势者用右手,左势者用左手比较方便。如图所示两指与胸骨垂直,用指尖按压。如你的指甲太长,无法使用指尖,那么与正压通气者对换工作,或改用拇指法。

应用双指法时用另一只手支撑新生儿背部,这样可更有效地挤压在胸骨和脊柱间的心脏,并可更

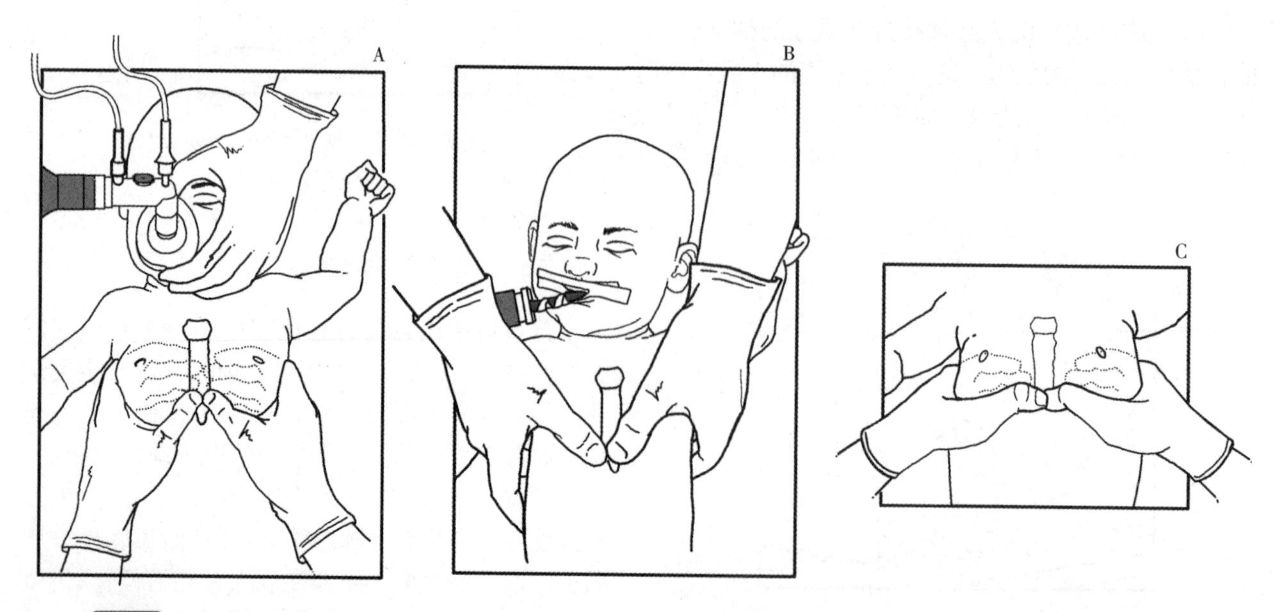

图4.5 用拇指法做胸外按压:操作者站立在新生儿足侧(A)或头侧(B)以及对小胸廓的新生儿拇指重叠(C)

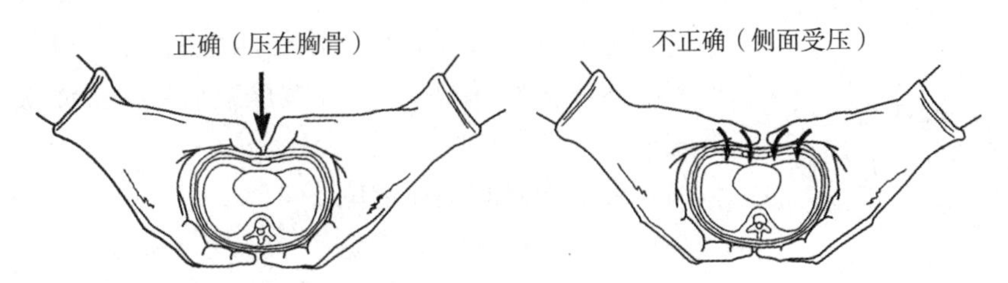

图4.6 胸外按压拇指法正确和错误的用力

容易地判断按压的压力和深度。

按压时只有着力的两指尖允许接触患儿胸部，这样可以较好地控制施加于胸骨和脊柱的压力(图4.8A)。

与拇指法一样，应垂直对在胸骨和脊柱间的心脏进行按压(图4.8A)。

如按压时间长时，双指法比拇指法容易疲劳。

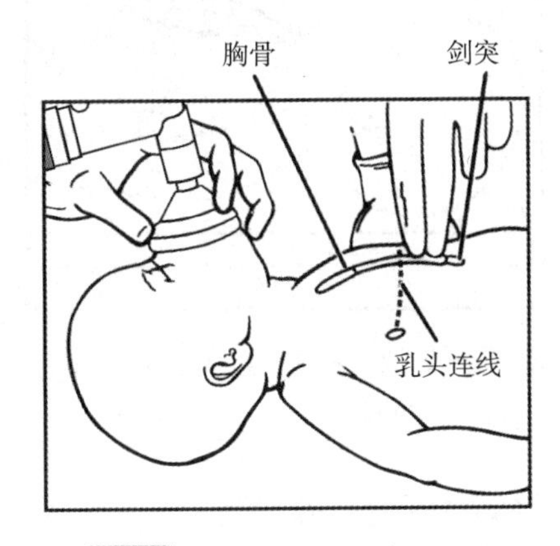

图4.7 双指法的正确手指位置

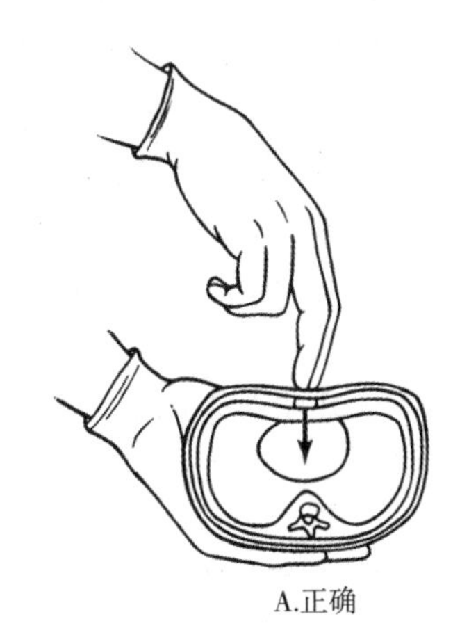

A.正确

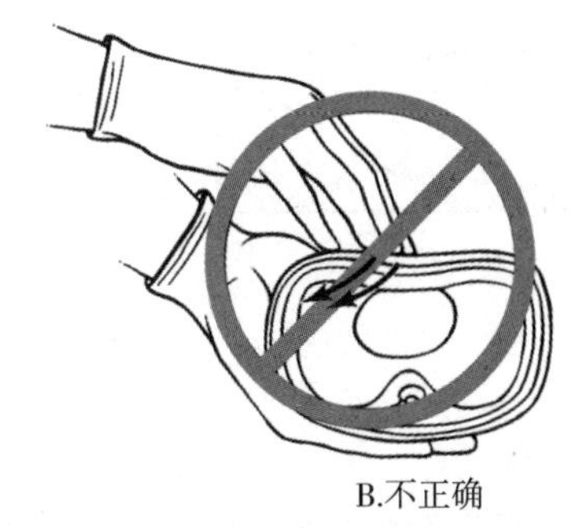

B.不正确

图4.8 双指法正确和错误的用力

复习

（答案在前面的章节和本课的最后）

1. 新生儿呼吸暂停且心动过缓，清洁气道，给予刺激。30秒时，开始正压通气。60秒时，心率80次/分。（应）（不应）开始胸外按压。正压通气（应）（不应）继续。

2. 新生儿呼吸暂停且心动过缓。清洁气道、给予刺激后仍无自主呼吸，做30秒正压通气，并确保通气有效，但心率只有40次/分。（应）（不应）开始胸外按压。正压通气（应）（不应）继续。

3. 听诊确定心率40次/分，氧饱和度仪已经停止工作，胸外按压开始，但新生儿仍在吸空气氧，此时在吸氧方面应做什么？（继续吸空气）（增加氧浓度至100%）

4. 在胸外按压的压迫阶段，经胸骨压迫心脏，使血液从心脏泵入（静脉）（动脉）。在放松阶段，血液从（静脉）（动脉）进入心脏。

5. 在新生儿身上（见下图）标出执行胸外按压的区域。

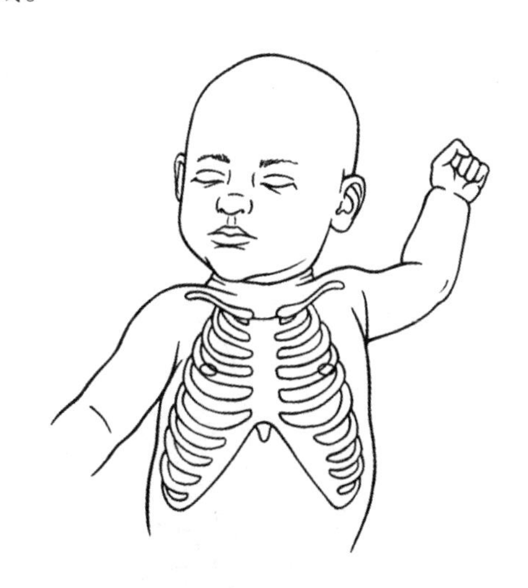

6. 施行胸外按压首选的方法是（拇指）（双指）法。

7. 如预期新生儿需要经脐血管用药，你可用如下方法之一继续进行胸外按压。

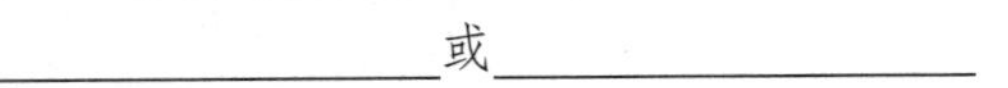

按压胸廓的压力要多大?

控制施加于胸廓的压力是胸外按压的要点。

摆好手与手指的位置后要用足够的压力使胸骨***下陷约前后径1/3的深度***(图4.9)。然后放松使心脏充盈。一次按压包括一次下压与一次放松的动作。实际下压的距离取决于新生儿体型的大小。

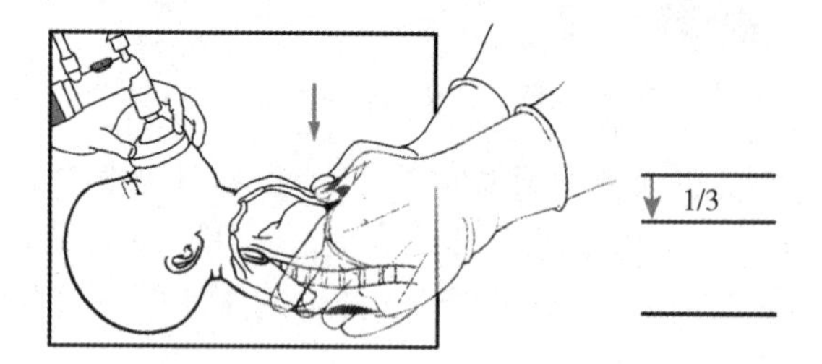

图4.9 按压的深度应为前后胸直径1/3左右

胸外按压的下压时间应稍短于放松时间,以达到最大的心脏输出量。

拇指或双指尖(取决于按压的方法)在按压***和***放松的过程中,应始终不离开胸骨的压迫区(图4.10)。当抬起拇指或双指时胸廓充分扩张使血液通过静脉回到心脏,但是,两次按压之间,拇指或双指***不得离开***胸部(图4.11)。如按压之后将拇指或双指完全离开胸骨,则

- 要浪费时间重新定位。
- 丧失按压深度的控制。
- 可能压错位置,造成对胸廓或胸廓内脏器的损害。

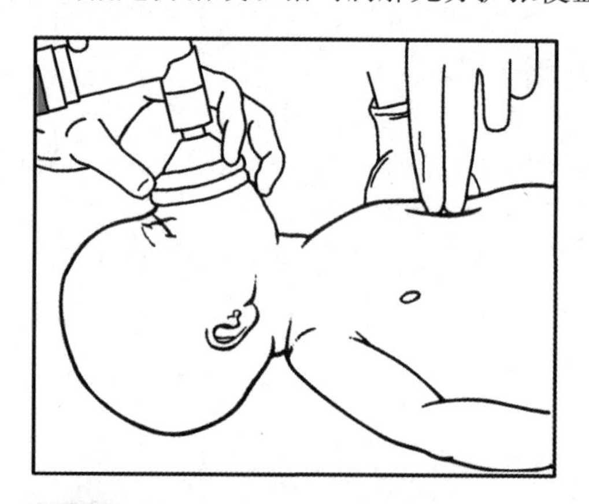

图4.10 胸外按压的正确方法(放松时手指仍接触胸部)

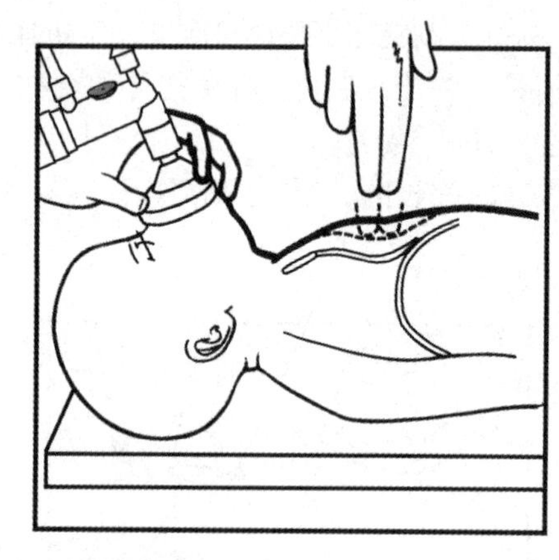

图4.11 胸外按压的错误方法(放松时手指离开胸部)

执行胸外按压有危险吗?

胸外按压可能对新生儿造成外伤。

胸廓内有两个重要器官——心和肺。肝脏虽属腹腔脏器,却有部分位于肋骨之下。胸外按压要求压力适当,既要使位于胸骨和脊柱间的心脏受到足够的压力,又不能损伤脏器。按压时若位置太低,作用于剑突上,可损伤其下的肝脏(图4.12)。

另外,肋骨也脆弱易骨折。

若按照本课中介绍的方法进行按压,则上述伤害可降低至最低限。

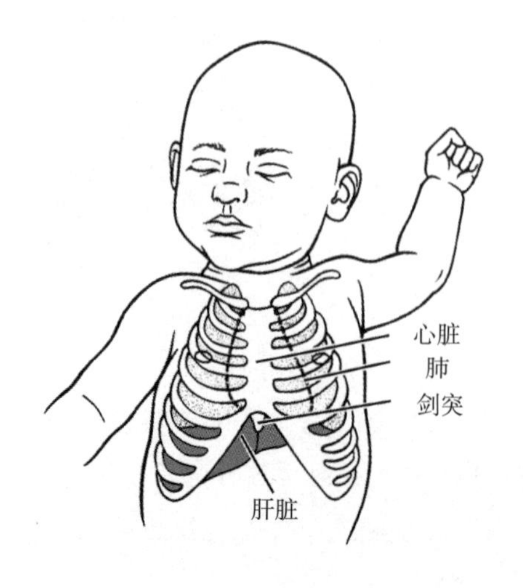

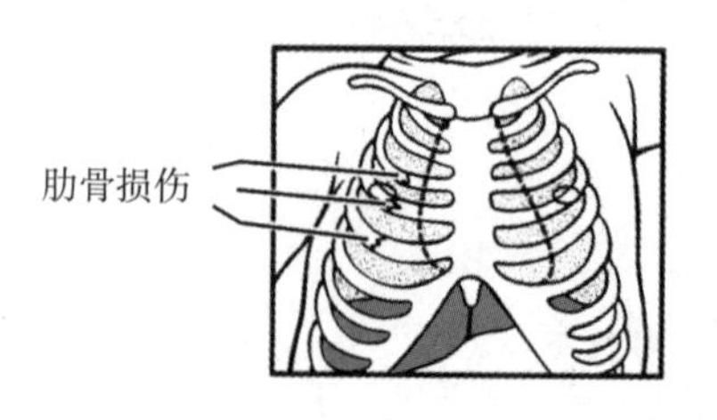

图4.12 胸外按压时可能损伤的身体结构

胸外按压的速度及其如何配合正压通气?

心肺复苏过程中,胸外按压一定要伴有正压通气,但应避免按压和通气同时进行,因为它们会互相影响效果。因此,两个动作须配合好,每3次胸外按压后,正压通气1次。共计每分钟30次呼吸和90次胸外按压(图4.13)。

操作时由胸外按压者大声数数,胸外按压者边按压边大声数"1—2—3—呼",正压通气者在"呼吸–"时挤压气囊,在"1–"时放松。注意呼气发生在下一次按压的下压过程中。数出节拍有助于整个过程协调有序的进行。

每个动作周期包括3次按压和1次通气。

- 每60秒(1分钟)应有大约120个"动作"——90次按压加30次呼吸。

注意:胸外按压时,正压通气频率实际上是30次/分,而不是先前学过的正压通气频率40~60次/分。这种低通气频率可保障必要的胸外按压次数,防止胸外按压与正压通气同时进行。要保证配合默契,必须与另一位成员一起进行练习,分别充当胸外按压者和正压通气者两种角色。

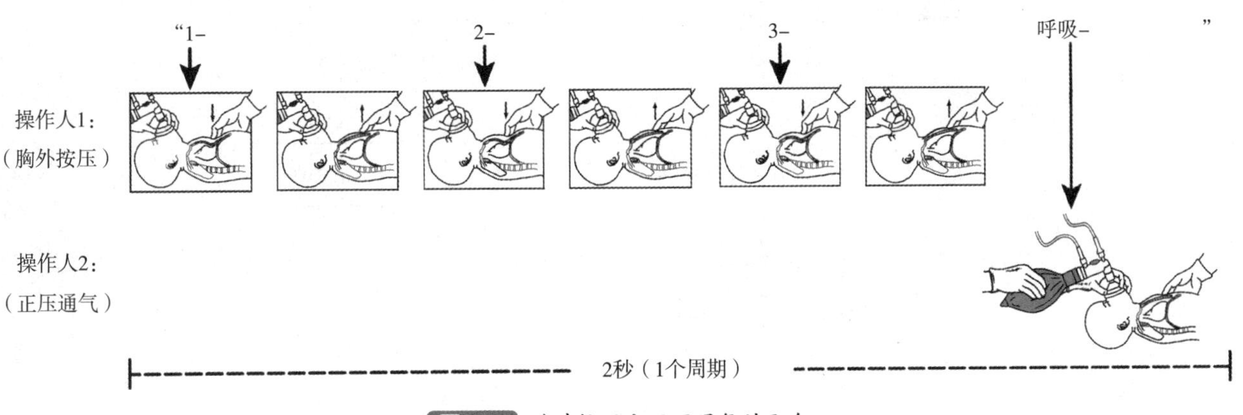

图4.13 胸外按压和正压通气的配合

如何练习胸外按压和正压通气的节奏?

设想你是胸外按压者。在按压胸廓时重复念"1—""2—""3—"几次。在念"呼吸—"时不要按压,手指不要离开胸骨的按压区,但要放松手指的压力以便进行通气。

现在自己计时,看是否能在10秒内念和做5个周期。记住念"呼吸—"时不要按压。练习边念边按压胸廓。

1—2—3—呼吸—1—2—3—呼吸—
1—2—3—呼吸—1—2—3—呼吸—
1—2—3—呼吸—

现在设想你是做正压通气者。这次你要在念"呼吸—"时,而不是"1—""2—""3—"时挤压气囊。

现在自己计时,看是否能在10秒内念和做5个周期。记住仅仅是在念呼吸时挤压气囊。

1—2—3—呼吸—1—2—3—呼吸—
1—2—3—呼吸—1—2—3—呼吸—
1—2—3—呼吸—

在真实情况下,应有两个小组成员进行复苏,一人按压,一人做正压通气。按压者大声念"1—2—……",两人要交换两种角色进行练习。

何时停止胸外按压?

尽管如前所述每30秒的操作后要评估效果,研究显示自主循环可能要在胸外按压开始后1分钟左右恢复。而且,为测心率中断胸外按压可引起冠状动脉灌注压的下降,成人和动物实验研究建议在冠状动脉灌注压恢复以前,胸外按压应继续45秒或更长。因此,在建立了协调的胸外按压和正压通气后,要在至少45~60秒后才能够短时间停下来测定心率。脉搏氧饱和度仪和心脏监护仪的应用有助于在不停止按压的情况下评估心率。然而,如果血流灌注很差,脉搏氧饱和度仪就不能测定连续的脉搏搏动。如果心率>60次/分,停止胸外按压,以40~60次/分的频率继续给予正压通气。

如果在胸外按压后心率>60次/分,则

可不再继续胸外按压,但以40~60次/分的速率继续正压通气。因为心排出量可能是充分的,按压会降低正压通气的效果，所以不应继续胸外按压。

一旦心率>100次/分，新生儿开始自主呼吸，应逐渐减少正压通气的频率和压力，如第三课所述，将新生儿转移至新生儿室进行复苏后护理。

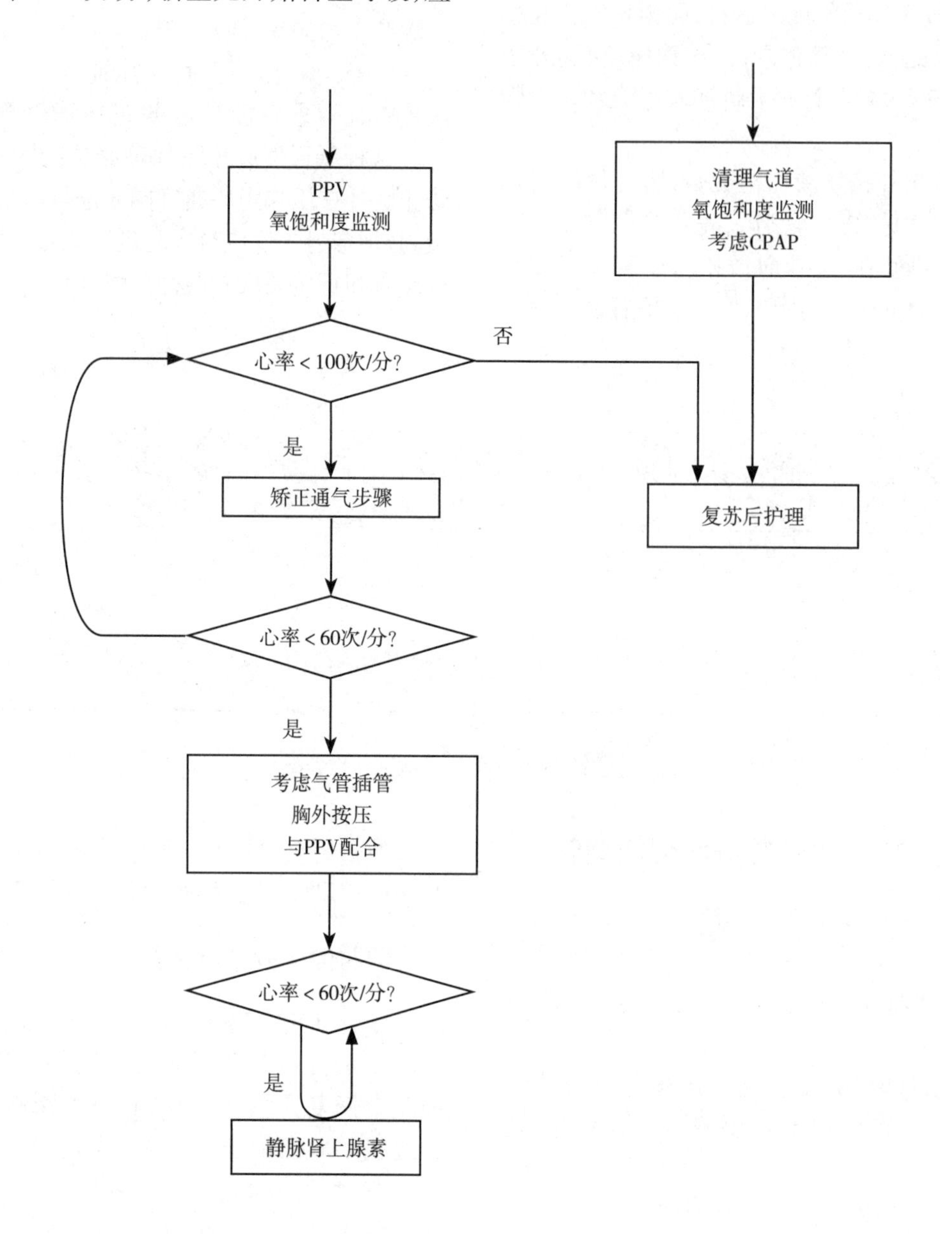

如新生儿情况无好转，该怎么做？

在继续给予胸外按压并配合正压通气时，应自问以下问题：

- 正压通气是否充分？（是否进行矫正通气步骤？是否进行气管插管？如是，气管导管位置是否正确？）
- 是否给氧？
- 胸外按压的深度是否约为胸廓前后径的1/3？
- 胸外按压和正压通气是否配合默契？

如心率<60次/分，应插入脐静脉导管并使用肾上腺素，如第六课所述。

如本课开始的病例4所述，在复苏的这一步要做气管插管，因此，如果插管的技术不在你的能力范围内，当你意识到需要插管时，应即刻呼叫会插管的医务人员尽快到达产房。气管插管的技术将在第五课叙述。

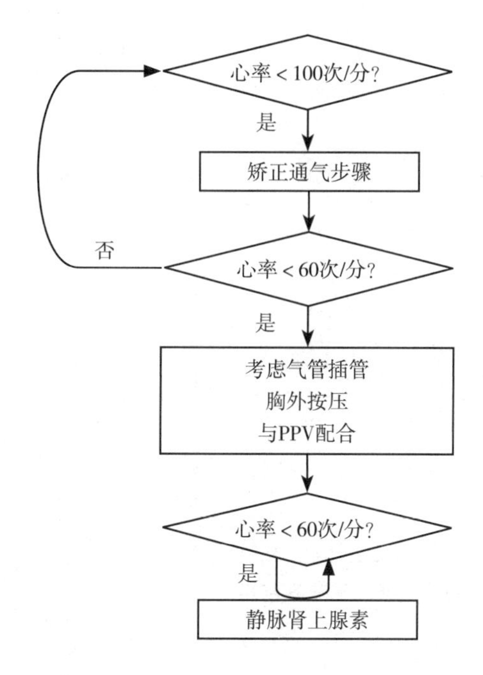

本课要点

1. 30秒有效正压通气后，如心率持续<60次/分，需做胸外按压。

2. 一旦心率低于60次/分，氧饱和度仪可能会停止工作，应增加给氧浓度至100%，直到氧饱和度仪恢复读数以指导适当的调整给氧浓度。

3. 胸外按压是

- 按压脊柱上方的心脏。
- 增加胸腔内压力。
- 促进身体重要器官包括大脑的血液循环。

4. 胸外按压有两种方法：拇指法和双指法，但首选拇指法。

5. 手指顺着肋骨的下沿移到剑突，就能很快找到按压胸骨的正确位置，然后将拇指或其他手指放在剑突上方和乳头连线之间的胸骨位置。

6. 为了保证胸外按压和正压通气的频率适当，胸外按压者要重复念“1—2—3—呼吸—……”。

7. 胸外按压时，呼吸频率为30次/分，按压频率为90次/分。相当于每分钟120个动作。3次按压和1次呼吸为1个周期，耗时约2秒。

8. 如预计新生儿需要脐静脉给药，可在新生儿头侧用拇指法做胸外按压，此时用气管插管正压通气将使胸外按压更容易进行。

9. 胸外按压时，确保：

- 正压通气时胸廓要有充分的运动。
- 适当给氧。
- 按压深度为胸廓前后径的1/3。
- 放松时将压力完全放开以使胸廓在此阶段恢复原状。
- 拇指或其他手指始终保持接触胸部按压区。
- 按压时下压的时间比放松的时间短。
- 胸外按压和人工通气要配合默契。

10. 在45~60秒胸外按压和正压通气后测心率。如心率是

- >60次/分，则停止按压，以40~60次/分呼吸频率继续正压通气。
- >100次/分，则停止按压，如新生儿有自主呼吸，逐渐停止正压通气。
- <60次/分，气管插管（如前边未作）并给肾上腺素，给肾上腺素首选静脉途径，气管插管是继续正压通气更可靠的方式。

第四课复习

（答案附后）

1. 新生儿呼吸暂停且心动过缓，清洁气道，给予刺激。30秒时，开始正压通气。60秒时，心率80次/分。（应）（不应）开始胸外按压。正压通气（应）（不应）继续。

2. 新生儿呼吸暂停且心动过缓。清洁气道、给予刺激后仍无自主呼吸，做30秒正压通气，且确保通气有效，但心率只有40次/分。（应）（不应）开始胸外按压。正压通气（应）（不应）继续。

3. 听诊确诊心率40次/分，氧饱和度仪已经停止工作，胸外按压开始，但新生儿仍在吸空气氧，此时在吸氧方面应做什么？（继续吸空气）（增加氧浓度至100%）

4. 在胸外按压的压迫阶段，经胸骨压迫心脏，使血液从心脏泵入（静脉）（动脉）。在放松阶段，血液从（静脉）（动脉）进入心脏。

5. 在新生儿身上（见下图）标出执行胸外按压的区域。

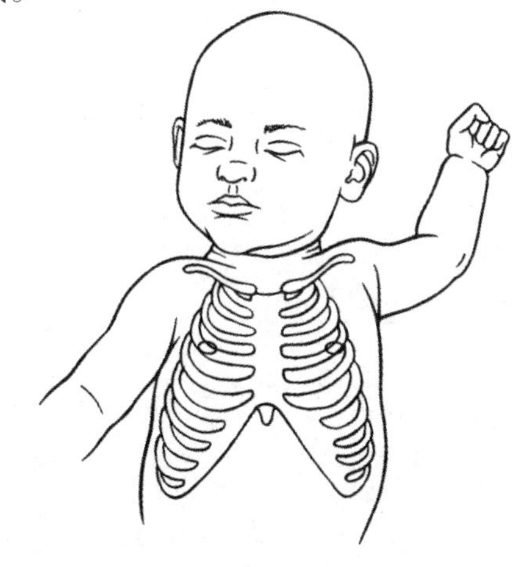

6. 施行胸外按压的首选方法是(拇指)(双指)法。

7. 如预期新生儿需要经脐静脉用药,你可用如下方式之一继续进行胸外按压

________________或________________

8. 胸外按压正确的按压深度约为

A. 胸廓前后径的1/4

B. 胸廓前后径的1/3

C. 胸廓前后径的1/2

9. 哪个图片的胸外按压放松动作正确?

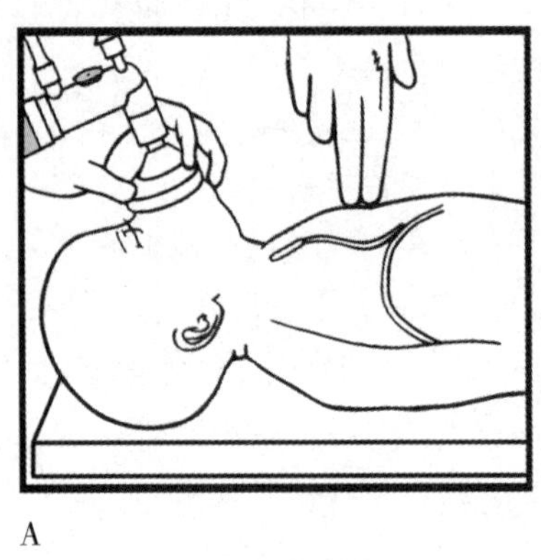

A

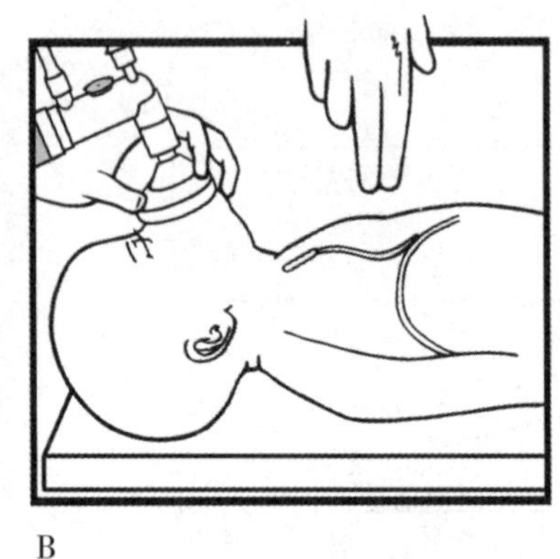

B

10. 用于计时并协调胸外按压和正压通气的句子是什么? ______________________________

11. 胸外按压和正压通气的比例是___比___。

12. 正压通气不伴胸外按压时,每分钟呼吸节律是_____~_____次/分。

13. 当正压通气伴有胸外按压时,每分钟"动作"频率应为_____个动作/分。

14. 数"1—2—3—呼吸—"应耗时约_____秒。

15. 新生儿需要正压通气和胸外按压。胸外按压30秒后,停止按压,数心跳6秒为8次。新生儿心率现在是_____次/分。应(继续)(停止)胸外按压。

16. 新生儿需要胸外按压,且正在用气囊面罩做正压通气。胸廓运动不良。停止按压,数心跳6秒为4次。新生儿心率现在是_____次/分。可考虑__________,__________,和__________。

17. 完成图表。

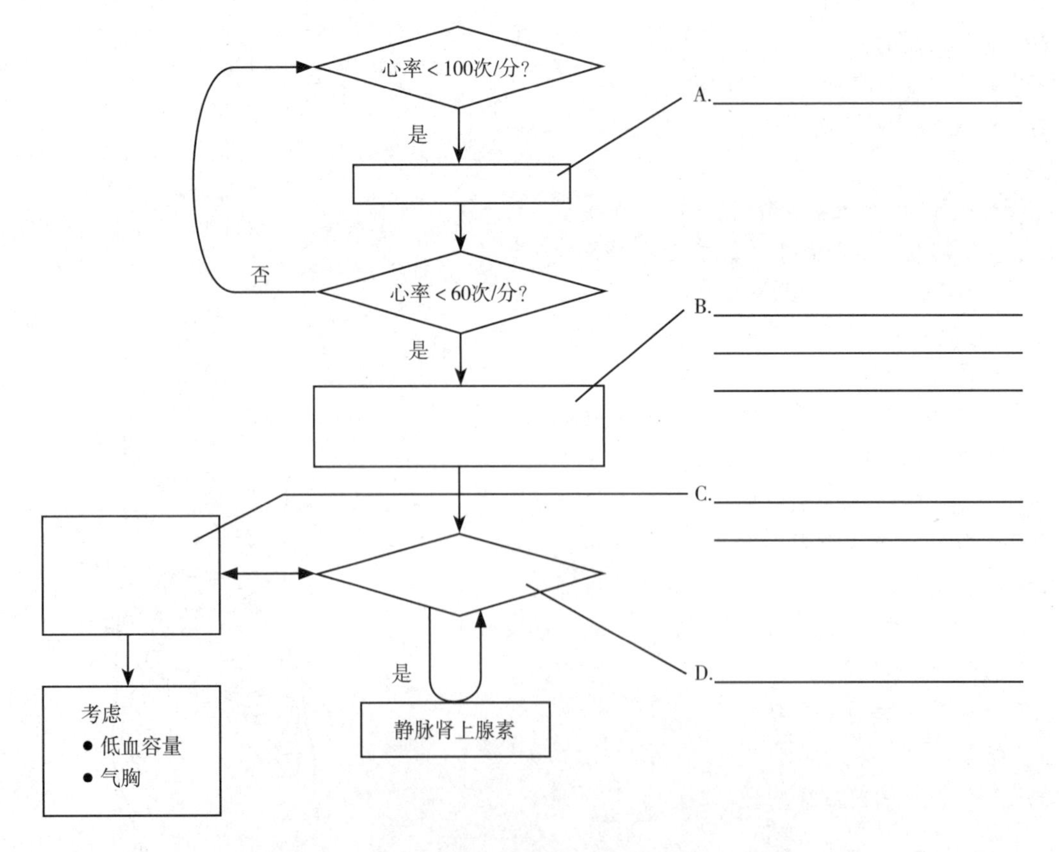

答案

1. **不应**开始胸外按压。正压通气**应**继续。

2. **应**开始胸外按压。正压通气**应**继续。

3. **增加氧浓度至100%**直到氧饱和度仪重新开始工作，此时应调整给氧浓度以达到流程图表中的氧饱和度目标值。

4. 在胸外按压的压迫阶段，血液从心脏泵入**动脉**。在放松阶段，血液从**静脉**进入心脏。

5. 按压的区域。

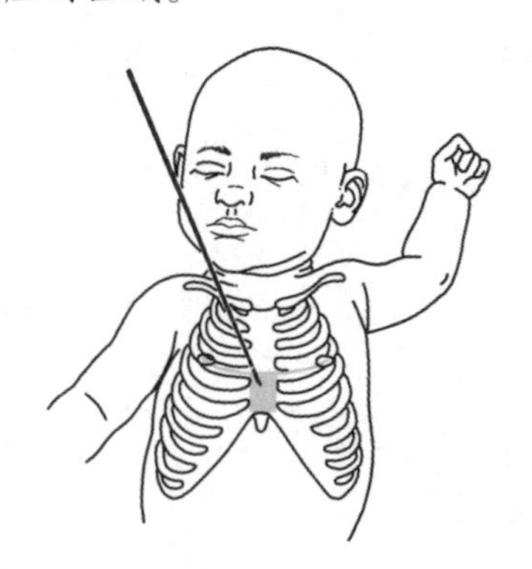

6. 施行胸外按压首选的方法是**拇指法**。

7. 你可**移至床头继续拇指法**正压**通气或改为用双指法**正压**通气**以便继续进行胸外按压。

8. 胸外按压正确的按压深度约为**胸廓前后径的1/3(B)**。

9. 图片A的动作正确(放松时手指保持接触胸部)。

10. **"1—2—3—呼吸—"**

11. 比例是3比1。

12. 正压通气不伴胸外按压时，每分钟呼吸频率是40~60次/分。

13. 胸外按压时，每分钟"动作"速率应为120个动作/分。

14. 数"1—2—3—呼吸—"应耗时约2秒。

15. 心跳6秒为8次是80次/分。应停止胸外按压。

16. 心跳6秒为4次是40次/分。可考虑**气管插管、脐静脉插管和给予肾上腺素。**

17. 遗漏的内容如下：

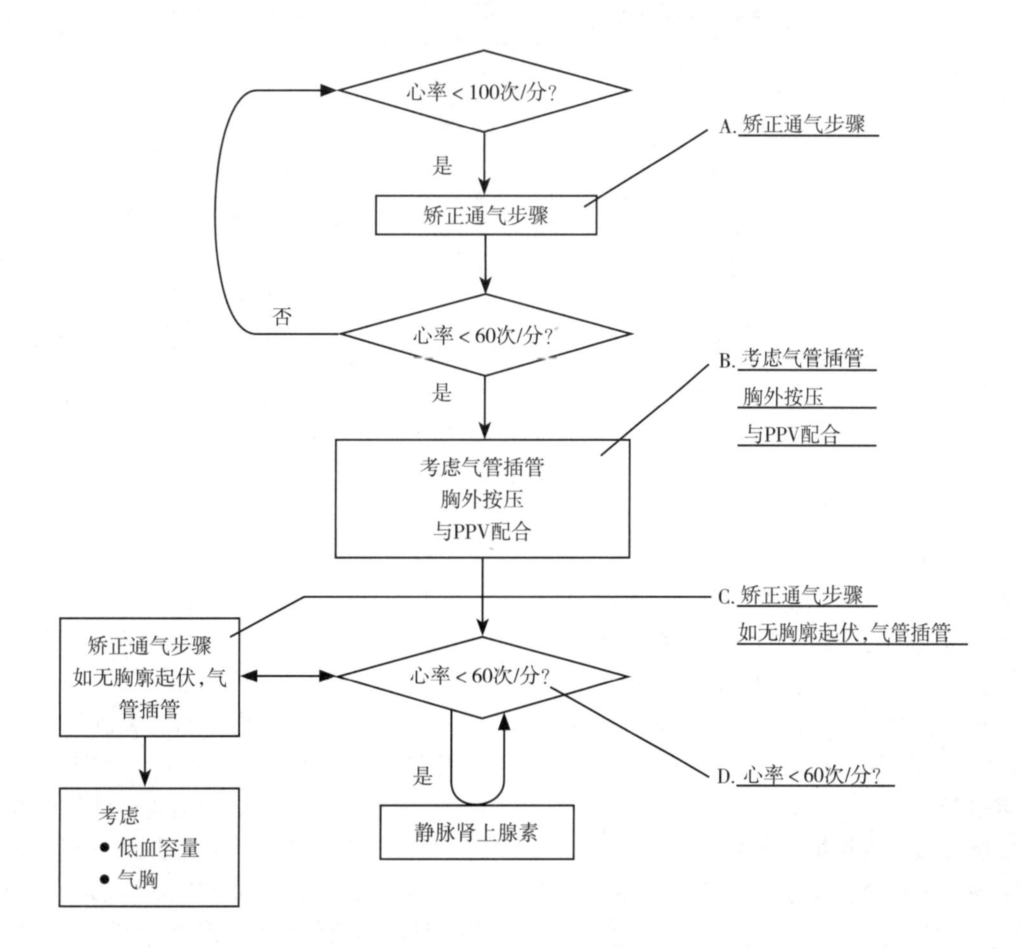

第四课：胸外按压操作核对表

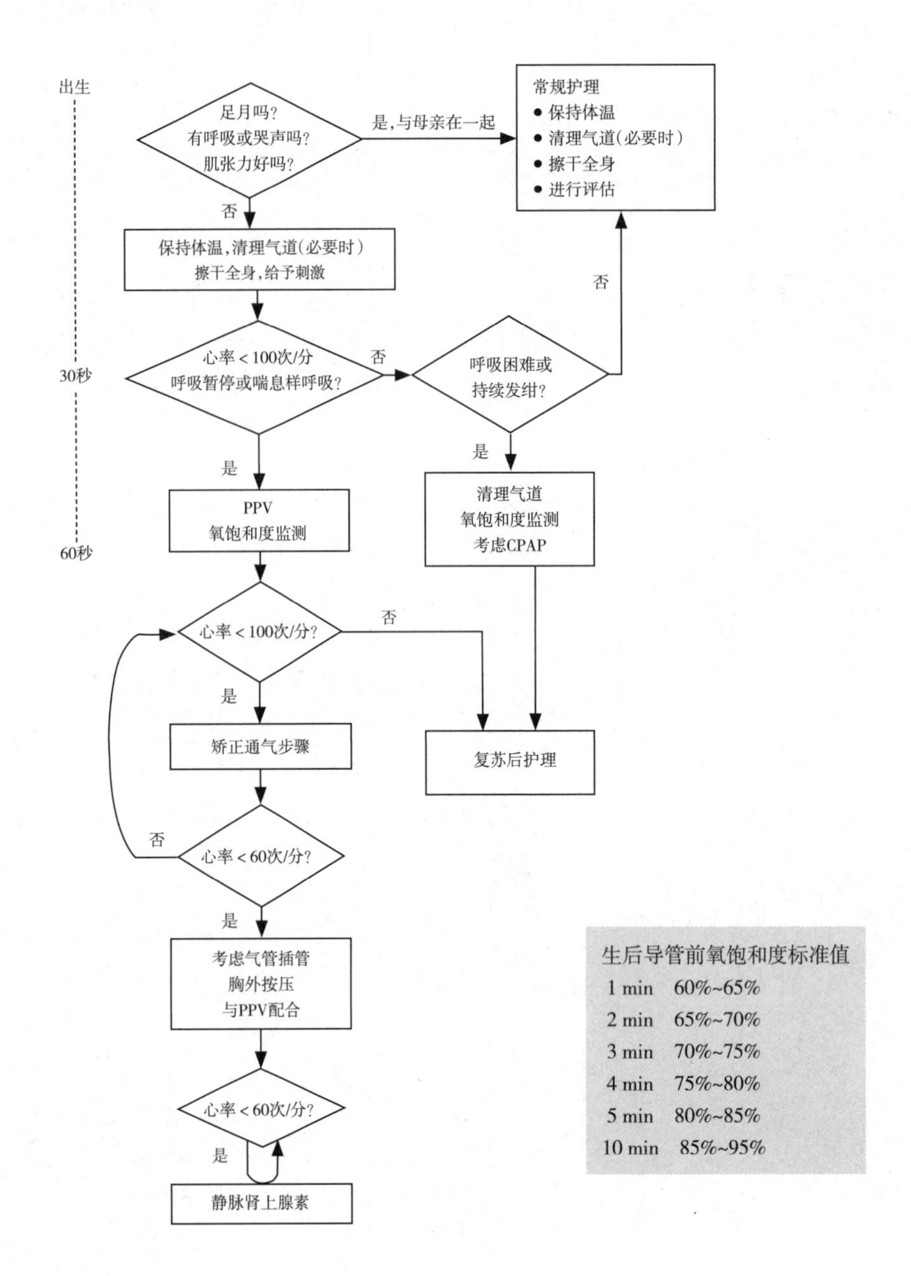

生后导管前氧饱和度标准值

1 min	60%~65%
2 min	65%~70%
3 min	70%~75%
4 min	75%~80%
5 min	80%~85%
10 min	85%~95%

操作核对表是一个学习工具

学员用此表作为独立操作时的参考，或作为与NRP教员讨论和实践的指南。当学员和教员都认为学员能在场景的范围内在无指导的情况下正确和没有困难地完成技能操作，学员可以进入下一课的操作核对表。

知识点检查

- 开始胸外按压的指征是什么？
- 首选哪一个按压的方法：双指法还是拇指法？
- 终止胸外按压的指征是什么？

学习目标

1. 识别需要胸外按压的新生儿。
2. 演示进行胸外按压的正确技术。
3. 识别终止胸外按压的指征。
4. 演示在新生儿复苏的关键部分确保畅通的小组交流和配合的行为技巧。

"你被呼叫参加由于胎儿心动过缓而进行的紧急剖宫产，你如何为此新生儿的复苏做准备？工作期间，将你的想法和你的做法，大声说出来，让你的助手和我知道你的想法和做法。"

教员将检查下表中的内容，当学员回答正确时在方框里打勾。

注意：场景引导学员由第一课至第四课，教员发现有助于评估操作的"详细内容"栏，用于操作核对表作为基本综合技能核对表(第一课~第四课)代替更简略的基本综合技能操作核对表。

学员姓名:		
	□获得相关的围产期病史	胎龄？羊水清吗？几个胎儿？其他高危因素？
	□进行器械检查 □组合复苏团队(至少两人)讨论计划和任务 □如产科医务人员告知产妇羊水内有胎粪污染，准备气管插管吸引胎粪	保温，清理气道，听诊，给氧，通气，插管，药物，体温调节。
新生儿出生了		
生命体征	操作步骤	详细内容
胎龄 呼吸暂停 肌张力低下	□完成快速评估 □放新生儿于辐射暖台上	问三个问题：足月吗？有呼吸和哭声吗？肌张力好吗？
	胎粪管理*(可选)*	
	□进行初步复苏	保暖、摆正体位、吸引口鼻、擦干、移开湿巾及刺激。
呼吸频率(RR)-呼吸暂停 心率(HR)-40次/分	□评估呼吸和心率	听诊心尖区或触脐动脉搏动。
	□开始正压通气(PPV)	根据医院的方案给____%氧，压力约20cmH_2O，频率=40~60次/分。
	□必要时请求帮助	如需要进行PPV，最少需要两个复苏人员，分娩前就要组织好复苏团队。
	□需要脉搏氧饱和度仪	助手先连接传感器于新生儿右手或手腕，然后连接监测器。
RR-呼吸暂停 HR-40次/分 Spo_2——— 无呼吸运动 或呼吸音	□要求评估心率，脉搏氧饱和度 □如不增加，要求评估双侧呼吸音和胸廓运动	低心率时脉搏氧饱和度仪不工作。
	□矫正通气步骤(MRSOPA)	M调整面罩和R重新摆正体位(再尝试5~10次呼吸) S吸引口鼻并O轻微张口(再尝试5~10次呼吸) 每几次呼吸逐渐P增加压力直到每次呼吸都能听到双侧呼吸音及看到双侧呼吸运动，必要时最大压力可增加到40cmH_2O。
+胸廓运动 +呼吸音	□需要评估胸廓运动和呼吸音	如所有矫正通气步骤都已完成，但仍无胸廓起伏和呼吸音，或心率不增加，学员应指出需要A改变气道通气方式，如气管插管。

续表

生命体征	操作步骤	详细内容
+胸廓运动 +呼吸音	□进行30秒PPV，检查呼吸音和胸廓运动	助手检查呼吸音和胸廓运动。
HR-50次/分 Spo$_2$---	□评估心率和Spo$_2$	助手听诊心率或触诊搏动（在低心率时脉搏氧饱和度仪不工作）。
	□请求帮助 □开始胸外按压 □增加给氧浓度至100%	复苏小组已组成，不要忘记要有一人负责记录，把复苏过程记录在专用的记录单上。 必要时组长分配PPV和其他任务。
	□找出胸骨下1/3的适当位置 □双指法 ● 用中指和示指或无名指指尖 □拇指法 ● 用双拇指的远端部分（如果新生儿小则可双拇指重叠）	拇指法首选，因为拇指法比双指法能更好地控制下压的深度。拇指法能产生更高的收缩峰压和冠状动脉灌注压。
	□挺直的按压胸骨，深度为胸廓前后径的1/3 □放松时保持双指指尖或拇指在胸骨上，在两次按压之间令胸廓扩张，但双指或拇指不能离开胸廓。	下压时间应稍短于放松时间，以产生最大的心脏排出量。 在拇指法，要注意在放松时仍紧握围绕胸廓的手指会妨碍通气。
	□按压者有节奏的数出“1—2—3—呼吸—” □在“呼吸—”时进行通气	一个周期包括3次按压和1次呼吸，需时间2秒。
	□胸外按压（配合正压通气）进行45~60秒评估心率 □触脐动脉搏动，继续通气，如触不到脐动脉搏动 □听诊心尖区，暂时停止通气	心率评估是一个好的学习机会，要求学员和助手交换位置以使学员演示胸外按压和通气两种角色。 选择1：恢复到常压给氧。 选择2：指需要进行脐静脉插管（UVC）和给予肾上腺素
	选择1	
HR-70次/分 Spo$_2$-67% 呼吸暂停 +胸廓运动 +呼吸音	□停止胸外按压 □继续通气 □根据氧饱和度测定和新生儿出生后的时间调整给氧浓度	HR>60次/分时停止胸外按压。 继续监护心率和Spo$_2$。
HR-120次/分 Spo$_2$-74% RR-10次/分 HR140次/分 Spo$_2$-97% RR-有微弱的哭声	□不做胸外按压，给30秒有效正压通气。 □评估新生儿的有效呼吸、HR、脉搏氧饱和度。 □如新生儿有自主呼吸，减少PPV频率。 □逐渐撤出PPV，根据氧饱和度测定调整常压给氧浓度。根据氧饱和度测定最终停止常压给氧。	复苏小组应关注新生儿生命体征的改善并一起讨论下一步骤如何进行。
	□向家庭提供新的信息 □适当的复苏后护理	

选择2		
生命体征	操作步骤	详细内容
HR-40次/分 Spo_2--- (氧饱和度仪—无信号)	□给予胸外按压配合正压通气45~60秒，考虑对复苏措施反应不好的原因	考虑反应不好的原因 ● 正压通气无效？ ● 气管导管脱出(或现在需要插管)？ ● 是否已给氧？ ● 胸外按压是否规范(位置、深度、频率)？ ● 胸外按压和正压通气是否配合良好？
HR-50次/分 Spo_2--- (氧饱和度仪—无信号)	□在完成45~60秒胸外按压配合正压通气后要求评估HR □告知下一步的计划 ● 气管插管(如以前未作) ● 插入紧急UVC并给肾上腺素	为插入紧急UVC并给肾上腺素以及气管插管，复苏团队需要再请求人力帮助。

教员问学员以下思考题，以便学员能进行自我评估，例如：

1. 在本次复苏期间哪方面做得好？
2. 在本场景中谁担任领导角色？
3. 你所领导的助手们得到了什么帮助？你用什么行为技能确保了好的团队配合？给一个你用此技能去讲和做的实例？
4. 什么时候新生儿对胸外按压和有效正压通气配合无反应？团队成员做什么去互相支持(或不支持)？
5. 当再次面对此场景时你的处理会有什么不同？

新生儿复苏教程的关键行为技能

了解你的环境	明智的分配注意力
预估和计划	利用所有可用的资料
确定领导角色	应用所有可用的资源
有效的交流	需要时请求帮助
小组成员的最佳工作负荷	保持专业的行为

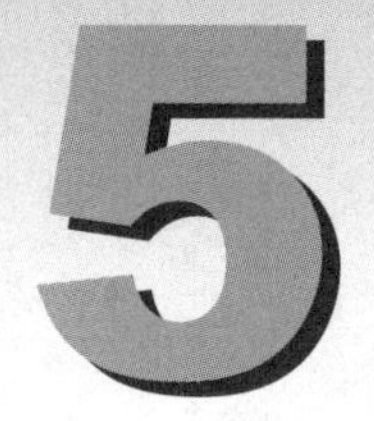

第五课　气管插管和喉罩气道插入

学习内容

- 复苏过程中气管插管的指征
- 如何选择和准备气管插管所需的合适设备
- 如何使用喉镜插入气管导管
- 如何确定气管导管在气管内
- 如何使用气管导管吸引气管内的胎粪
- 如何使用气管导管进行正压通气
- 何时需要应用喉罩气道进行正压通气
- 如何放置喉罩气道

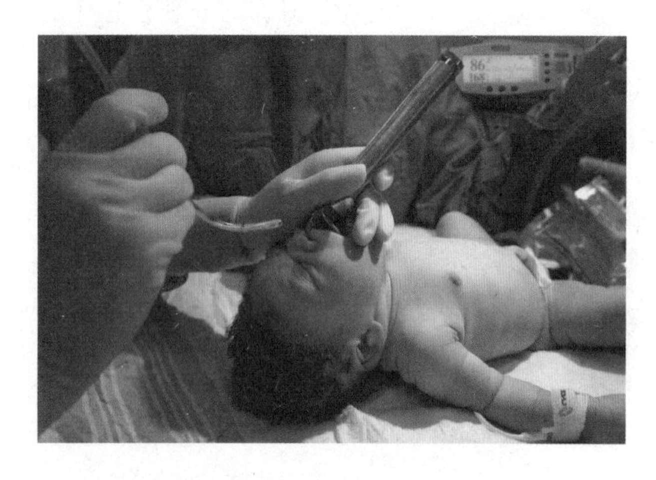

何时需要气管插管?

在复苏过程中,有好几处需要气管插管(见流程图用星号[*]标出的步骤)。

- 如有胎粪,且新生儿的呼吸,肌张力或心率受到抑制,在开始其他复苏措施之前,第一个要做的步骤就是气管插管。
- 如面罩正压通气(PPV)不能充分改善临床症状、无良好的胸廓起伏时,可决定气管插管能供给充分的正压通气而不是继续尽力矫正面罩辅助通气。
- 如PPV持续数分钟以上,可气管插管改善疗效并使正压通气容易进行。
- 如需胸外按压,气管插管可有利于胸外按压与正压通气更好的配合,并使每次正压通气取得最大效率。
- 特殊情况:如极度早产儿、给予肺泡表面活性物质或怀疑有膈疝时(见第七课、第八课)。

气管插管的替代方法

研究显示,当气囊面罩或T组合复苏器PPV无效且不能进行气管插管或气管插管失败时,固定在喉入口的喉罩(喉罩气道)是进行辅助通气的有效替代方法(图5.1)。然而,喉罩气道用来吸引胎粪尚无研究,在早产儿的应用经验有限。喉罩气道的应用将在本课最后介绍。

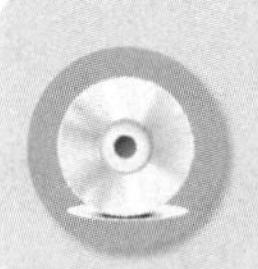

有关气管插管的内容,与教材配合的有DVD,希望学员能够配合观看学习。

需要哪些器械和用品?

进行气管插管必需的器械和用品应保存在一起,随时备用。每个产房、新生儿室和急救室应配备

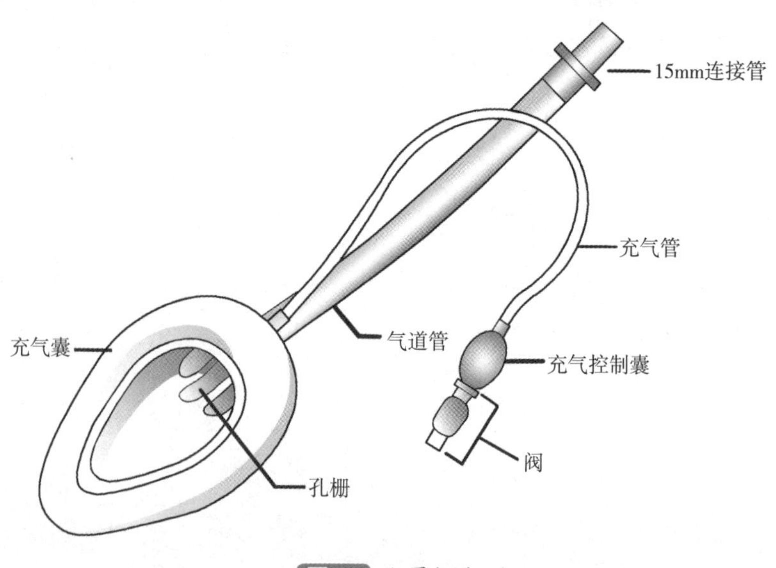

图5.1 喉罩气道

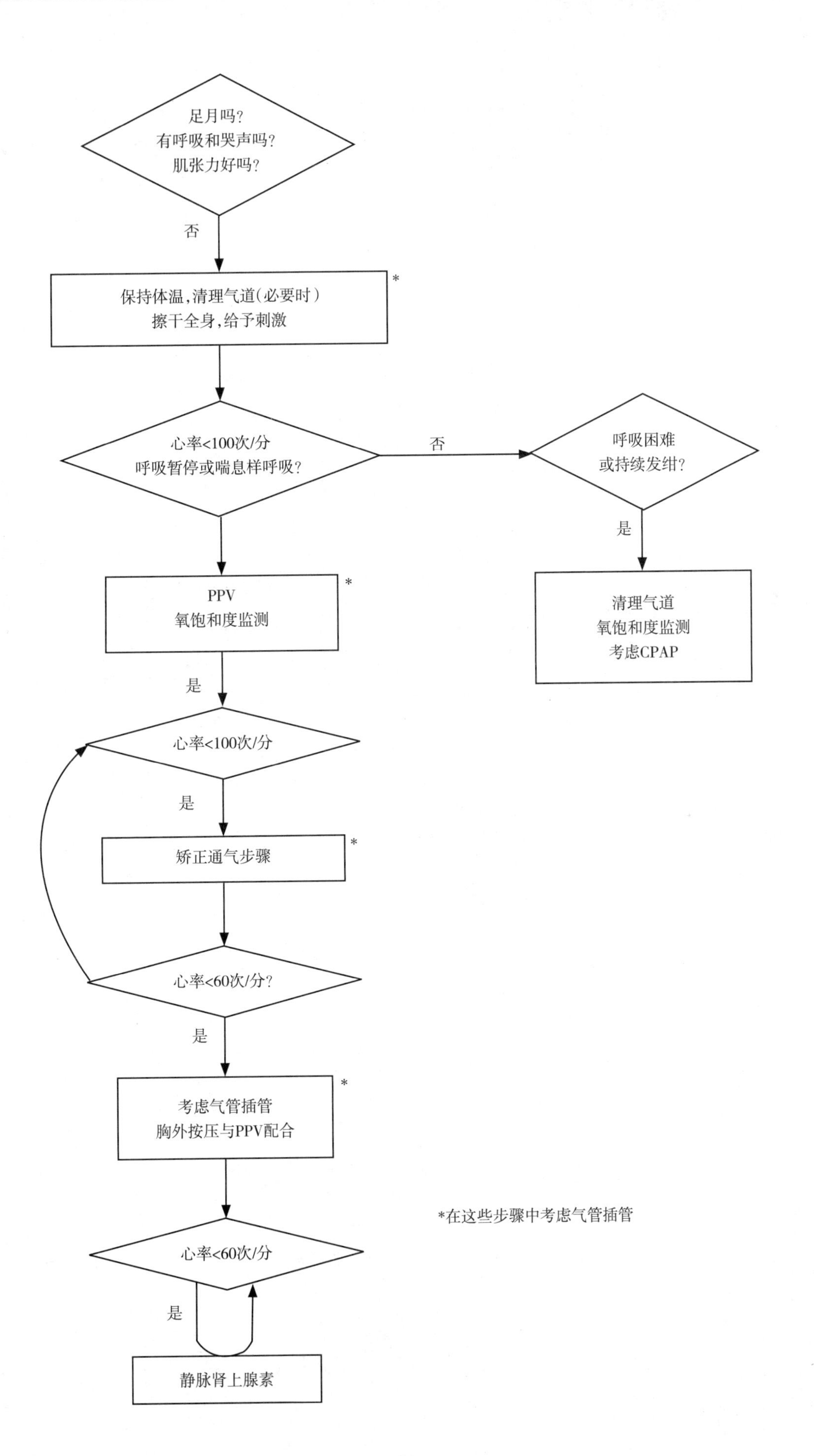

足月吗？
有呼吸和哭声吗？
肌张力好吗？
否
保持体温，清理气道（必要时）
擦干全身，给予刺激
*
心率<100次/分
呼吸暂停或喘息样呼吸？
否
呼吸困难
或持续发绀？
是
清理气道
氧饱和度监测
考虑CPAP
PPV
氧饱和度监测
*
是
心率<100次/分
是
矫正通气步骤
*
心率<60次/分？
是
考虑气管插管
胸外按压与PPV配合
*
*在这些步骤中考虑气管插管
心率<60次/分
是
静脉肾上腺素

至少以下一整套器械(图5.2):

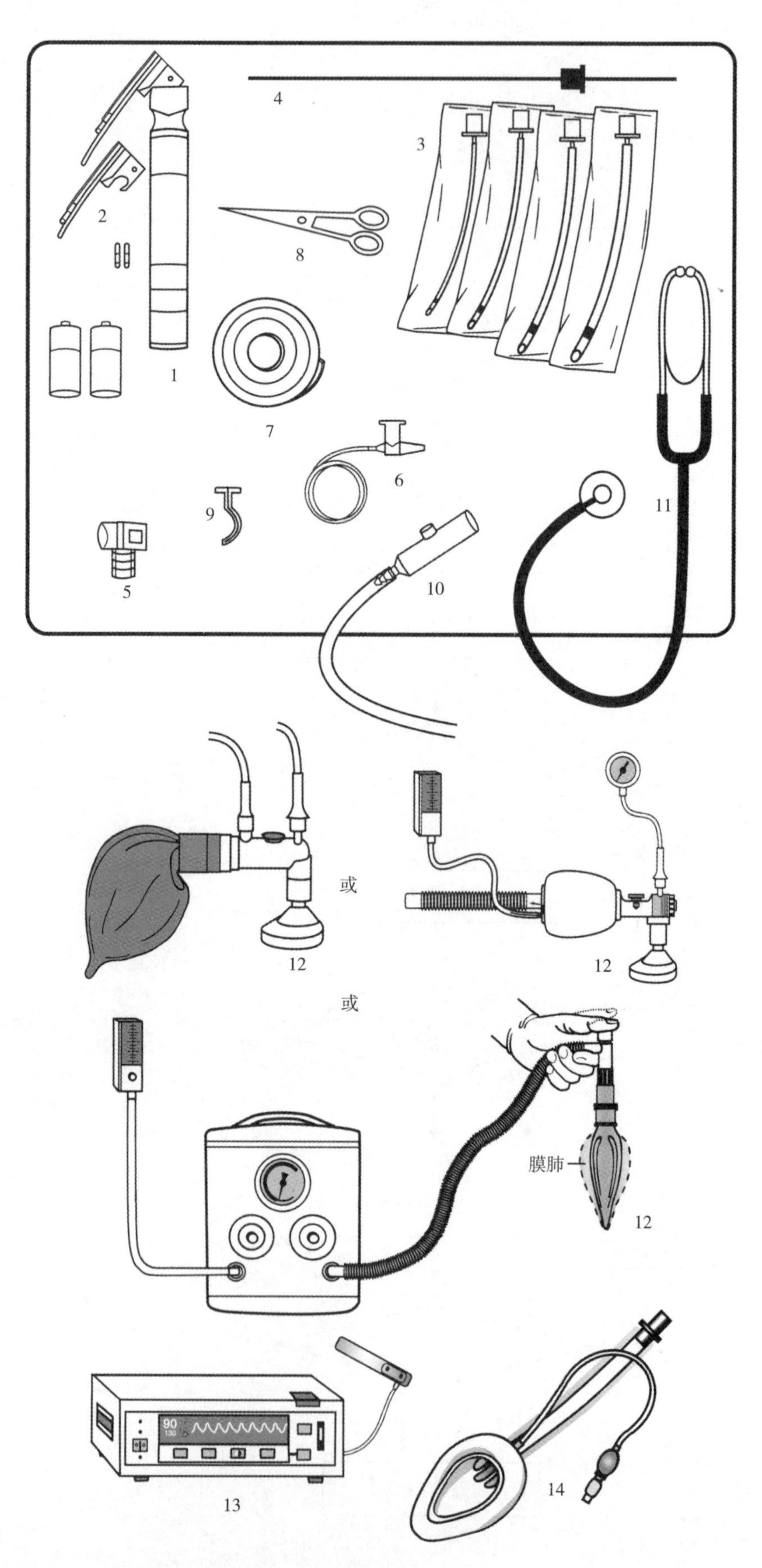

图5.2 新生儿复苏设备和用品

1. 喉镜　包括备用电池和备用灯泡。

2. 镜片　1号镜片(足月儿用),0号(早产儿用),00号(适用于超低出生体重儿)。直镜片比弯镜片好。

3. 气管导管　内径为2.5mm、3.0mm、3.5mm和4.0mm。

4. 金属导管芯(可选)。

5. 二氧化碳监护器或检测器。

6. 吸引装置　10F的吸引管用于吸引咽部,8F或5F、6F的吸引管用于吸引不同大小的气管导管。

7. 胶布卷1/2英寸或3/4英寸,或气管导管固定装置。

8. 剪刀。

9. 口腔气道。

10. 胎粪吸引管。

11. 听诊器(最好新生儿钟型听头)。

12. 正压通气装置(复苏囊或T组合复苏器),传送空气和(或)氧气的导管,自动充气式气囊应配有储氧器,所有的正压通气装置都应配有压力计。

13. 脉搏氧饱和度仪和新生儿传感器。

14. 喉罩气道(1号)和5ml注射器。

这些设备应该集中存放在一个有标记的清洁容器内并置于易取的位置。

气管插管最好作为一种清洁程序执行。气管导管和金属导管芯应保持清洁,防止污染。在插管前放在包内。喉镜镜片和镜柄在每次使用后应彻底清洁。

最好用哪种气管导管?

气管导管应使用无菌包装并用无菌技术操作。导管的管径应一致,管端处不应有狭窄(图5.3),后者的弊端之一是气管开口处的视线易被较粗的导管部分所遮挡。另外,带肩的导管更可能引起阻塞并对声带造成损伤。

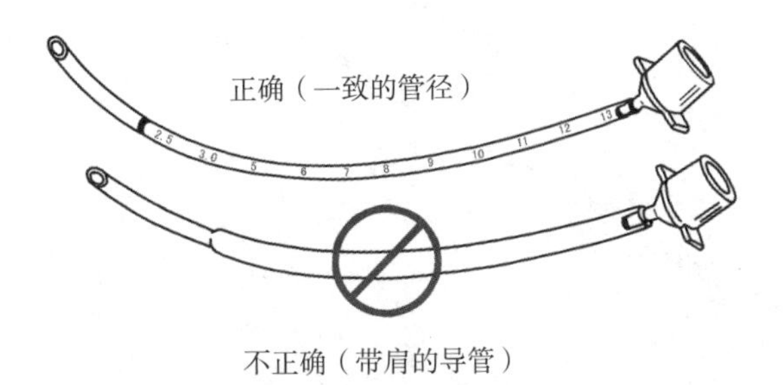

图5.3 新生儿最好用一致的管径

大多数新生儿气管导管在近管端处有一道黑线,叫“声带线”(图5.4)。插管时声带线应在声带水平,这样管端恰好在气管分叉(隆凸)上方。

早产儿的气管长度比足月儿短,正常足月儿5~6cm,而早产儿为3cm。因此,导管越小,其声带线越靠近管端。然而,关于声带线的位置,不同生产商的产品可能会有不同。

尽管在声带线水平有防护圈的气管导管是可用的,但新生儿复苏时不推荐使用带防护圈的导管。

绝大多数气管导管沿着导管的侧面刻有厘米标记,用于辨别距管端的长度。下面你将会学习如何使用这些标记辨别插入导管的适当深度。

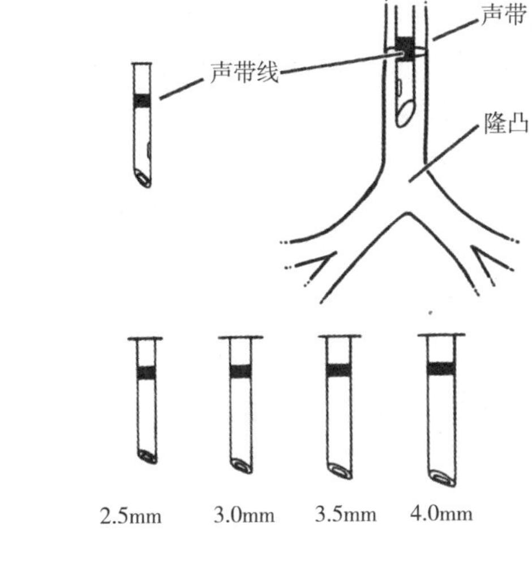

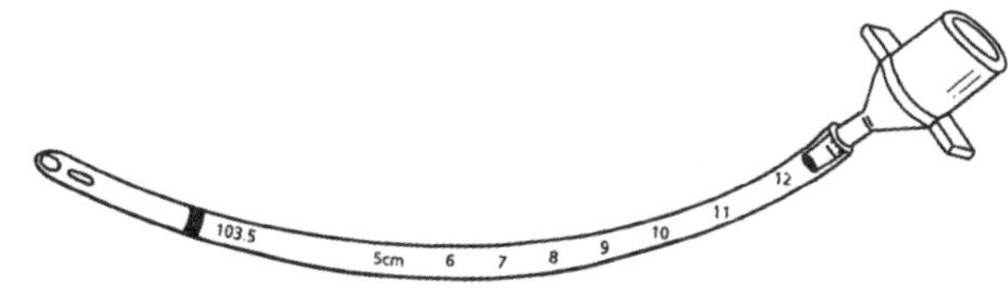

图5.4 用于新生儿复苏的气管导管的特征

如何准备使用气管导管?

选择适当的气管导管。

一旦复苏开始,延迟提供合适治疗,尤其是正压通气,就会发生低氧血症。因此,在一个预期高危分娩前准备气管插管设备是很重要的。

表5.1 不同体重和孕周导管内径

体重(g)	妊娠周数(w)	导管内径(mm)
<1000	<28	2.5
1000~2000	28~34	3.0
2000~3000	34~38	3.5
>3000	>38	3.5~4.0

气管导管的型号根据新生儿的体重而定。表5.1推荐不同体重、不同孕周所需导管型号。可将此表贴在每一个分娩室和辐射暖台上。有时需用比推荐型号小的气管导管，但会增加气流的阻力，对同样的潮气量需给更大的压力。另外，小内径导管更易插入。

考虑剪短导管长度

许多生产商生产的气管导管都比经口插管所需的气管导管长得多。额外的长度会增加气流的阻力。有些临床医生认为在插管前先将导管修短有好处(图5.5)。可于13~15cm处剪断，这有利于插管时的控制，不易插得太深。13~15cm的导管可在唇外保留足够的长度，如必要时既便于调节插入导管深度，又可稳妥地固定于病儿面部。拿开接管(注意导管的接管可能很紧)，导管应斜剪，这样较容易再把接管接上。

将气管导管再接上接管，接管要接牢，以免插管时脱落。要确保接管和导管对齐以免导管扭折，要使接管的大小和导管的型号一致。不同型号的导管使用的接管也不同。

有些医师喜欢在开始时将导管留得长些，如想要保留的导管比复苏时长，插入后再剪断也可。注意15cm的长度更能适宜于不同型号气管导管的固定。

考虑使用金属导管芯(可选)

有些人认为将金属芯插入气管导管可使导管变硬且曲度合适使导管易插入气管内(图5.6)。插入金属芯时，必须：

- 金属芯的顶端不超过气管导管的管端或侧孔(以免损伤组织)。

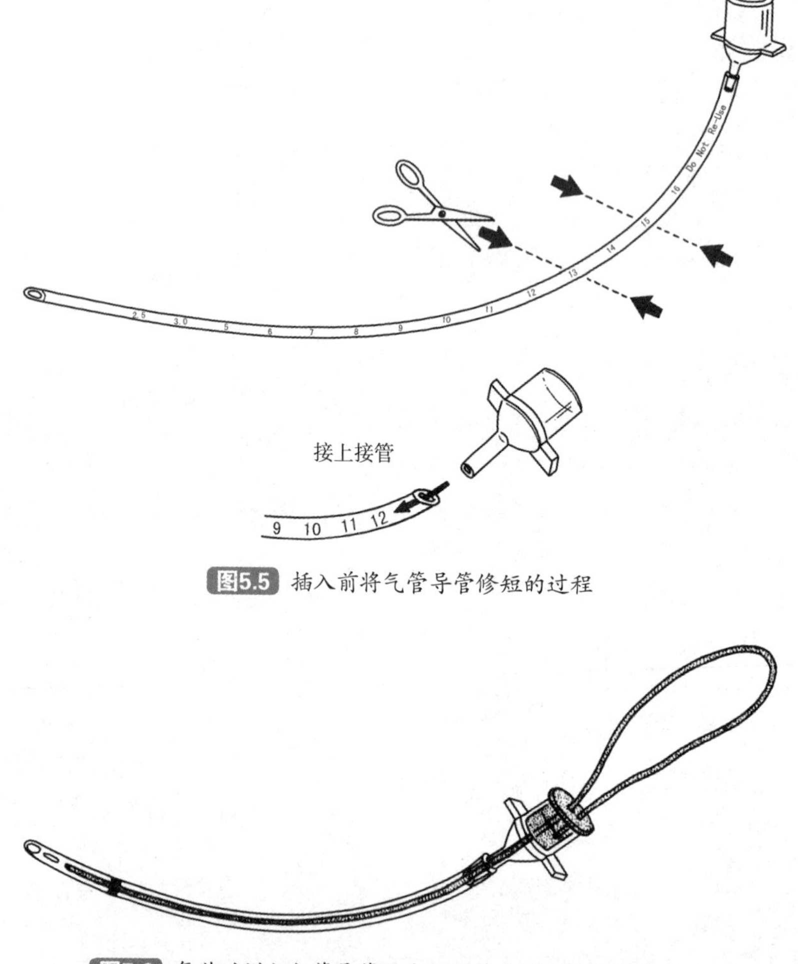

图5.5 插入前将气管导管修短的过程

图5.6 复苏时增加气管导管硬度和保持曲度可选用的金属芯

● 固定金属芯，以至使其在复苏时不能进一步进入气管。

虽然许多人认为金属芯有助于插管，也有人觉得导管本身的硬度已足够。使用金属芯与否取决于操作者的喜好和技能。

如何准备喉镜和其他用品?

选择镜片并装到镜柄上。

首先选择适当型号的镜片并把它装到喉镜柄上。

● 早产儿用0号，极度早产儿用00号

● 足月儿用1号

检查电源。

然后打开开关，检查电池及灯泡功能是否正常，灯泡是否旋紧，以免插入时松动或脱落。

准备吸引器装置。

● 堵塞吸引管的终端调节吸引器的吸引水平到80~100mmHg。

● 连接10F(或10 F以上)吸引管和导管，使其能吸出口鼻内的分泌物。

● 如需在气管内保留气管导管，经导管内吸引，则准备较小号的吸引管(5F、6F或8F根据导管型号而定)更有效见表5.2。

表5.2　不同内径气管导管的吸引管型号

导管内径(mm)	吸引管型号
2.5	5F或6F
3.0	6F或8F
3.5	8F
4.0	8F或10F

准备施行正压通气的设备。

应在手头准备一个复苏囊或T组合复苏器和面罩，如插管不成功，在两次插管的间隙应用或在胎粪吸引后需要进行正压通气时应用。无面罩的复苏设备也能用于检查导管的位置并提供持续正压通气。检查此装置的操作见第三课。

当预期要复苏，如已知为畸形儿或胎儿窘迫或早产儿，应使用空氧混合仪提供能调节可变的氧浓度，如时间紧急不能准备，在得到空氧混合仪和氧饱和度仪前开始使用空气氧进行复苏。

安置二氧化碳检测仪。

有助于确定气管导管是否在气管内。

打开空氧混合仪。

导管连接到空氧混合仪，可调节20%~100%氧浓度并与复苏装置相连接。氧流量调节到5~10L//min。

确保复苏床旁准备好一付**听诊器**。

听诊器用来检查心率和双肺呼吸音。

剪胶布或准备固定。

剪数条胶布把导管固定在新生儿面部。如你医院里有的话，也可使用气管导管支架或托。

复 习

(答案在前面的章节和本课的最后。)

1. 新生儿有胎粪且呼吸抑制在其他复苏措施开始前(需要)(不需要)气管插管吸引胎粪。

2. 由技能熟练的复苏人员做了2分钟气囊面罩正压通气后，尽管做了矫正通气步骤，新生儿心率不上升和胸廓起伏不良。(应)(不应)考虑气管插管。

3. 对体重小于1000g的早产儿，气管导管的内径应为__________mm。

4. 足月儿用的喉镜镜片应为__________号。早产儿用的喉镜片应为__________号。极度早产儿应为________号。

注意：复苏时若需要在出生后立即进行气管插管，通常没有充足的时间或血管途径进行插管前给药。但是一些临床医师在选择性气管插管前(如外科或NICU在开始机械通气前)要先给予药物(如镇静止痛药、麻醉药及阻断迷走神经药物)。本教程专注于新生儿复苏。因此，教材中不讨论气管插管前用药。

气管插管后如何继续复苏?

气管插管时多数复苏操作不能继续进行。

● 气管插管时面罩必须从气道拿开，正压通气中断。

● 胸外按压必须中断，因按压动作会影响观察到插管标志的视线。

● 应努力减少插管时低氧血症的不良影响，尽量减少插管的操作时间，插管时间不得超过30秒。如在30秒内不能暴露声门并插进导管，则要撤出喉镜，进行面罩通气，尤其是当气管插管引起心动过缓时，要保证稳定新生儿，然后再进行气管插管。

正确插入导管需要了解哪些解剖标志？

与气管插管有关的解剖标志见图5.7至图5.9。利用所有插图学习这些标志相应的位置对了解插管的操作至关重要。

1. 会厌软骨——气管开口处的一块软骨瓣
2. 会厌软骨谷——舌根至会厌之间的一个陷凹
3. 食管——食物由口咽入胃的通道
4. 环状软骨——喉软骨的下部
5. 声门——喉至气管的开口，侧面为声带
6. 声带——声门两侧黏膜的带状皱折
7. 气管——空气由咽喉进入主支气管的通道
8. 主支气管——两条从气管进入肺部的空气通道
9. 气管隆凸——气管与两条主支气管汇合处

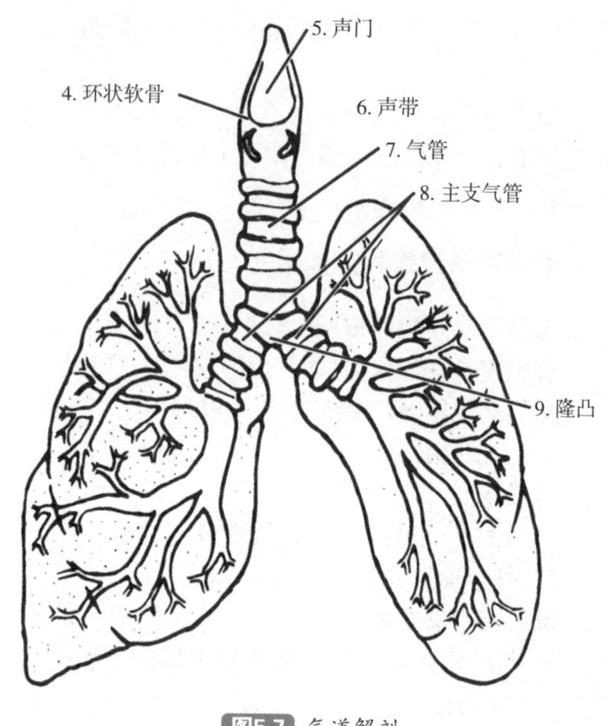

图5.7 气道解剖

应如何摆放新生儿体位使气管插管更容易？

新生儿插管的正确体位与气囊面罩正压通气一样——平卧，头在正中位，颈部轻度仰伸。在肩胛后垫一卷棉布有利于保持颈部的轻度仰伸位。然而，如棉布卷太大可使头过度仰伸，使气道不通畅（见下文）。

此"鼻吸气"体位是使气管上端与视线在同一直线上的最佳位置，插入喉镜后即可见到声门（图5.10）。

注意不要使颈部过度仰伸，否则声门高于视线，且气管变狭窄，不利于空气进入。如头过分屈曲，则贴近胸部，将会看到后咽，而无法直视声门。

如何手持喉镜？

打开喉镜电源，左手持喉镜，在拇指与第2或第

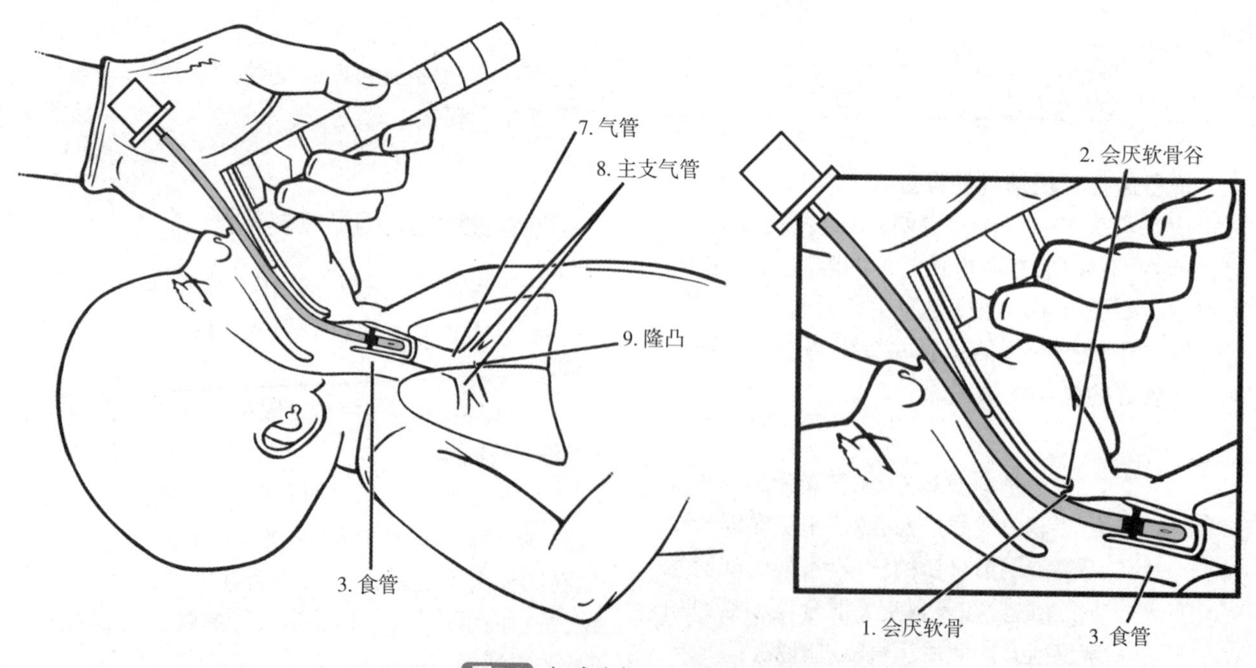

图5.8 气道的矢状位，喉镜位置

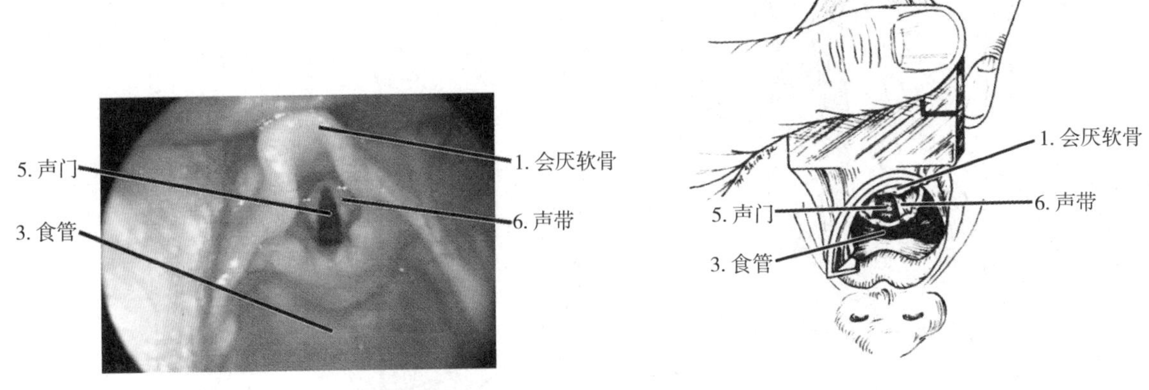

图5.9 喉镜下声门及其周围结构的照片和图

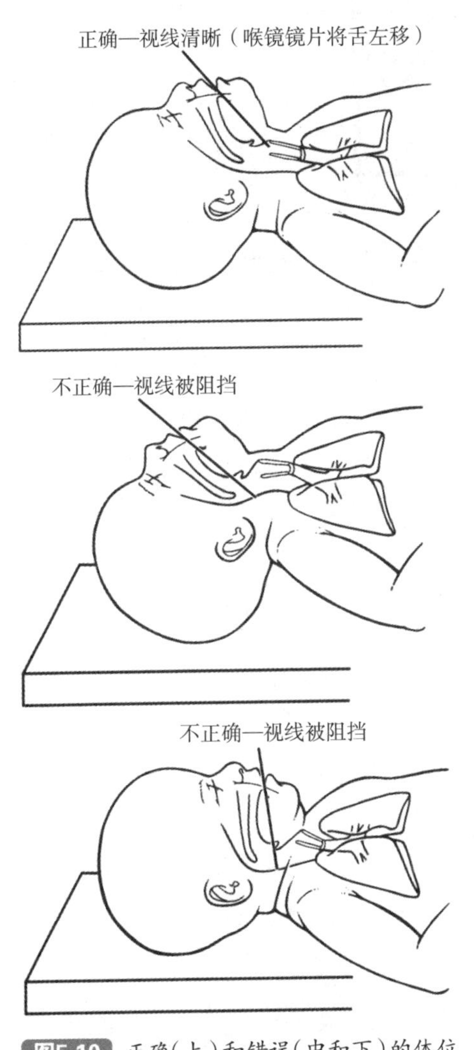

图5.10 正确（上）和错误（中和下）的体位

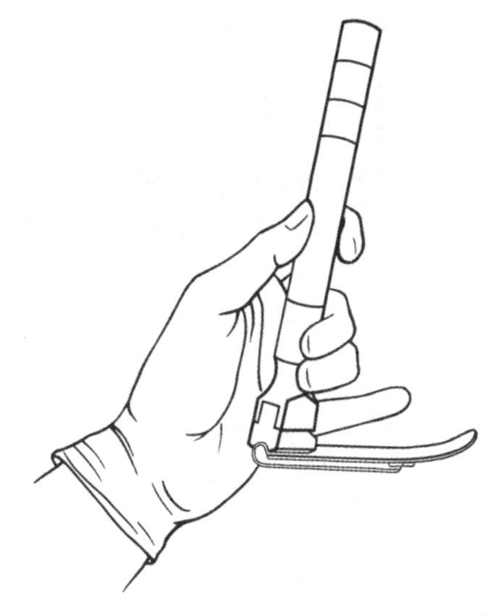

图5.11 持喉镜为新生儿插管的正确手势

3手指间，镜片朝外（图5.11）。应有1或2个手指空闲，靠在新生儿面部提供稳定性。

不论是左势者还是右势者都只能用左手持喉镜。若用右手持镜则镜片的弯度要遮挡视线，声门不能暴露，导管无法插入。

如何暴露声门并插入导管?

1. 用右手稳住新生儿的头部（图5.12）。最好有第二个人帮助控制头部期望得到“鼻吸气”位。

2. 打开新生儿的口腔。需要用右手示指张开新生儿的口腔，以便更易于插入喉镜。喉镜镜片应沿着舌面右边滑入，将舌推至口腔左边，推进镜片直至其顶端达会厌软骨谷，即刚超过舌根（图5.13）。

注意：尽管本课描述放置镜片顶端在会厌软骨谷，但有些人喜欢将其直接放在会厌软骨上，轻轻压会厌软骨紧靠舌根。

3. 轻轻提起镜片，舌即抬起，暴露咽喉区（图5.14）。上提时需将整个镜片平行朝镜柄方向移动。

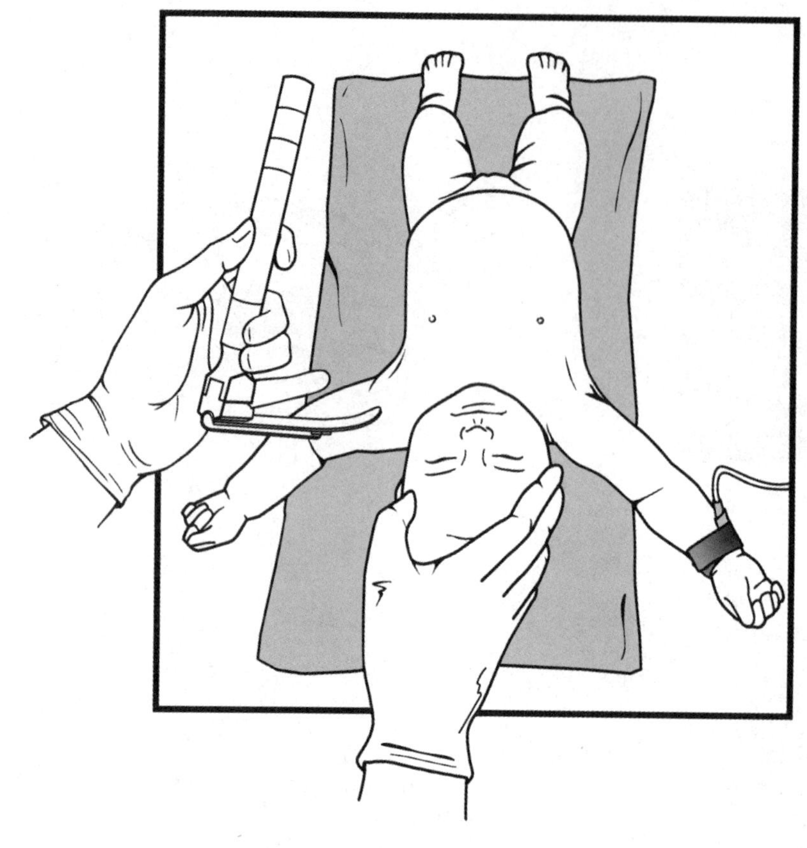

图5.12 准备插入喉镜

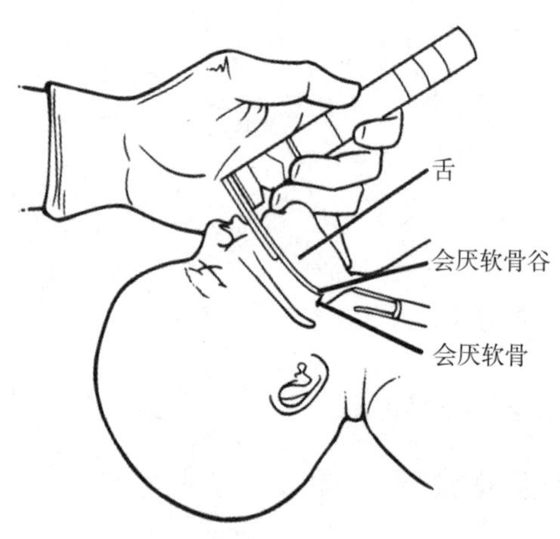

图5.13 喉镜位置的标记

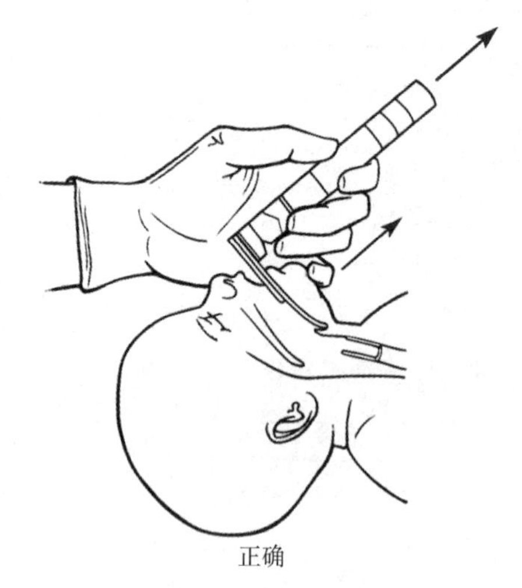

不可上撬镜片顶端来抬起镜片而把镜柄后拉。

上撬而不是抬高镜片顶端既不能暴露声门,又会把过大压力作用在患儿牙槽。上抬镜片的力量应来自肩,而不是手腕。

4. 寻找解剖标志(图5.15)。

如镜片顶端在会厌软骨谷正确放置,应在上方

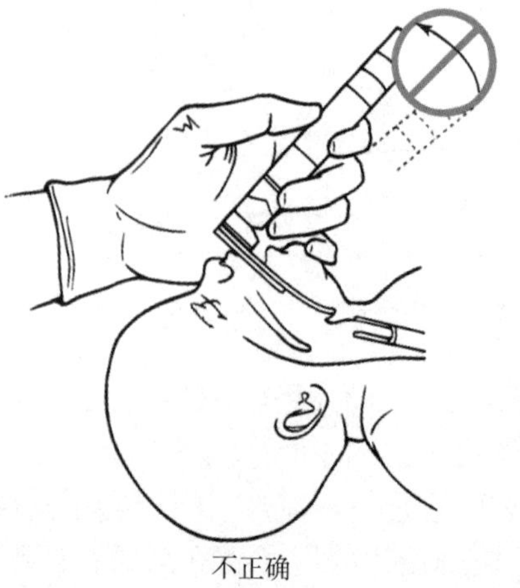

图5.14 提起镜片暴露声门正确(左)和不正确(右)的方法

看到会厌软骨，下方暴露打开的声门。还应看到声带，看起来像声门两侧的垂直条纹，或像反向的字母“V”（图5.15和图5.16D）。

如这些构造未立即出现，应快速调整镜片直至能看到这些构造。你可以慢慢地前进或后退镜片观察声带，向下压环状软骨（覆盖喉的软骨）有助于暴露声门（图5.17）。可由助手协助下压。

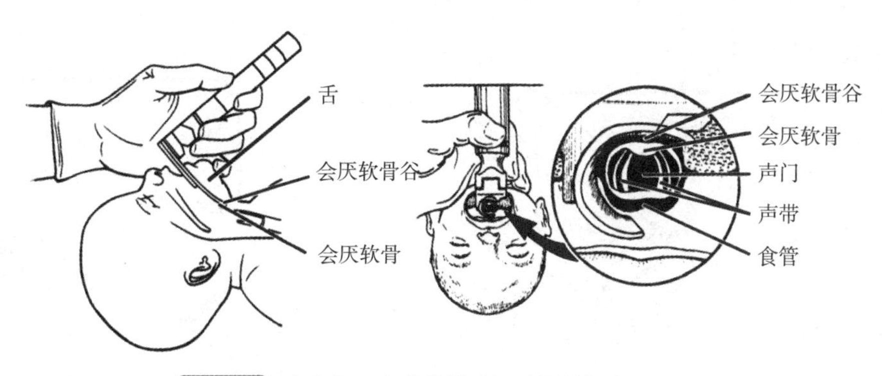

图5.15 通过声门放置导管前识别解剖标志

吸出分泌物可有助于改善视野（图5.18）。

声门不充分暴露是气管插管失败的最常见原因。

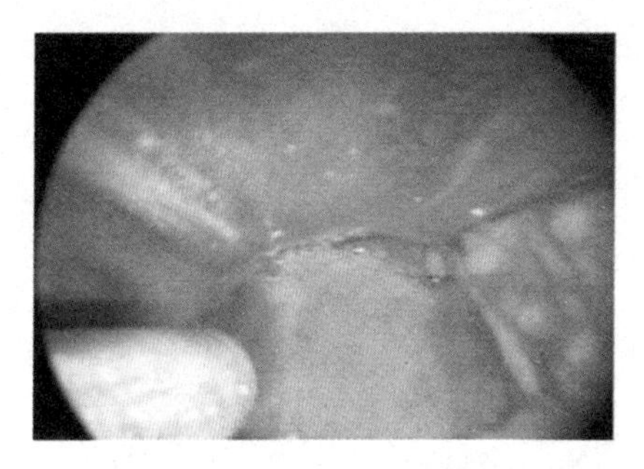

图5.16A 插入喉镜第一步看到后咽

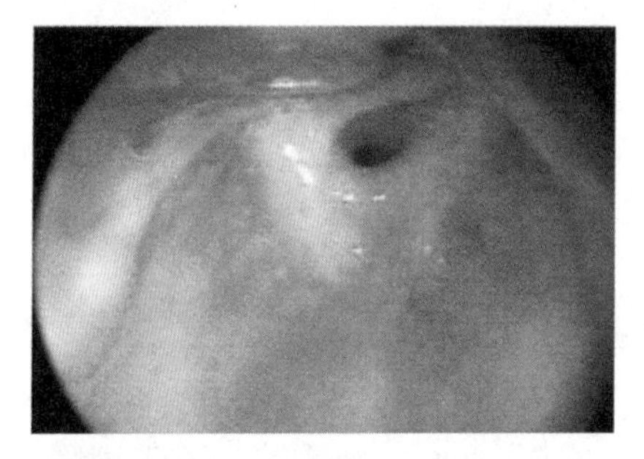

图5.16B 喉镜插入过深看到食管

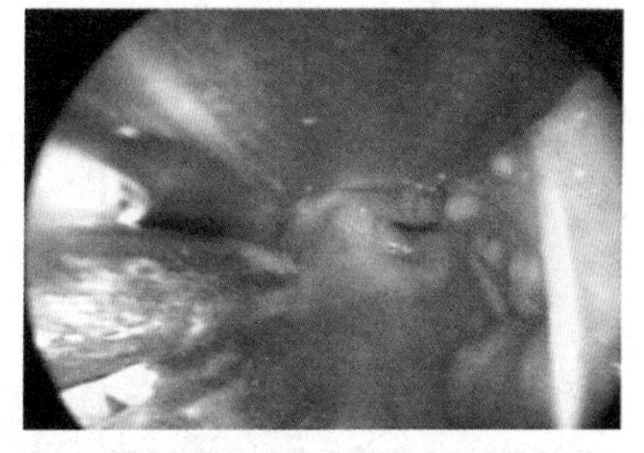

图5.16C 喉镜稍退出看到会厌软骨和后声门

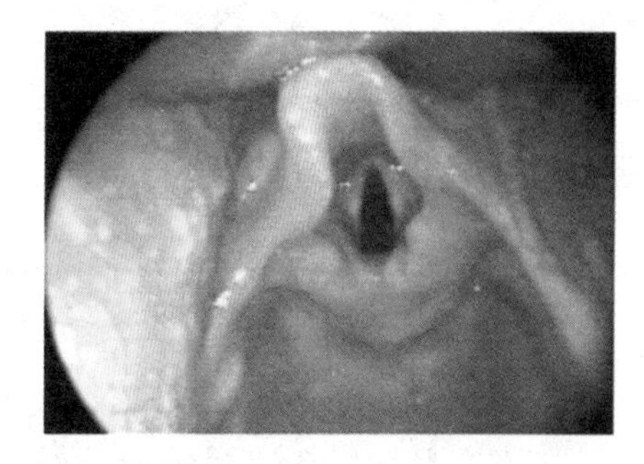

图5.16D 轻轻提起喉镜看到声门和声带（声门最佳暴露—译者注）

5. 插入气管导管（图5.19）。

右手持导管，沿着口腔右侧进入导管，利用导管的弯曲位于水平位，以防导管挡住视野，看不清声门。

看准声门，当声门张开时，插入导管顶端，直到导管上的声带线达声门水平。

如声门关闭，要等待开放。不可用管端触推声门，这会引起声带痉挛，声门关闭时不要硬行插管。如果在30秒内，声门未张开，暂停插管，施行气囊面罩人工通气。待心率和肤色改善后，重新再试。

小心插入导管直到声带线达到声门水平（图5.20）。在绝大多数情况下，导管管端在气管内的位置，将会在声门与气管隆凸之间接近气管中点。

注意患儿口唇处的导管厘米标记。

6. 用右手稳定导管小心撤出喉镜，而不移动导管。用拇指和示指稳固的握住新生儿的头部防止导管意外的移动。将导管紧贴在唇上和（或）用一个手指按在病儿硬腭（图5.21）。

如是右手操作，要转移气管导管从右手到左手。

如有金属芯，将其从气管导管中撤出，小心固定导管（图5.22）。

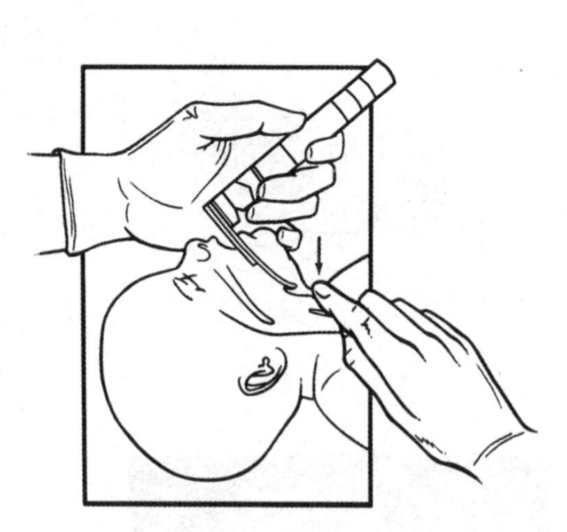

图5.17 由助手压环状软骨以改善可见度

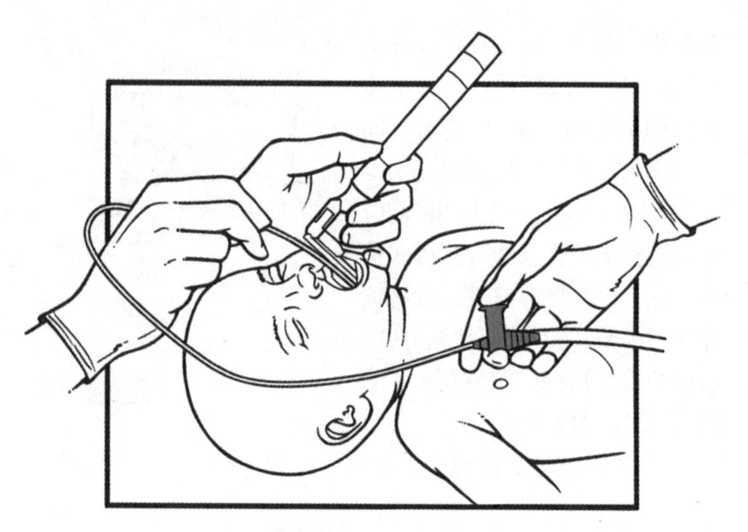

图5.18 吸引分泌物

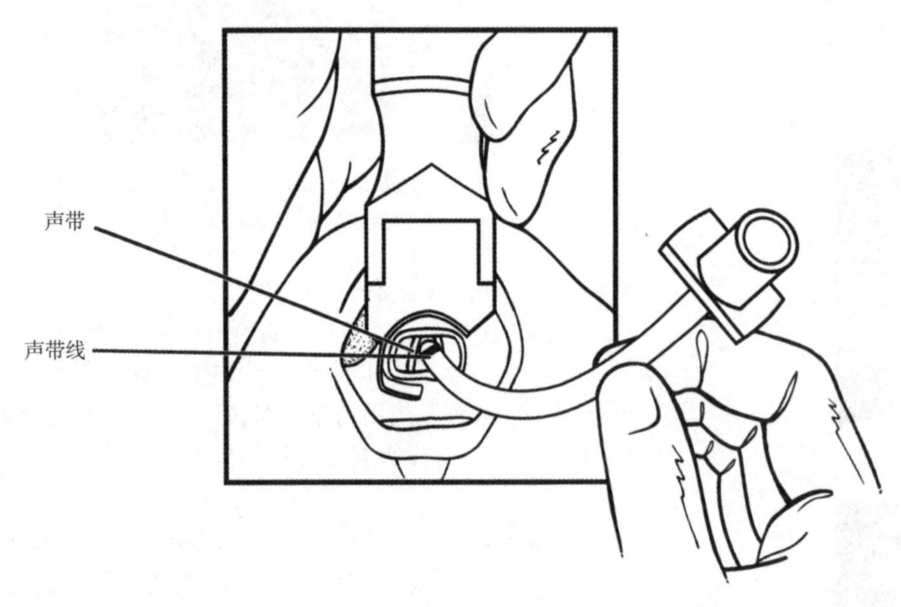

图5.19 在声带之间插入气管导管

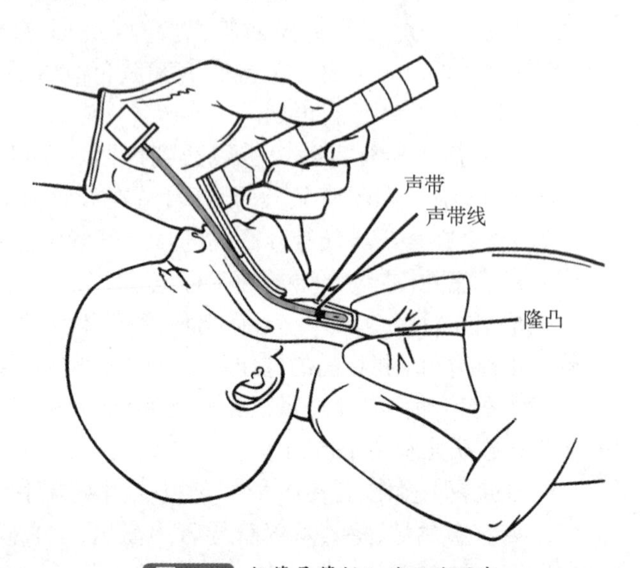

图5.20 气管导管插入的正确深度

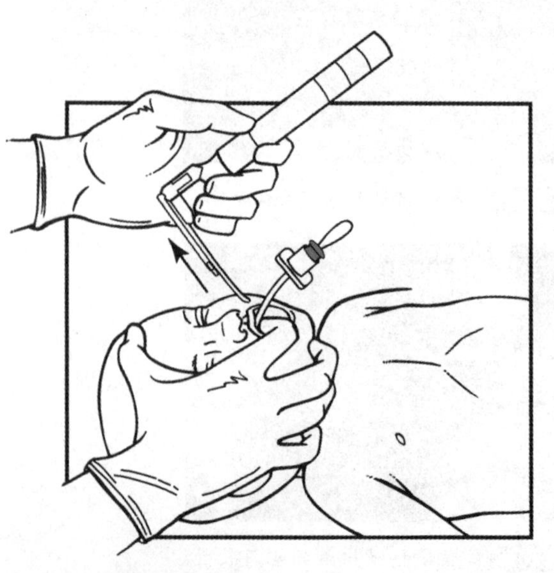

图5.21 撤出喉镜时固定导管

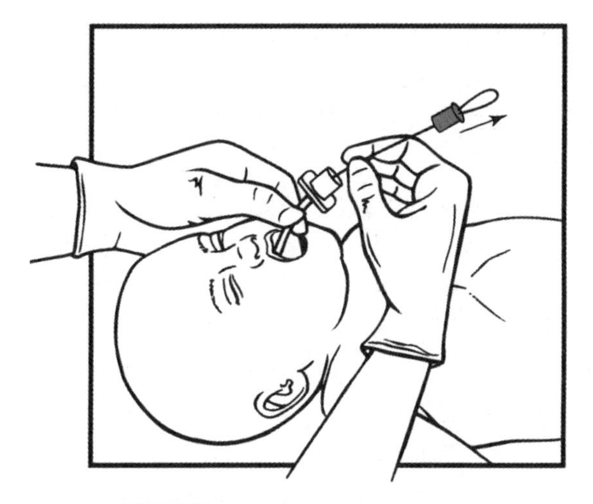

图5.22 从气管导管内撤出金属芯

尽管紧紧固定导管很重要，但小心不要将导管压得太紧以致金属芯不能撤出或压扁导管堵塞气流。

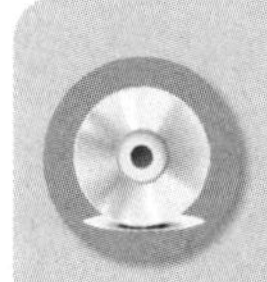

有关气管插管的全过程的内容，与教材配合的有DVD，希望学员能够配合观看学习。

现在可就当初插入导管的不同目的使用导管。

- 如目的是吸引胎粪，则应使用导管来吸胎粪，见102页所述。
- 如目的是正压通气，则应快速将正压通气气囊或T组合复苏器连到导管上，用二氧化碳检测器确认导管在气管内并观察其色泽的改变，重新开始做正压通气（图5.23）。请复苏小组的另一成员用胶带或气管插管固定装置固定导管。这些步骤见胎粪吸引相关内容。

气管插管要求多长时间完成？

尽管前面已描述气管插管的步骤，在实际复苏过程中需尽快地在近30秒内完成。插管的过程中不能进行通气，因此，尽快是必需的。因插管操作时间长致新生儿病情恶化，如心率减慢，氧饱和度降低，应停止插管，重新面罩PPV，情况改善后，再尝试插管。如开始

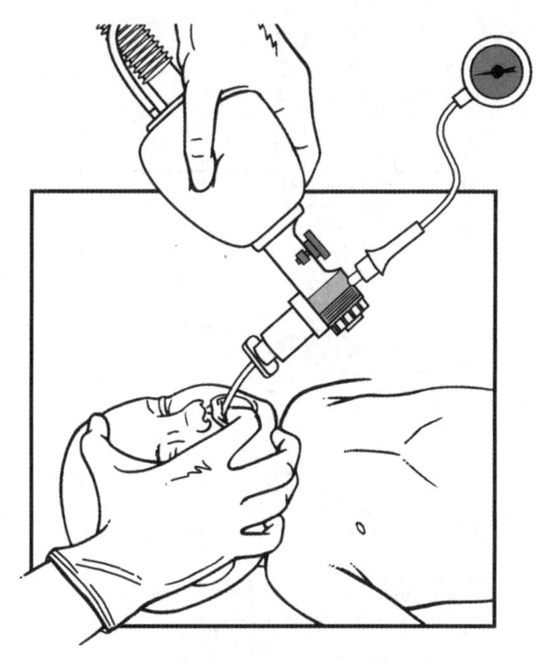

图5.23 气管插管后重新正压通气

插管失败，应请麻醉师、急诊科医师、呼吸治疗师、新生儿室工作人员或其他插管有经验的人员来插管。

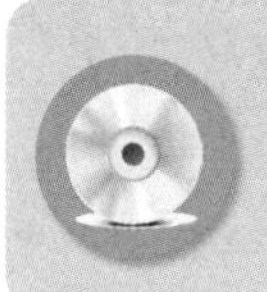

有关使用胎粪吸引器的内容，与教材配合的有DVD，希望学员能够配合观看学习。

如插入的导管是用来吸引胎粪，下一步该做什么？

如第二课中所述，若羊水中有胎粪，且新生儿肌张力差，呼吸抑制，或心率<100次/分（即无活力），应做气管插管吸引胎粪。

只要气管导管已插入，撤出金属芯，立即：

- 将气管导管接上已连接吸引器的胎粪吸引管。市场上有很多种胎粪吸引管，有些还包括气管导管作为设备的部件。
- 堵住胎粪吸引管的手控口，用吸引器吸引气管导管（图5.24），边吸引在气管内的胎粪，边慢慢撤出导管。

吸引胎粪需要多长时间？

是否吸引胎粪需要判断。前面已讲过，只有当受到胎粪污染的新生儿有呼吸抑制、肌张力低下或

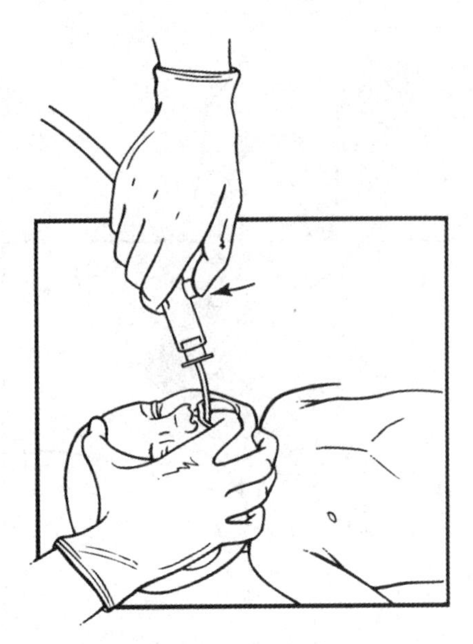

图5.24 用连接于吸引器的胎粪吸引管、气管导管自气管内吸胎粪

心率<100次/分的情况时，需采取气管内吸引胎粪。因此，当开始吸引气管内胎粪时，新生儿情况可能已明显变重且最终还需要复苏。吸引胎粪会将复苏延迟几秒钟，但非常必要，不能耽搁。

以下是几条指南：

- 当撤出气管导管时，导管吸引时间不要超过3~5秒。
- 如未发现胎粪，不要重复操作；要进行复苏。
- 如首次吸引时发现胎粪，应插管吸引，如气道内仍有胎粪影响正压，则要进行第二次吸引。然而，重复的插管可推迟进一步的复苏。在进行第二次插管前，检查心率。如新生儿无明显的心动过缓，可再次插管吸引。如心率减慢，可决定不再重复操作而进行正压通气。

如插管给新生儿做正压通气，如何确定导管是否在气管内?

要确定导管在气管内，一个错位的导管比未插导管的后果更严重。

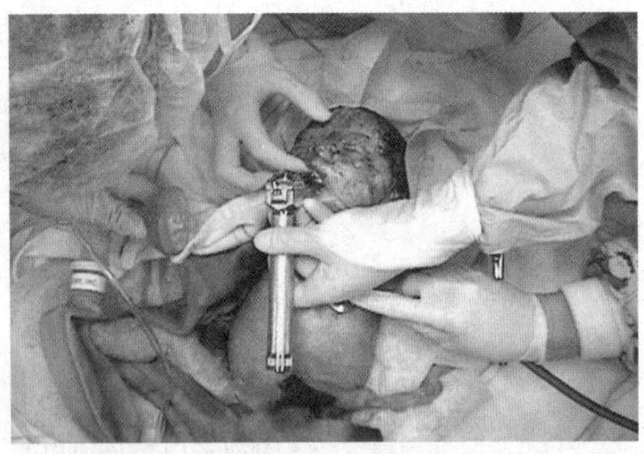

A

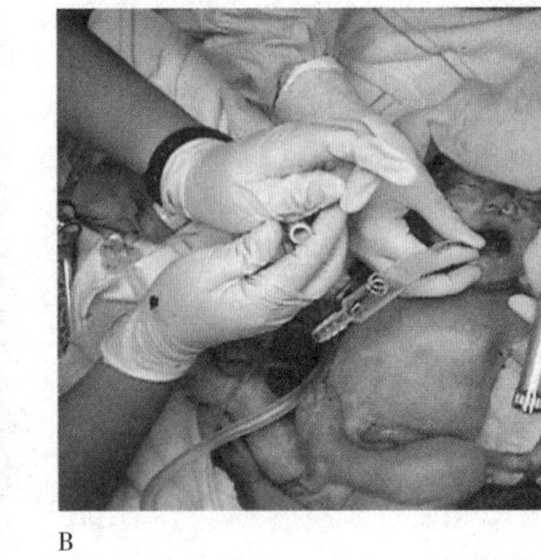

B

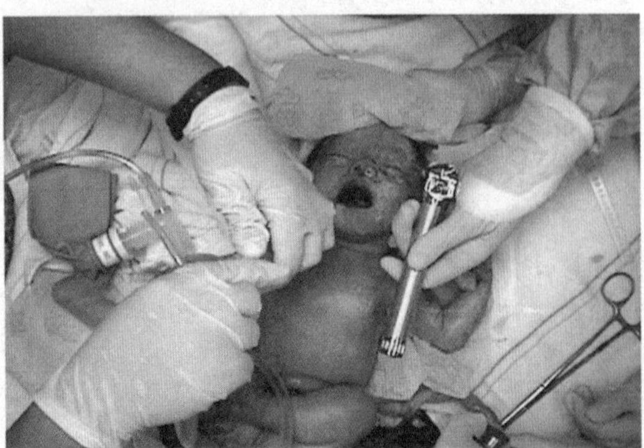

C

图5.25 气管导管吸胎粪的顺序

A. 喉镜插进被胎粪覆盖软弱的新生儿口腔

B. 气管导管已插进新生儿气管内并与胎粪吸引管连接

C. 吸引器与胎粪吸引管连接，堵住胎粪吸引管的手控口吸引胎粪，随后渐渐撤出气管导管

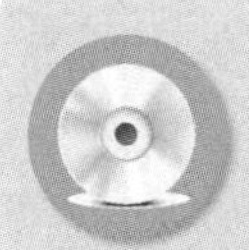

有关使用呼气末二氧化碳检测器的内容，与教材配合的有DVD，希望学员能够配合观看学习。

看见导管在声带间通过，使用正压通气后观察到胸廓运动以及听到呼吸声是气管导管在气管内而不在食管内的很有帮助的体征。但这些体征能引起误导，心率增快及二氧化碳检测是确定气管导管位置正确的主要方法（图5.26）。

目前有两种基本类型的二氧化碳检测器。

- 连接气管导管的比色计装置，有二氧化碳存在时会改变颜色（图5.26和图5.27）。

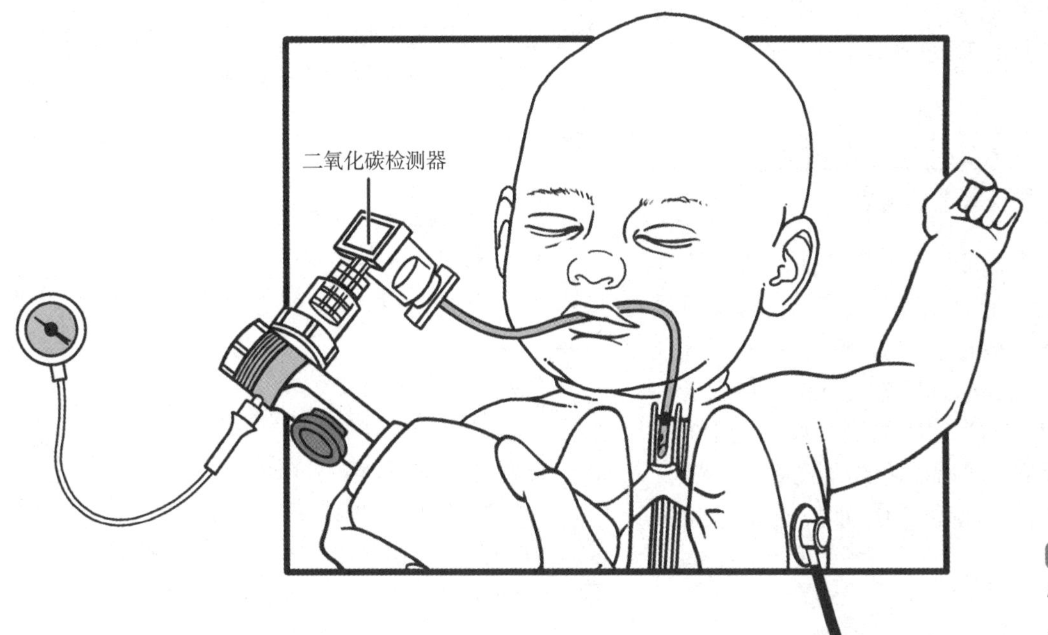

图5.26 如气管导管在气管内，二氧化碳检测器将变色

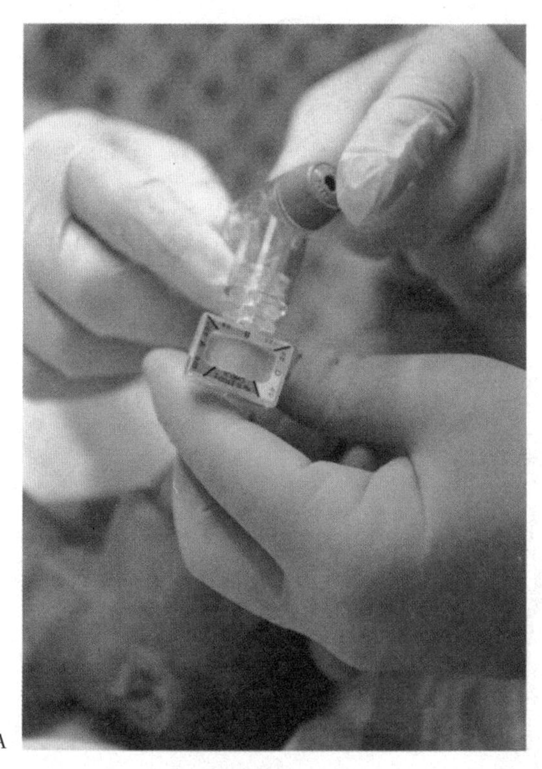

A　B

图5.27 A.比色二氧化碳检测器在连接气管导管前呈现紫色或蓝色
B.当导管在呼吸气道或正压通气时会转为黄色

● 在气管导管接管上安装一种特殊电极的二氧化碳浓度监测器(capnograph)。如导管在气管内,每次呼吸时其波形能显示二氧化碳的波动。

比色计装置是二氧化碳检测最常用的方法。

当已插入气管导管,就接上一个二氧化碳检测器并注意呼气时是否有二氧化碳,在几次正压通气后如未测到二氧化碳,考虑撤出导管,重新开始做气囊面罩正压通气,再做气管插管,见105,107页。

● 心排出量非常低的新生儿可能呼出的二氧化碳不足以被二氧化碳检测器测出。

● 任何二氧化碳检测器的比色计装置在包装的状态下如有颜色的改变,说明有缺陷,不应当应用。

● 如通过气管导管给予肾上腺素并污染比色计,可使屏幕变黄色并给以错误的假阳性结果(导管不在气管内时却显示在气管内)。

面罩或喉罩气道正压通气时是否能用二氧化碳检测器确定通气是否足够?

二氧化碳检测器也可用于检测面罩或喉罩气道PPV时通气是否充分。此装置应安放在面罩或喉罩气道与PPV装置(气流充气式气囊、自动充气式气囊或T组合复苏器)之间,如二氧化碳检测器未检测到颜色的改变,PPV可能不够,特别是如新生儿的心率不增加,应进行第三课所描述的矫正措施。然而,尚无足够的研究确定面罩正压通气时二氧化碳检测的准确性。

如管导已在正确位置,应观察到:

● 心率和氧饱和度改善

● 有双肺呼吸音,但胃区有很小或无声音(图5.28)

● 正压通气时胃不扩张

● 呼气时,雾气凝结在导管内壁

● 每次呼吸时胸廓对称扩张

听呼吸音时,务必使用小听诊器,并放在胸廓侧上方(腋下)。用大听诊器,或听诊器放得太中央或太低,可能会传出食管或胃里的声音。

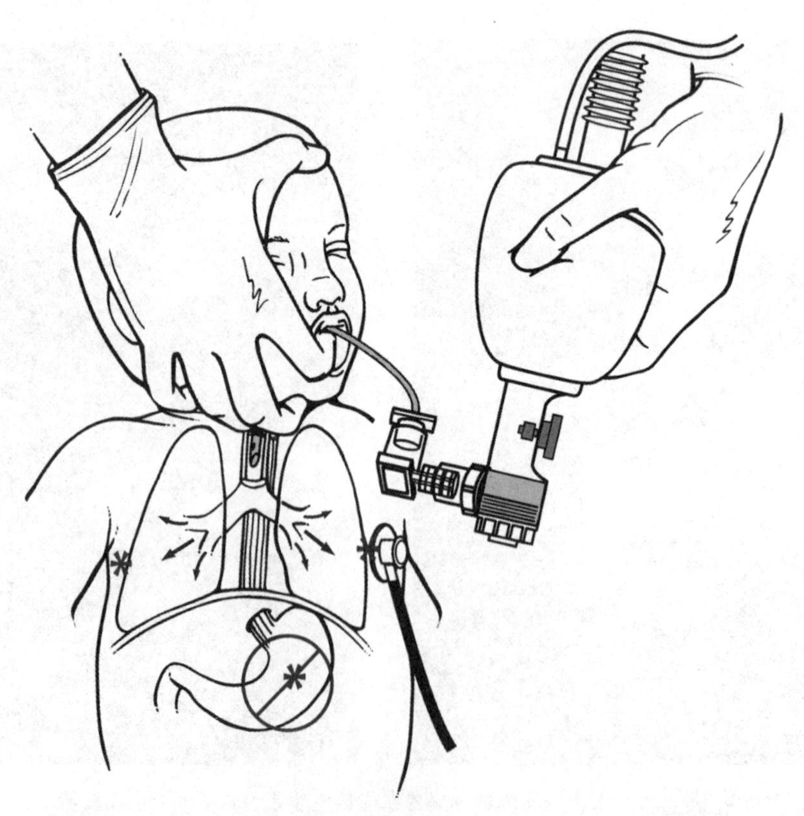

图5.28 “*”指三处听诊的地方,两腋下可听到呼吸音,而胃区不能听到

分析新生儿的呼吸音时要小心。由于声音易于传播，在前胸听到的声音可能来自胃部和食管。呼吸音也可能被传到腹部。

每次正压通气时需观察无胃扩张两侧胸廓的运动。

正压通气时听两侧呼吸音及观察胸廓对称性运动是确定气管导管是否插入气道及管端是否在隆凸上的第二种方法。心率迅速增加是有效正压通气的指征。

如怀疑气管导管可能未插入气管，该怎么办?

如存在以下一个或更多状况，导管很可能未插入气管:

- 尽管正压通气新生儿仍心动过缓和Spo_2不上升。
- 二氧化碳检测器未发现呼出二氧化碳。
- 未听到良好的两肺呼吸音。
- 可见腹部膨胀。
- 确实听到胃内有嘈杂声。
- 导管内无雾气。
- 每一次正压通气时无对称性胸廓运动。

如怀疑气管导管未插入气管，应:

- 右手固定导管，左手重新插入喉镜直至能看见声门，并看清导管是否穿过声带。

和(或)

- 撤出导管，用一个复苏装置和面罩稳定心率和肤色，再重新气管插管。

怎样才能知道导管管端已插入气管内正确位置?

应用管端-上唇距离(端-唇距离)估计导管是否已插到正确位置(表5.3)。将新生儿体重(kg)加6就能估计到导管管端到上唇的正确距离。帮助你记住“端-唇距离”可用如下方法: 体重1-2-3kg分别为7-8-9cm。(注意: 此规定对那些有颈和上腭先天畸形如Robin综合征的新生儿不可靠)。

记住端-唇距离仅是正确导管位置的估计，因此应在导管定位后去听两腋下的呼吸音，如导管位置正确则肺会充盈，就能听到强度一致的双两肺呼吸音。

表5.3　根据体重估计管端-上唇距离

插入深度	
体重(kg)	插入深度(端-唇距离)(cm)
1*	7
2	8
3	9
4	10

* <750g仅要求插入6cm

如插得太深，听到一侧呼吸音会比另一侧要响(通常是右侧高于左侧)。如此种情况，应边听左胸呼吸音边慢慢拉出导管。当导管管端到气管隆凸上时，应会听到阻塞侧的呼吸音并且两侧呼吸音相等。

如最初复苏后导管仍要留在气管里，应摄胸片最后确认导管所在位置正确。

如导管位置正确，其管端将会在气管中央、声门与气管隆凸连线中点上，胸片上显示导管管端应在锁骨或稍下水平(图5.29)。如插得太深，通常会往下进入右支气管，仅对右肺做正压通气(图5.30)。

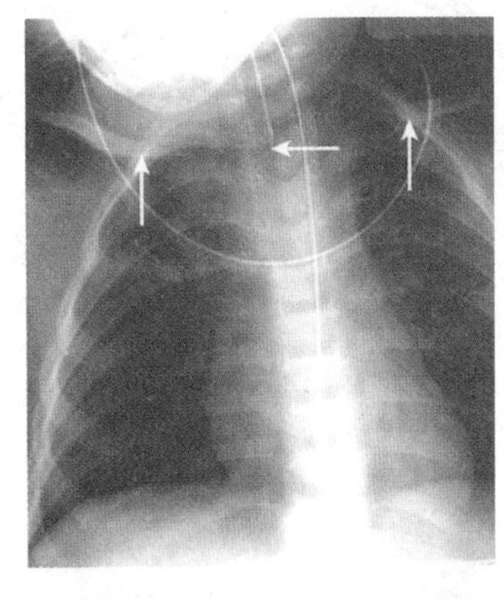

图5.29　气管导管的正确位置

管端在气管中央，水平箭头显示管端，垂直箭头显示锁骨

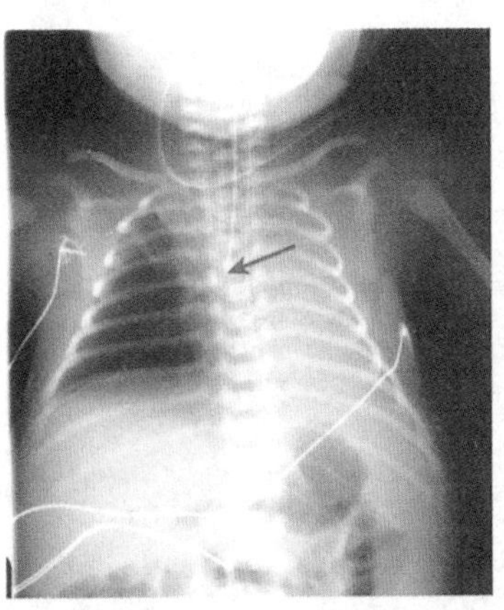

图5.30　气管导管的错误位置

管端在右支气管

注意左肺的萎缩

气管插管时，可能出现哪些问题？

你可能会看不到声门（图5.31）。

声门暴露不好也可能是由于舌抬得不够高而不能看见声门（图5.32）。

有时，用力压覆盖在喉上的环状软骨会有助于声门暴露（图5.33）。

插管者熟练地用左手的无名指或小指压或请助手用右手示指下压，见图5.33。

应在模型上练习足够多的次数，直到能很快找到正确的解剖标志，在30秒内插入气管导管。

可能会将导管误插入食管而非气管内。

将气管导管插入食管比未插管更坏，因为导管容易阻塞新生儿咽部气道，并且无气体可靠地进入气管内。因此，

- 在插入导管前，确定已暴露声门，看着导管经声带间进入声门。

问题　　解剖位置　　正确措施

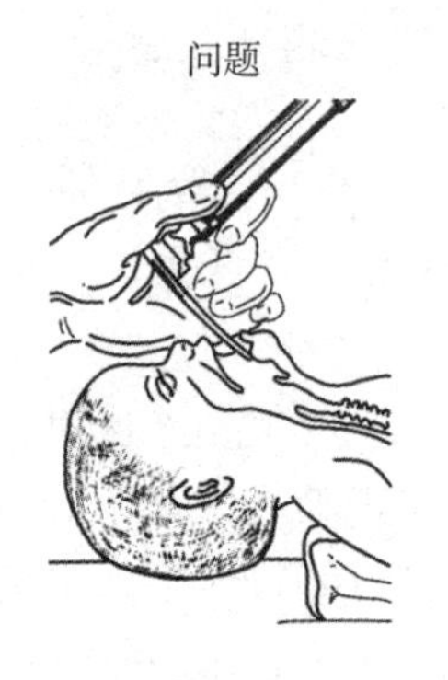

喉镜插得不够深

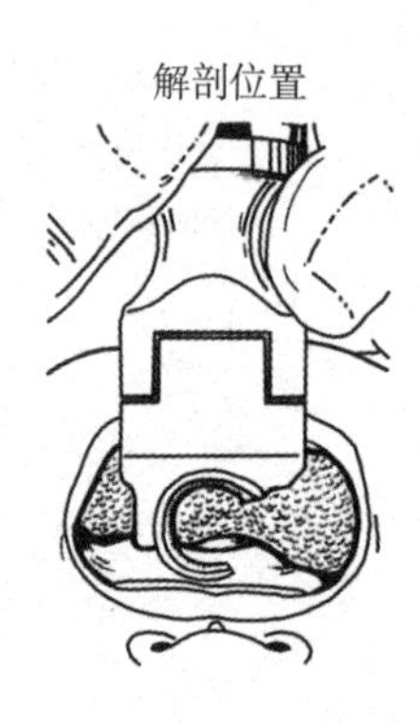

看见舌包围镜片

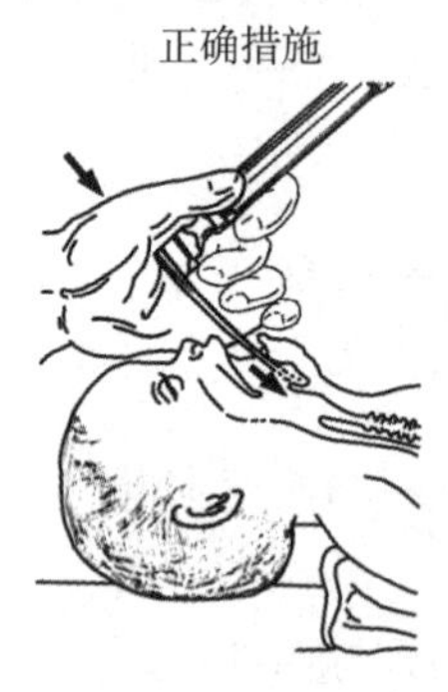

进一步推进镜片

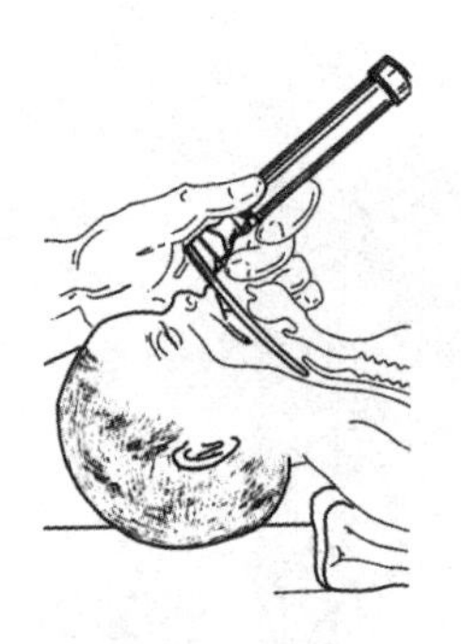

喉镜插入太深

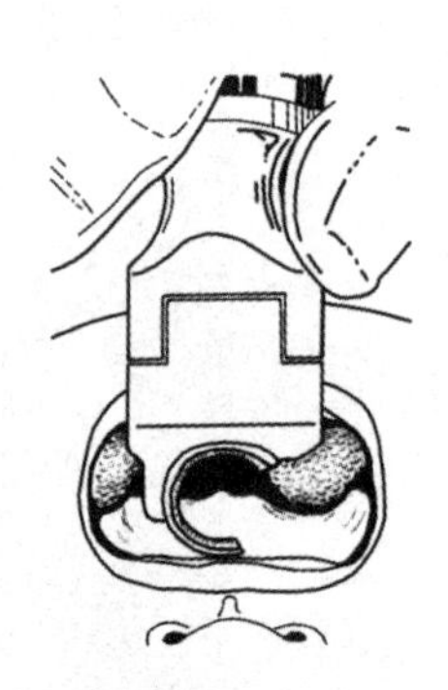

看见食管壁包围镜片

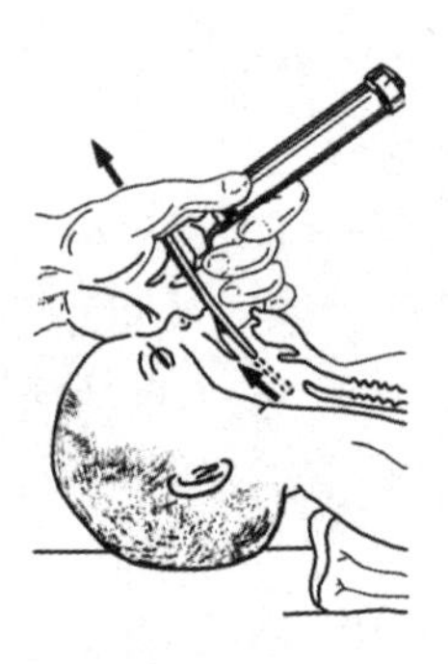

慢慢退出镜片直至看见会厌软骨和声门

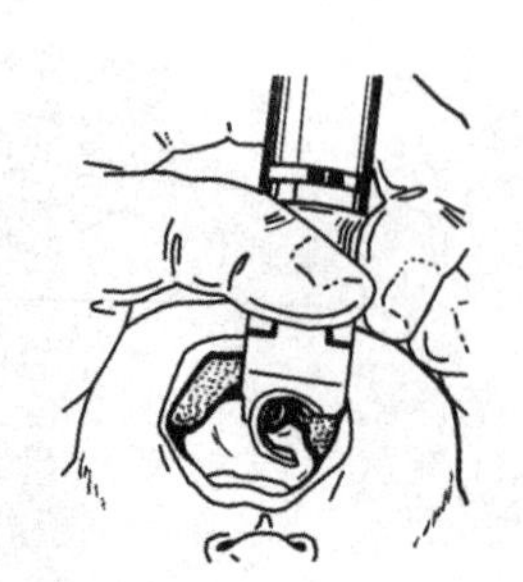

喉镜插偏到一边

看见部分声门镜片偏到一边

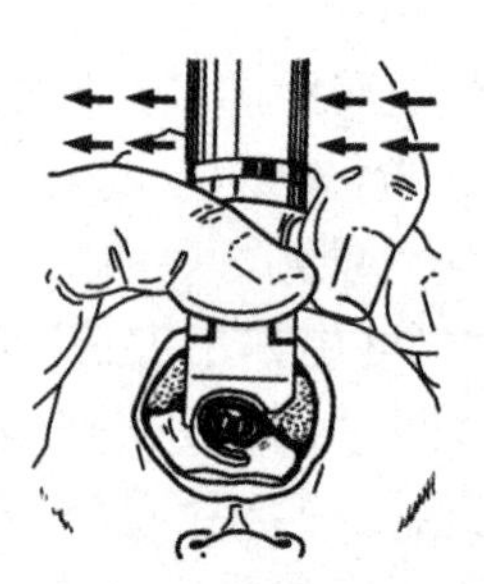

轻轻移动镜片回到正中线，然后根据看到的解剖标志推进或退出镜片

图5.31 气管插管有关的常见问题

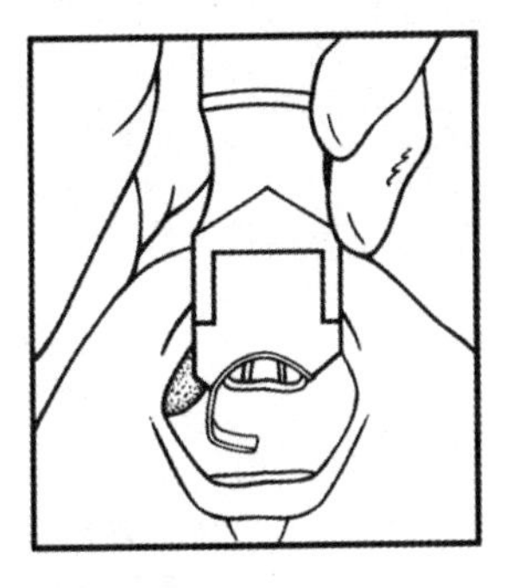

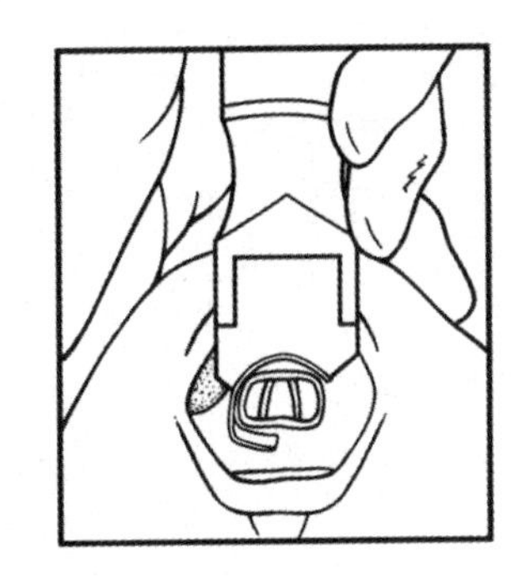

图5.32 声门暴露差(左)可通过抬高舌或下压喉(右)得到改善

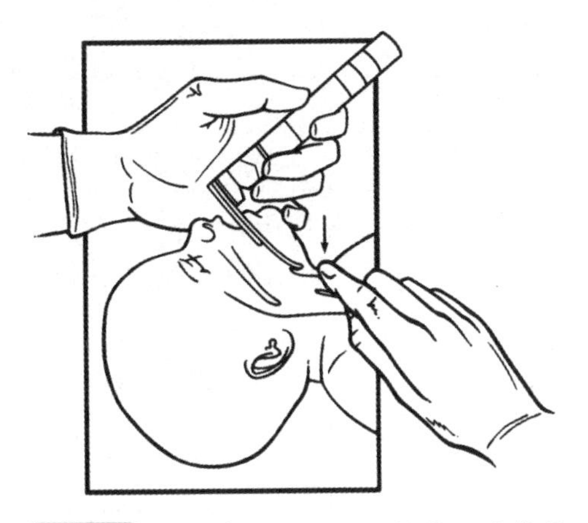

图5.33 由助手向下压环状软骨以改善暴露(右)

● 导管插入后,仔细观察是否有食管插管的体征(如胃胀和对插管反应差)。使用二氧化碳检测器去查证导管是否在气管内。如导管可能插入了食管,用喉镜看声门和导管,和(或)撤出导管,迅速重新插入导管。

气管导管插入食管而不是气管的体征

- 对气管插管反应差(心动过缓、低Spo_2等)
- 二氧化碳检测器无法显示呼出二氧化碳
- 未听及呼吸音
- 听见空气入胃的声音
- 胃部扩张
- 管内无雾气
- 胸廓运动不良

可能将导管插得太深,进入右主支气管。

如果导管插得太深,可能进入右主支气管(图5.34)。

插管时,观察导管上的声带线是很重要的,声带线一达到声带导管就停止插入。

导管插入右主支气管的体征包括:

- 新生儿心率或Spo_2不改善
- 右胸听到呼吸音,但左胸未听及
- 右胸呼吸音比左胸响得多

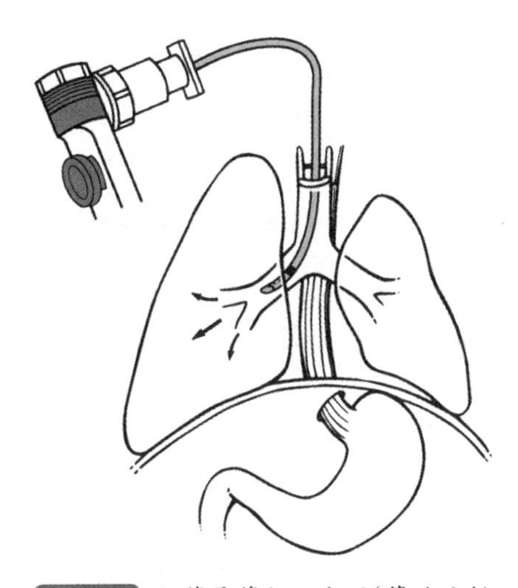

图5.34 气管导管插入太深(管端已插入到右主支气管)注意:尽管二氧化碳检测已确定导管在气管内,还将鉴别导管在气管内或在主支气管内

少数病例中,不相等的呼吸音也可能是单侧气胸或先天性膈疝所致(见第七课)。

如想到导管可能插到右主支气管,首先检查端-唇距离,看唇上的厘米数是否已超过了表5-3估计的长度。即使测量似乎是正确的,如呼吸音仍不对称,应边听左胸呼吸音边轻轻退出导管,使左侧呼吸音响亮。

可能会遇到其他并发症(表5.4)。

表5.4　气管插管常见并发症

并发症	可能原因	考虑采取的预防或纠正措施
低氧血症	插管时间过长	如可能用面罩正压通气 30秒后暂停气管插管

续表

并发症	可能原因	考虑采取的预防或纠正措施
	导管位置不正确	重新插管
心动过缓/呼吸暂停	低氧血症 插入喉镜或吸引管的迷走反应	如可能用面罩正压通气 插管间经气囊或T组合复苏器及导管给氧 限制插管时间
气胸	由于导管插入右主支气管使一个肺过度通气 正压通气压力过大	纠正导管位置 使用适宜的正压通气压力 如怀疑气胸考虑透照及穿刺吸引(见第七课)
挫伤或擦伤舌、牙龈或气道	插入喉镜或气管导管时动作粗暴 错误地“上撬”而不是提起喉镜 喉镜镜片太长或太短	加强练习/提高操作技能 操作喉镜要轻巧 选择合适型号的器械
气管或食管穿孔	导管插入用力过大 金属芯超出导管管端	动作宜轻柔 正确放置金属芯
气管插管堵塞	导管扭曲或分泌物阻塞、胎粪或血堵塞导管	用吸引管吸净导管分泌物 如不成功,考虑重新插管
感染	通过污染的手或器械带入病菌	注意清洁/消毒技术

如何安全地固定气管导管?

在导管正确插入后,注意观察在上唇的厘米标志,以保持导管插入的适宜深度(图5.35)。如正压通气数分钟以上,需将导管固定在面部,固定导管可用防水胶带或为固定导管特别设计的装置。

一种方法是剪一条胶带长度由口腔的一侧,跨过人中,止于对侧颊部2cm(图5.36)。

- 放一条清洁的胶带贴在新生儿的鼻和上唇之间。

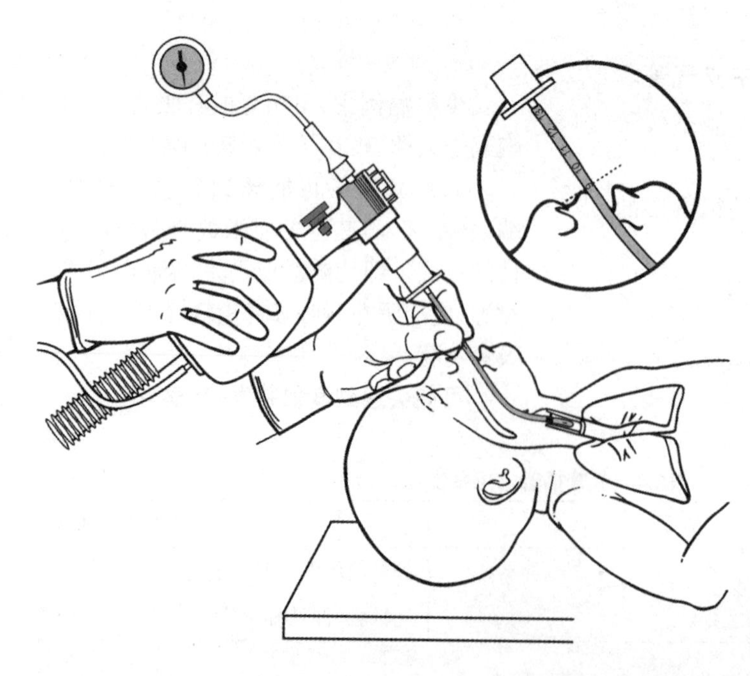

图5.35 导管上唇标志的测定

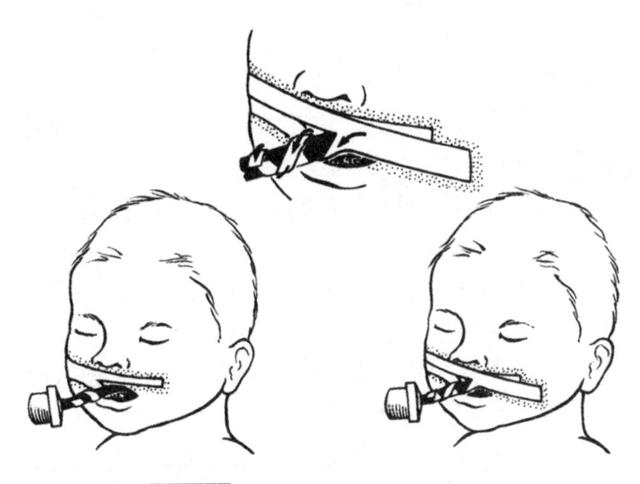

图5.36 胶带固定气管导管的方法

- 剪两条1/2英寸宽约4英寸长的胶带。
- 将每片胶带从中间剪开至其长度的1/2。
- 将胶带未剪开的部分及剪开的一半贴在新生儿的上唇。
- 将胶带的另一半包绕气管导管。
- 第2片胶带则反向粘贴。
- 用听诊器听诊两侧胸部确保气管导管无移位。

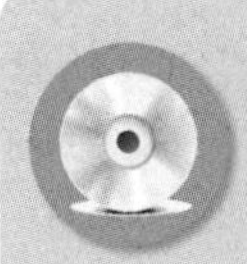

有关气管插管：紧急情况下胶带固定方法的内容，与教材配合的有DVD，希望学员能够配合观看学习。

如果插管前未将导管剪短，现在可剪短。但是，剪断后要迅速再连接，这样才能连接复苏囊及T组合复苏器。

什么是喉罩气道？何时使用它？

喉罩气道是一个用于正压通气的气道装置，（图5.37）为一个带有可膨胀边圈（充气囊）的软椭圆形面罩与弯曲的气道导管连接而成的装置。用你的示指将此装置插入新生儿的口腔并沿其硬腭直到顶端接近食管。当喉罩完全插入，充气囊扩张，扩张的喉罩覆盖喉口并使边圈与咽下部的轮廓一致，用低压封堵住食管。气道导管有一个15mm连接管口可连接复苏囊、T组合复苏器或呼吸器。控制球与边圈连接用于监护喉罩的扩张。可再使用和一次性使用的商品都可买到。仅1号喉罩可用于新生儿。

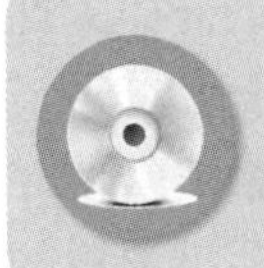

有关安放喉罩气道的内容，与教材配合的有DVD，希望学员能够配合观看学习。

以下的病例是一个在复苏过程中如何使用喉罩气道进行正压通气的实例。当阅读此病例时，你把自己想象为复苏小组成员之一。

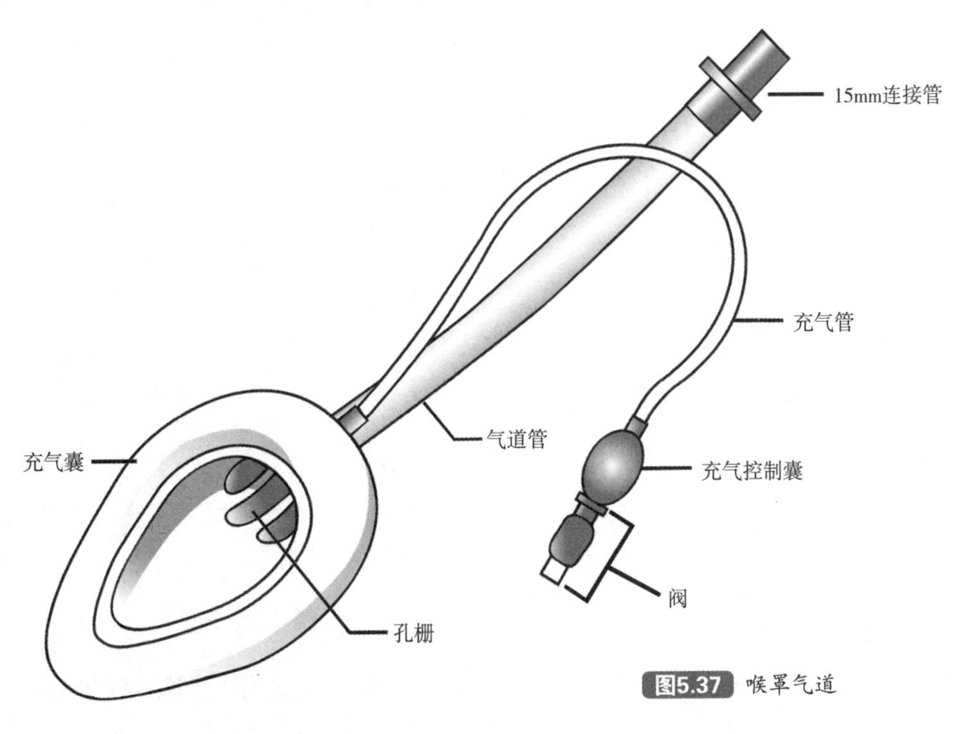

图5.37 喉罩气道

病例5

气管插管困难

一个由于产程中并发宫内窘迫后分娩的足月新生儿，其羊水清，无胎粪污染。新生儿置于开放暖箱呈现肌张力低、发绀及呼吸暂停，进行了初步复苏并开始采用气囊面罩正压通气。尽管进行了适当的调整，仍不能取得有效通气，复苏小组使用直接喉镜企图放置气管导管失败。复苏小组组长发现新生儿小下颌。仍有肌张力低和呼吸暂停。

一位小组成员立即予喉罩气道，扩张充气囊，连接复苏气囊，正压通气有效，产生心率增快和良好的呼吸音。新生儿Spo_2改善、开始出现自主呼吸。因外观上有上气道梗阻，撤去喉罩气道装置，转至NICU进行进一步评估和复苏后监护。

喉罩气道如何工作？

喉是坚硬的结构形成气管进入前咽的开口。此装置的远端是一个软喉罩其功能像帽子盖在喉口上。喉罩有一个环形边圈（充气囊），它能扩张使在喉口上形成封堵（图5.38）。有一个孔栅穿过喉罩的中央以防止会厌软骨由于变形而陷进气道导管内（见图5.37中“孔栅”）。在喉罩已经安放于喉口上后，充气囊被扩张，因而形成了封堵。当对气道导管施行正压通气时，压力通过气道导管传送到喉罩，进入到新生儿的气管。就像一个气管插管，新生儿可通过此装置进行呼吸，但在声带间无导管，可以听到新生儿的哭声和呼噜声。

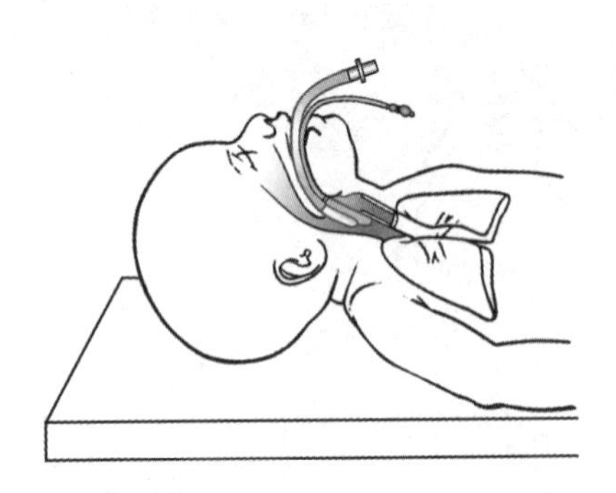

图5.38 喉罩气道安放在喉口上

什么情况下使用喉罩气道？

当气囊面罩正压通气无效及气管插管不可能或不成功的情况下，喉罩气道可能有用。当你“不能通气及不能插管”时，此装置可提供一个急救气道。

例如，当患儿存在以下情况时，喉罩气道是有帮助的：

- 先天性畸形包含口腔、唇、上腭，想要用气囊面罩得到一个好的密封是困难时。
- 口腔、舌、咽或颈的畸形，当使用喉镜观察喉有难度时。
- 很小的下颌或相对大的舌如Robin综合征和唐氏综合征。
- 气囊面罩或T组合复苏器提供的正压通气复苏无效以及试图气管插管不可能或不成功时。

喉罩气道不需要稳定密封于面部，因此不同于一个密封于面部的面罩，弯曲的喉罩越过舌得到比脸部面罩更有效的双肺通气，此外，不需要用什么器械看着喉部来放置此装置，而采用“盲”法，用术者的示指指引下进行安放。虽然喉罩气道不能提供像气管导管一样在气道内的密封，但对一些患儿能提供一个可接受的选择。

很多医院的手术室麻醉科医师在麻醉过程中采用喉罩气道给有正常肺的患者通气。

喉罩气道使用有什么限制？

- 此装置不用于从气道内吸引胎粪。
- 如你需要用压力高的正压通气，空气可从在声门与喉罩之间的不太密封的空隙中漏出，导致对肺的通气不充分并产生胃扩张。
- 当需要施行胸外按压时，推荐喉罩气道依据尚不充分。可是，如气管导管没有插成功，而又需要胸外按压时，尝试用本装置与胸外按压同时进行是合理的。
- 当需要气管内给药时，推荐喉罩气道依据尚不充分。气管内给药可在喉罩和声门之间漏进食管内而不进入肺。
- 对新生儿需延长辅助通气时间时，推荐喉罩气道依据尚不充分。
- 喉罩气道不能用于很小的新生儿，目前最小的喉罩气道用于大于2000g的新生儿，然而，某些喉罩的提供者已将1号喉罩成功用于小于1500g的早产儿。记住，一旦一个小早产儿需使用一个安全的气道，或新生儿有气道畸形，应当要求有气道管理专门技术经验的人员协助。

喉罩气道如何安放？

以下指导应用于一次性使用的装置，如是需反复使用的喉罩气道,你应听取制造商关于适当的消毒和维护程序的指导。

注意:如果放置喉罩的新生儿有胃胀,应经口放置胃管,在插入喉罩气道前将胃部气体吸出。在放置喉罩气道前先把胃管取出,因为胃管会影响喉罩的密封。

准备喉罩气道

1. 戴上手套按规范操作。

2. 从无菌袋取出型号-1装置并使用清洁的技术。

3. 立即对装置进行检查,保证喉罩、中线孔栅、气道导管、15mm接管以及控制球完整无损。

4. 连接注射器到控制球阀口,测试用4ml空气扩张充气囊,用连接的注射器从充气囊内排除空气。

5. 在插入前检查并确认充气囊能否扩张,有的医生认为在充气囊内保留少量空气(消除充气囊的皱褶)安插会容易些,但是尚没有对此进行过系统的评估。

准备插入喉罩气道

6. 站在新生儿头侧,摆正体位呈"鼻吸气"位,如同气管插管的体位。

7. 像拿钢笔一样的手势持喉罩气道,示指放在充气囊和气道导管的连接处(图5.39)。喉罩开口中央的孔栅必须面向前,向新生儿的舌,喉罩无孔栅或开口的平坦的部位应面向新生儿的硬腭。

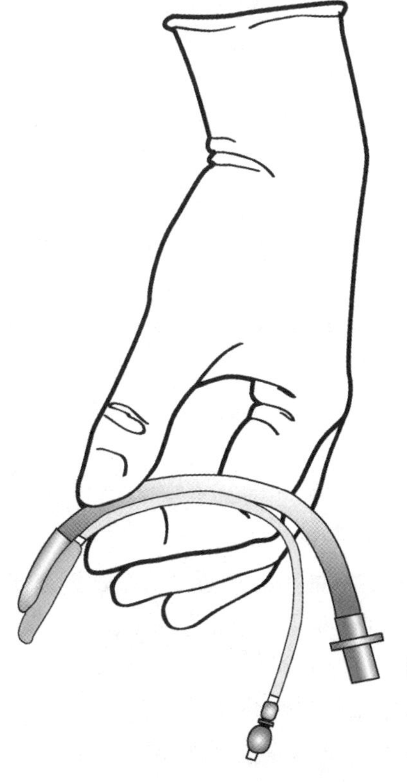

图5.39 插入前持喉罩气道,可握持在右或左手

8. 一些临床医师建议用水溶性润滑剂润滑喉罩的背部,如这样做,要小心保持润滑剂远离孔栅,不要进入喉罩内。

插入喉罩气道

9. 轻轻张开新生儿口腔,并压本装置的充气囊端,使充气囊的开口面向前,背着新生儿硬腭(图5.40A)。

10. 用示指恰好在充气囊的上边使喉罩的顶部紧贴靠着硬腭,保证喉罩的顶部保持平直及不自身卷缩后倒。

11. 用示指轻轻引导喉罩沿着新生儿硬腭轮廓到喉的背部(图5.40B)。不要用力,用一个平稳的运动引导喉罩通过舌进入咽下部直到你感觉有阻力。

安放喉罩气道在恰当位置

12. 撤出你的手指以前,用另外一个手保持气道导管的位置(图5.40C)。可防止当你的手指撤出时,喉罩从原位牵出。在这个点,喉罩的顶部应停留在食管的入口(上食管括约肌)。

13. 注射2~4ml空气使边圈充气囊膨胀(图5.40D)而形成密封。当扩张喉罩时不要握持气道导管。可注意到充气时装置稍向外移动,这是正常的。***使用型号-1喉罩气道充气囊膨胀时所用的空气不得大于4ml。***

通过喉罩气道正压通气

14. 连接复苏气囊或T组合复苏器到本装置15mm接管上,开始正压人工通气(图5.41)。

15. 根据评价心率增快、胸廓运动及用听诊器可听到呼吸音确定喉罩气道的放置正确。

16. 用胶布固定导管,正如固定气管导管一样。

如何知道喉罩气道放在恰当的位置?

如恰当地安放好装置,应该注意到新生儿心率迅速增快、用听诊器听到两侧等同呼吸音,Spo_2增加及胸廓运动,与判断气管导管位置是否正确的方法一样。如在接管上放一个二氧化碳比色监测器,将发现快速的颜色改变提示有二氧化碳排出。新生儿可通过喉罩气道有自主呼吸,应当不会听到从新生儿口中传出的大漏气声或看到逐渐的颈部膨胀。

喉罩气道使用中会发生何种并发症?

此装置可发生软组织损伤、喉痉挛或由于气漏

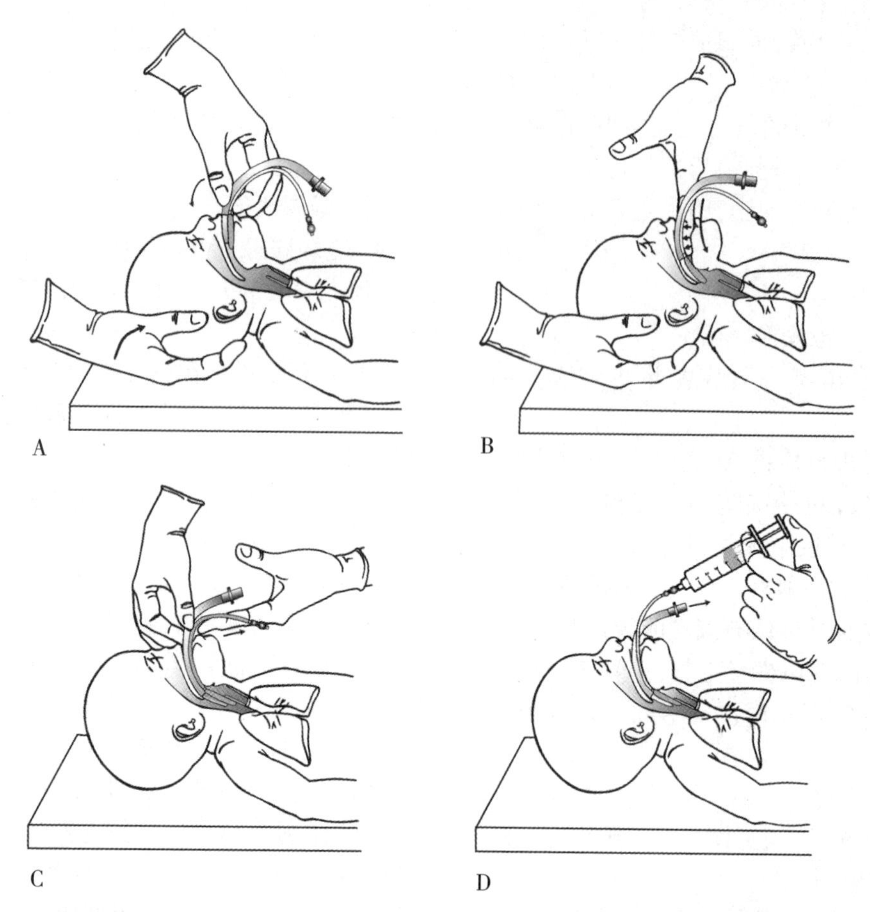

图5.40 A–D.插入喉罩气道，插入充气囊应是不充气的，在插入后再充气膨胀

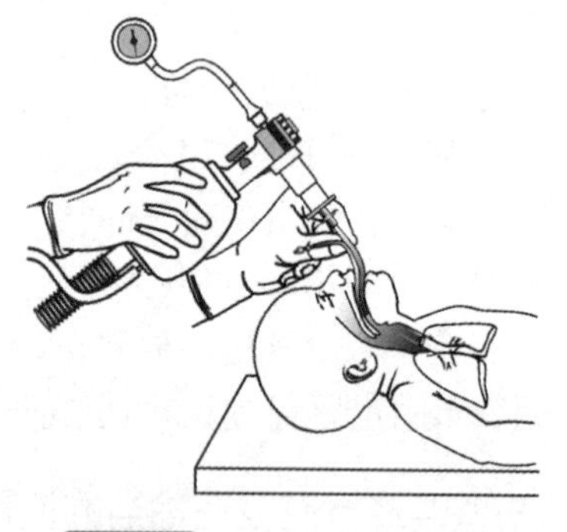
图5.41 喉罩气道正压通气

至喉罩周围发生胃膨胀。在成人超过数小时或数天的延长使用在很少数病人可发生口咽神经损害或舌水肿。但尚无新生儿发生这些并发症的资料。

何时将撤出喉罩气道？

新生儿建立有效的自主呼吸或气管导管能成功插入时喉罩气道便能撤出。新生儿通过此装置能自主呼吸。如果必需，在转运到NICU的过程中喉罩气道能连接正压通气或持续气道正压(CPAP)装置。但对需要正压通气新生儿的长期应用尚未研究。当决定撤出喉罩气道时，首先吸引口咽部的黏液，然后抽出充气囊的空气并撤出喉罩气道。

本课要点

1. 每次分娩时都应有熟练操作气管插管的人协助。

2. 气管插管的指征包括：

- 新生儿羊水胎粪污染且无活力时需气管插管吸引胎粪。
- 如面罩正压通气无效，需改善正压通气的效果。
- 如需面罩正压通气数分钟以上，需改善人工通气的效果。
- 需促进胸外按压和正压通气的配合，并使每次正压通气取得最大效率。
- 改善某些特殊情况的正压通气，如极度早产、给予肺泡表面活性物质、或怀疑有膈疝(见第七课、第八课)。

3. 喉镜应始终由操作者的左手持握。

4. 足月儿使用的正确型号喉镜镜片为1号，早产儿为0号，极度早产儿为00号。

5. 根据体重选择合适的气管导管

导管内径(mm)	新生儿体重(g)	妊娠周数(w)
2.5	<1000	<28
3.0	1000~2000	28~34
3.5	2000~3000	34~38
3.5~4.0	>3000	>38

6. 理想的插管操作步骤应在30秒内完成。

7. 新生儿气管插管的步骤如下:

- 稳住新生儿的头部呈“鼻吸气”位置。
- 喉镜应沿着舌面右侧滑入，将舌推至口腔左侧，推进镜片直至顶端超过舌根。
- 轻轻提起镜片。提升整个镜片而非镜片顶端。
- 寻找解剖标志。声带看起来像声门两边的垂直条纹或像反向的字母“V”。必要时，用大号吸痰管吸引分泌物改善视野。
- 插入气管导管到口腔右侧使导管的弯曲面放在水平位由左向右。
- 如声门关闭，等待其开放。插入气管导管管端直到声带线达到声门水平。
- 撤出喉镜时，将导管紧贴患儿上腭。如有金属芯，握住导管，将金属芯从管中撤出。

8. 气管导管正确位置的指征是:

- 生命体征改善(心率、肤色/氧饱和度、活动)。
- 二氧化碳检测器确定呼出气二氧化碳的存在。
- 双肺区有呼吸音，但胃部无或有较小的声音。
- 正压通气时，无胃部扩张。
- 呼气时，管内壁有雾气。
- 每次呼吸都有胸廓运动。
- 端-唇距离:新生儿体重(kg)数加6。
- 直接看到导管穿过声带间。
- 最初复苏后如导管需保留，摄胸片确认导管位置是否正确。

9. 在如下情况下，放置喉罩气道有用

- 因面部或上气道畸形使面罩正压通气无效。
- 当面罩正压通气不能达到有效的通气，而且不可能进行气管插管。

10. 应用喉罩气道的限制是

- 对小早产儿当前应用的喉罩太大(或胎龄小于32周)。
- 不能用于自气管内吸引胎粪。
- 在喉罩和喉的接触面的漏气致通气压力不足。
- 进行胸外按压及给药时不如气管插管有效。
- 对长时间正压通气的新生儿应用喉罩气道尚无足够的证据。

第五课复习

(答案附后)

1. 新生儿有胎粪且呼吸抑制在其他复苏措施前(需要)(不需要)气管插管吸引胎粪。

2. 由技能熟练的复苏人员做了2分钟气囊面罩正压通气后，尽管做了矫正通气步骤，新生儿心率不上升及胸廓起伏不良。(应)(不应)考虑气管插管。

3. 对体重小于1000g的早产儿，气管导管的内径应为________mm。

4. 足月儿用的喉镜镜片应为________号。早产儿用的喉镜镜片应为________号，极度早产儿应为________号。

5. 为了做气管插管，正确插入喉镜应见到的口腔视图是哪个插图?

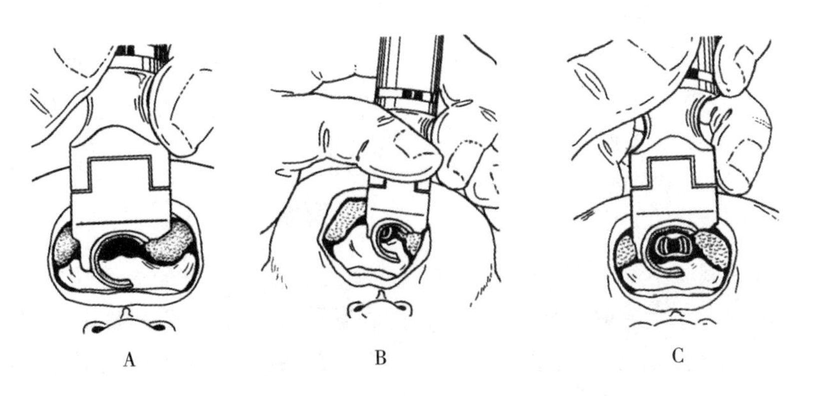

6. 无论左势还是右势者都应用＿＿＿＿＿手持喉镜。

7. 完成气管插管应不超过＿＿＿＿＿秒。

8. 在第7题限制时间内如未完成气管插管，应怎么做？＿＿＿＿＿＿＿＿

9. 哪幅插图显示提起舌暴露咽区的正确方法？

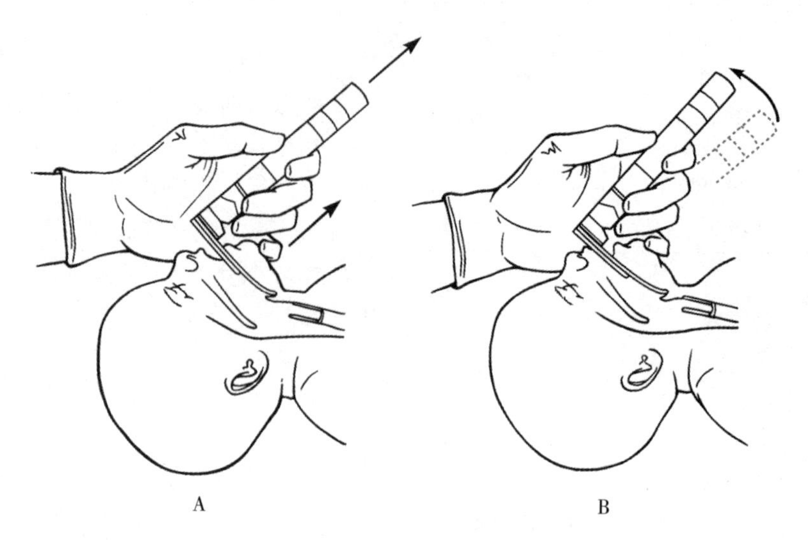

10. 看到声门，但声带闭合。（应）（不应）等到声门张开再插入导管。

11. 哪两个指导方法是帮助确定气管导管插入新生儿气管内的长度？＿＿＿＿＿和＿＿＿＿＿

12. 气管导管已插入并通过导管做正压通气。用听诊器检查，听见新生儿胸廓两侧的呼吸音强度一致，无空气进入胃部。导管插入（正确）（不正确）。

13. 哪幅胸片显示气管导管位置正确？

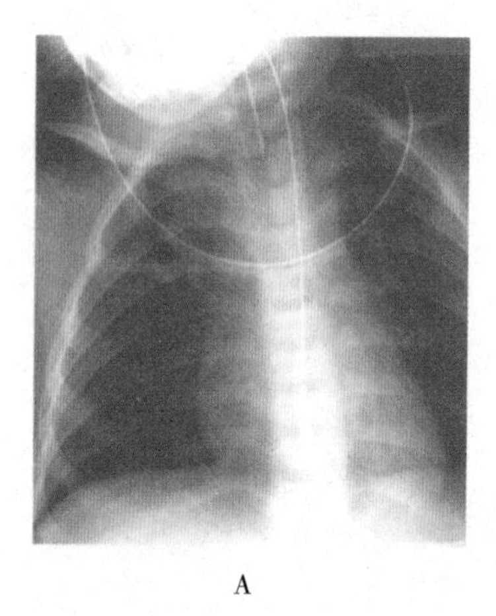

A

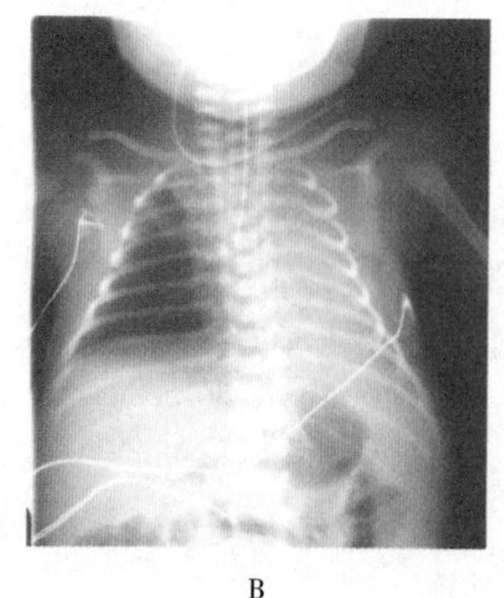

B

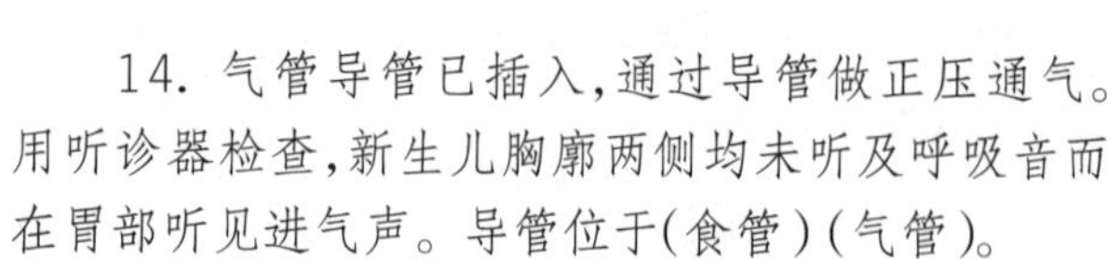

14. 气管导管已插入，通过导管做正压通气。用听诊器检查，新生儿胸廓两侧均未听及呼吸音而在胃部听见进气声。导管位于（食管）（气管）。

15. 气管导管已插入，通过导管做正压通气。用听诊器检查，听见新生儿胸廓右侧有呼吸音但左侧未听及。检查端-唇距离大于预期值。应边再用听诊器听边轻轻（撤出）（插入）导管。

16. 尽管气囊面罩正压通气，一个胎盘早剥的足月新生儿，并不改善，气管插管又不成功，协助者尚未到达。要采取合理的下一个步骤应是：＿＿＿＿＿＿＿＿＿＿＿＿＿＿＿＿

17. 有双侧唇腭裂及极小下颌的新生儿，需要正压通气，但不能完成面罩的密封，合理的下一步骤应是：＿＿＿＿＿＿＿＿＿＿＿＿＿＿＿＿

18. 一个极低出生体重儿出生需要辅助正压通气，喉罩气道插入应是对气管插管的一个合理的选择（正确，错误 ）。

答案

1. 新生儿有胎粪且呼吸抑制在正压人工呼吸前**需要**气管插管 吸引胎粪。

2. 由技术熟练的人复苏，新生儿情况无好转。

应考虑气管插管。

3. 对体重小于1000g的新生儿，气管导管的内径应为**2.5mm**。

4. 足月儿用的喉镜镜片应为**1**号。早产儿应为**0**号，极度早产儿应为**00**号。

5. 正确插入喉镜应见到的口腔视图是插图C。

6. 无论左势还是右势者都应用**左**手握喉镜。

7. 完成气管插管并连接气囊应在**30**秒内。

8. 如在30秒内未完成气管插管，应**撤出喉镜，用气囊面罩做正压通气然后再插管**。

9. 插图**A**是正确方法。

10. **应**等到声门张开再插入导管。

11. 导管应插到**声带线水平**和"**端-唇距离**1-2-3kg 7-8-9cm"。

12. 导管插入**正确**。

13. 胸片A显示正确位置的气管导管。胸片B显示因为导管进入太深，进入右支气管，致左肺不张。

14. 导管位于**食管内**。

15. 应边再用听诊器听边轻轻**撤出导管**。

16. **插入喉罩气道**。

17. **插入喉罩气道**。

18. **错误**。喉罩气道装置对小早产儿太大。

第五课：气管插管和喉罩气道插入操作核对表

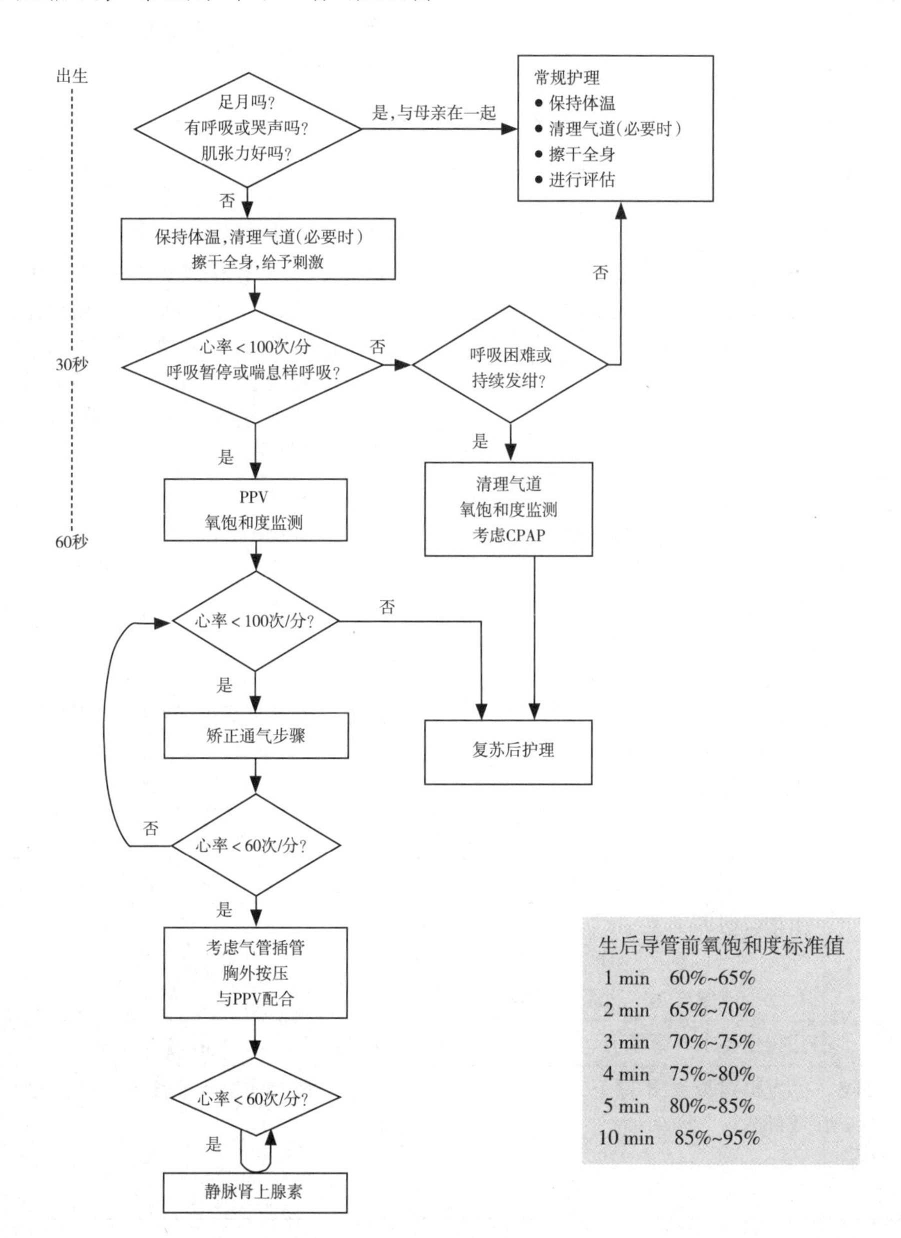

操作考核表是一个学习工具

学员用此表作为独立操作时的参考，或作为与NRP教员讨论和实践的指南。当学员和教员都认为学员能在场景的范围内在无指导的情况下正确和没有困难地完成技能操作，学员可以进入下一课的操作核对表。

知识检查点

- 复苏期间气管插管的指征是什么？
- 如新生儿出生时有胎粪羊水污染如何决定需气管吸引？
- 气管导管在气管内的正确位置的指征是什么？
- 放置喉罩气道的适应证是什么？
- 喉罩气道使用时有什么限制？

学习目的

1. 在复苏期间，鉴别新生儿需气管插管。
2. 演示进行气管插管和给予正压通气的正确操作方法。
3. 演示对一个无活力的新生儿从气管内吸胎粪的正确操作方法。
4. 当放置喉罩气道时认识其指征。
5. 列出喉罩气道的限制点。
6. 演示放置和撤出喉罩气道的正确操作方法。
7. 演示在新生儿复苏的关键时刻确保良好沟通和团队协作的行为技巧。

“你被呼叫去抢救一个胎粪羊水污染的新生儿，你如何准备对此新生儿的复苏？工作期间，将你的想法和你的做法，大声说出来，让你的助手和我知道你的想法和做法。”

教员将检查下表中的内容，当学员回答正确时在方框里打勾。

学员姓名：		
	□得到相关围产病史	孕周？（确认资料）羊水清？（确认资料）多胎？其他高危因素？
	□进行设备检查 □组成复苏小组（至少两人并讨论计划和角色）	**辐射暖台，干毛巾，清理气道**（吸引球囊，壁式吸引器负压80~100mmHg，胎粪吸引管）**听诊器，氧合装置**（检查氧源，空氧混合仪，脉搏氧饱和度仪和传感器），**通气设备**（PPV装置），**气管插管**（喉镜和镜片，气管导管，金属管芯，二氧化碳检测器）及**药物**（易得到的编码和急救车），**温度调节**。
	准备气管插管 ● 选择大小正确的导管 ● 插入相当的金属管芯 ● 检查镜片的光源（足月儿用1号镜片） ● 确保负压80~100mmHg的吸引功能和有10F、12F的吸引管 ● 胎粪吸引管，二氧化碳检测器 ● 准备胶布或气管导管 ● 固定装置	复苏小组准备对一个无活力的新生儿将用胎粪吸引管经气管吸引胎粪。 因高危方案复苏小组要准备气管插管，经气管导管使用PPV装置通气。
新生儿出生了		
生命体征	操作步骤	详细内容
足月 呼吸暂停 肌张力低	出生后初步评估 □ 问三个问题：足月吗？有呼吸或哭声吗？肌张力好吗？	
	□指出要求气管吸引	羊水胎粪污染，无活力。
呼吸频率（RR）−呼吸暂停 心率（HR）<100次/分 **肌张力低**	□置辐射暖台，不擦干或刺激	有活力胎粪污染的新生儿可在孕母身旁接受常规护理。

在气管插管操作的过程中插管者的任务见表格左栏，助手的任务见右栏。一些动作和决定由插管者和助手分别或两者结合操作(合并栏)。

插管者操作	助手操作
□左手正确持喉镜	□摆好新生儿头位。
□小心插入镜片到舌基底部 □有可见的分泌物要求吸引	□为顺利插管监护30秒。 □如需要提供吸引，将吸引管放在插管者的手中，插管者的视线不应离开插管标志。
□使用正确的提起镜片的动作而不是向后转动	□轻拍心率的次数(如无氧饱和度仪显示的心率)使插管者能看见。
□如需要压环状软骨	□如插管者要求压环状软骨。
□识别可见的插管标志	
□进行正确的操作暴露声门	
□从喉镜右侧插入导管，不能从镜片的中央往下插入	
□使导管的声带线和声门一致	□连接胎粪吸引管到吸引器导管。
□撤出喉镜(和金属管芯)固定导管在新生儿上腭骨	□连接胎粪吸引管到气管导管。
□在适当位置托着气管导管并用胎粪吸引管吸引胎粪，缓慢的自气管内撤出导管	
□评估是否需要用清洁的气管导管重复插管吸引 (取决于胎粪的量和新生儿状态) 或 □继续进行初步复苏	

继续进行初步复苏		
生命体征	操作步骤	详细内容
	□进行初步复苏	摆位，气道吸引，擦干，刺激，撤湿毛巾。
RR–呼吸暂停 HR–40次/分	□评估呼吸和心率	听或触脐的搏动。
	□开始PPV	开始用____%氧(医院协定)。 正压 20cmH_2O，呼吸40~60次/分。
	□如需要请求协助	如需做PPV必须至少有两人参加，组成复苏小组。
	□要求应用氧饱和度仪	在插入监护仪前将传感器安放在右手或腕关节。
RR–呼吸暂停 HR– 40次/分 Spo_2--- 无呼吸音或胸廓运动	□要求评估心率 氧饱和度 □如无上升，要求评估两侧呼吸音和胸廓运动	在低心率下Spo_2失去功能。
	□进行正压矫正通气步骤(MRSOPA)	调整面罩，重新摆正体位(重新进行PPV)，吸引口鼻和轻微张口，如无呼吸音或胸廓运动，逐渐增加压力直到每次呼吸时有两侧呼吸音和胸廓运动。如达40cmH_2O进入下一步骤。

续表

生命体征	操作步骤	详细内容
无胸廓运动 无呼吸音 HR-50次/分 Spo_2---	□要求评估胸廓运动和呼吸音 □评估心率和氧饱和度	如所有正确步骤均进行，但仍无胸廓运动、呼吸音及心率上升，学员指出需气管插管。
	□指出需气管插管	新生儿正压通气是最优先考虑，如未经面罩、气管插管进行正压通气，胸外按压将无效。
	□直接由助手监测HR和Spo_2 □为准备胸外按压提高氧浓度到100% □助手可继续执行正确步骤改善PPV	如有可能，助手全程监测HR和Spo_2。

<table>
<tr><th>插管者操作</th><th>助手操作</th></tr>
<tr><td colspan="2">□准备气管插管
（这些步骤的大多数都在出生前准备就绪）
● 选择相应的导管型号
● 正确的插入金属管芯（可选择）
● 检查镜片的灯泡亮度（足月儿使用1号镜片）
● 确保吸引器负压80~100mmHg能和10F或12F吸引管连接
● 二氧化碳检测器
● 准备胶布或气管导管固定装置</td></tr>
<tr><td>□正确的使用左手持喉镜</td><td>□摆好新生儿头位。</td></tr>
<tr><td>□小心插入镜片到舌基底部</td><td>□为顺利插管监护30秒。</td></tr>
<tr><td>□如有可见的分泌物要吸引</td><td>□如需要将吸引管放在插管者手中，必要时吸引插管者的视线不能离开插管标志。</td></tr>
<tr><td>□使用提起的动作（不是向后转动）</td><td>□轻拍心率的次数，（如无氧饱和度仪显示的心率）使插管者能看见。</td></tr>
<tr><td>□如需要压环状软骨</td><td>□如插管者要求压环状软骨。</td></tr>
<tr><td>□识别可见的插管标志</td><td></td></tr>
<tr><td>□进行正确的操作暴露声门</td><td></td></tr>
<tr><td>□从喉镜右侧插入导管，而不能从镜片的中央往下插入</td><td></td></tr>
<tr><td>□使声带线与声门一致</td><td></td></tr>
<tr><td>□撤喉镜（和金属管芯），固定导管在新生儿的上腭骨</td><td>□从PPV装置撤面罩，连接二氧化碳检测器到气管导管再接PPV装置测二氧化碳。</td></tr>
<tr><td>□一手对着上腭固定导管，另一手持PPV装置再继续PPV</td><td>□助手交PPV装置给插管者，插管者持气管导管和PPV装置。</td></tr>
<tr><td colspan="2">□保证正确的插入深度
估计新生儿体重（kg）+6
例：3（kg）+6=9 标记在上唇
□看和听确定正确导管位置的体征
● 呼气时可见导管壁的薄雾
● 二氧化碳检测器确定（如新生儿非常低的心脏灌注可不显示）
● 心率上升
● 氧饱和度上升
● 两侧呼吸音
● 对称的胸廓运动（不宜过度扩张）</td></tr>
</table>

续表

如正确位置不能确定助手和插管者要讨论并做必要的矫正操作。 □重新确定步骤。 □在评价正确的端-唇距离的测量。 □重插喉镜观察声带的条纹位置。 和(或) □撤出气管导管使用气囊面罩正压通气后重新插管 或 □考虑用替代气道(喉罩气道),两者择一。

成功插管后重新开始胸外按压		
生命体征	操作步骤	详细内容
HR-50次/分	□当重新PPV时评估RR、HR和Spo_2	
	□重新开始胸外按压	助手重新胸外按压并呼叫新生儿气管插管,如需要,按压者可移至床头位,以利于脐部操作。
HR- 70次/分 Spo_2　67%	□胸外按压45~60秒,检查心率 □停止胸外按压 □继续人工通气 □根据氧饱和度值和新生儿孕周调节氧浓度	
呼吸暂停 HR-120次/分 Spo_2　74%	□使用气管导管正压通气30秒后,检查呼吸效果、心率和Spo_2 □根据氧饱和度值和新生儿孕周调节氧浓度	
RR-偶有喘息 HR-140次/分 Spo_2　97%	□可继续正压通气30秒。根据氧饱和度和出生时间调节给氧 或 □复苏小组决定 ● 告知家属信息 ● 保护好气管导管 ● 转移新生儿进行复苏后护理	
变更气道: 放置喉罩气道 **"你已不能使新生儿进行正压通气或气管插管,你决定插入喉罩气道。"**		
HR-50次/分 SPo_2---	□在准备替代气道期间直接胸外按压	新生儿应继续正压通气和胸外按压,应用100%氧浓度。
	□取到1号喉罩气道及5ml注射器	在安置喉罩气道前考虑置胃管以减轻胃膨胀。
	□用5ml注射器吸取<4ml空气迅速地扩张充气囊,检查有否漏气或裂开	学员应很快地转至插入喉罩气道。
	□吸出空气,但在充气囊内要留足够的空气,以去除囊壁的皱折	我们在用喉罩气道方面缺乏经验,在插入时操作要保持气道导管不能自身折叠。

生命体征	操作步骤	详细内容
	□在放置喉罩气道时要求暂停胸外按压	
	□置新生儿的头呈鼻吸气 □握持喉罩气道像握钢笔一样，张开新生儿口腔插进喉罩气道并迅速地沿着硬腭直到遇到阻力，正好通过舌的底部	与成人放置喉罩气道的位置不同，喉罩气道直接插到咽下部，不是插到咽喉的后部。
	□另一个手在适当的位置握持喉罩气道并撤出示指不移动气道	
	□对着硬腭握持气道，确保气道在合适的位置。但是当充气囊扩张时，握持的气道能上升，气囊膨胀有封堵作用 □用5ml注射器吸空气<4ml	在人体模型中气道可不上升，这也可能是气道插得太深，产生无效的通气。
	□二氧化碳检测器和PPV与气道连接 □对着硬腭握持气道，保护不撤出	插管者手持喉罩气道，与使用气管导管的方法一致——用一个手指按在新生儿的硬腭，另一只手握住正压通气装置。
+有呼吸音 +有胸廓运动	□开始PPV，呼吸40~60次/分 □确定正确的位置 ● 两侧呼吸音 ● 胸廓运动 ● 二氧化碳检测器颜色改变	
HR- 70次/分 Spo_2-67%	□停止胸外按压 □继续正压通气30秒	
HR- 120次/分 偶有呼吸 Spo_2-74%	□慢的PPV率和刺激呼吸 □监护氧饱和度值和降低100%氧浓度至该出生后时间的氧饱和度目标值	
HR-140次/分 自主呼吸 Spo_2-97%	□用吸引管吸引新生儿口咽 □自气道充气囊中吸出空气和退出喉罩气道	如希望使用喉罩气道将其留在适当之处。新生儿使用喉罩气道能自主呼吸。喉罩气道可维持在适当的位置用于急救时需要。
	□监测新生儿呼吸效果、心率氧饱和度及肌张力 □监测Spo_2和如需要调节氧浓度	
	□提示需要复苏后护理 □向家属告知病情信息	

教员问学员思考题以便学员能进行自我评估，例如：

1. 在这次复苏中，哪些做得好？

2. 你的主要目标是什么？

3. 在复苏的进程中，谁设定组长的任务？你使用什么技巧确保助手理解你的需要？给我一个你应用熟练操作技巧如何做和如何说的实例。

4. 作为助手你做什么建议帮助组长与小组成员清楚的沟通？

5. 当再次面临此种复苏场景时，你将采取何种不同于以往的措施？

新生儿复苏教程的关键行为技能

了解你的环境	明智的分配注意力
预估和计划	利用所有可用的资料信息
确定领导角色	应用所有可用的资源
有效的交流	需要时请求帮助
小组成员的最佳工作负荷	保持专业的行为

6

第六课　药　　物

学习内容

- 在复苏过程中何时给药
- 在复苏过程中给什么药
- 在复苏过程中以什么途径给药
- 如何插入脐静脉导管
- 如何应用肾上腺素
- 复苏过程中何时及如何静脉输液扩充血容量

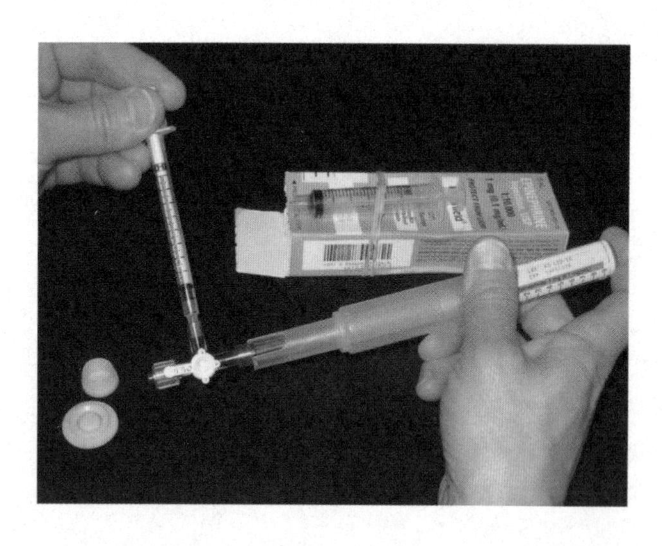

以下病例是在具体复苏过程中如何用药的一个范例。在阅读这个病例时，把自己设想成复苏小组的一员。在本课中会讲述药物应用的详细内容。

病例6

使用正压人工呼吸、胸外按压和药物进行复苏

一位妊娠近足月的孕妇进入急诊部，主诉为早产伴有大量阴道出血。

诊断前置胎盘，胎儿心率监护显示反复晚期减速。熟练的复苏人员应召到产房，预热辐射暖台，准备好复苏器械。由于预期会有复杂的复苏过程，准备好充满了0.9%生理盐水的脐静脉导管。施行急诊剖宫产，将一个体重约3kg、软弱和苍白的新生儿交给复苏小组。

复苏人员摆正新生儿的头位，吸引口鼻，擦干并刺激。然而，新生儿依旧是软弱、发绀且无自主呼吸。

开始以21%的氧用气囊面罩进行正压通气（PPV），并在她的右手连接脉搏氧饱和度仪的电极监测氧饱和度。然而，新生儿依然呼吸暂停和发绀，PPV无效，即使矫正了通气措施也无效，因此进行气管插管。在30秒有效通气后，新生儿仍发绀和软弱，心率很慢（20~30次/分），脉搏氧饱和度仪没有信号。

开始胸外按压并与100%氧PPV配合，一位复苏人员用听诊器进行胸部听诊以确保两侧呼吸音相等并观察通气是否足以使胸廓运动。然而，60秒后，心率仍无增加。

一位复苏人员清洁脐残端并开始插入事先准备好的脐静脉导管。现在心率测不到，在脐静脉通路建立的同时，给予1 ∶ 10 000的肾上腺素1.5ml注入气管导管。胸外按压配合正压通气继续进行，心率仍测不到。

脐静脉导管置入后，用注射器抽吸有回血，立即将1 ∶ 10 000肾上腺素0.6ml注入脐静脉导管，接着用生理盐水冲洗。用听诊器可听到心率，但仍<60次/分。由于新生儿持续心动过缓，有可能失血史，从脐静脉导管注入30ml生理盐水，心率逐渐加快，氧饱和度仪显示的脉搏与听到的心率一致，Spo_2处于80%左右低水平但正在增加。

出生8分钟后，新生儿开始第一次喘息。当心率升到60次/分以上时，停止胸外按压。继续正压通气，心率升到100次/分以上，当Spo_2达到90%时逐渐降低给氧浓度，新生儿肤色改善，开始自主呼吸。

在继续PPV的情况下，她被转运到婴儿室，进行复苏后监护。

如熟练和及时地执行复苏步骤（特别是有效的PPV），99%以上需要复苏的新生儿无需用药就会好

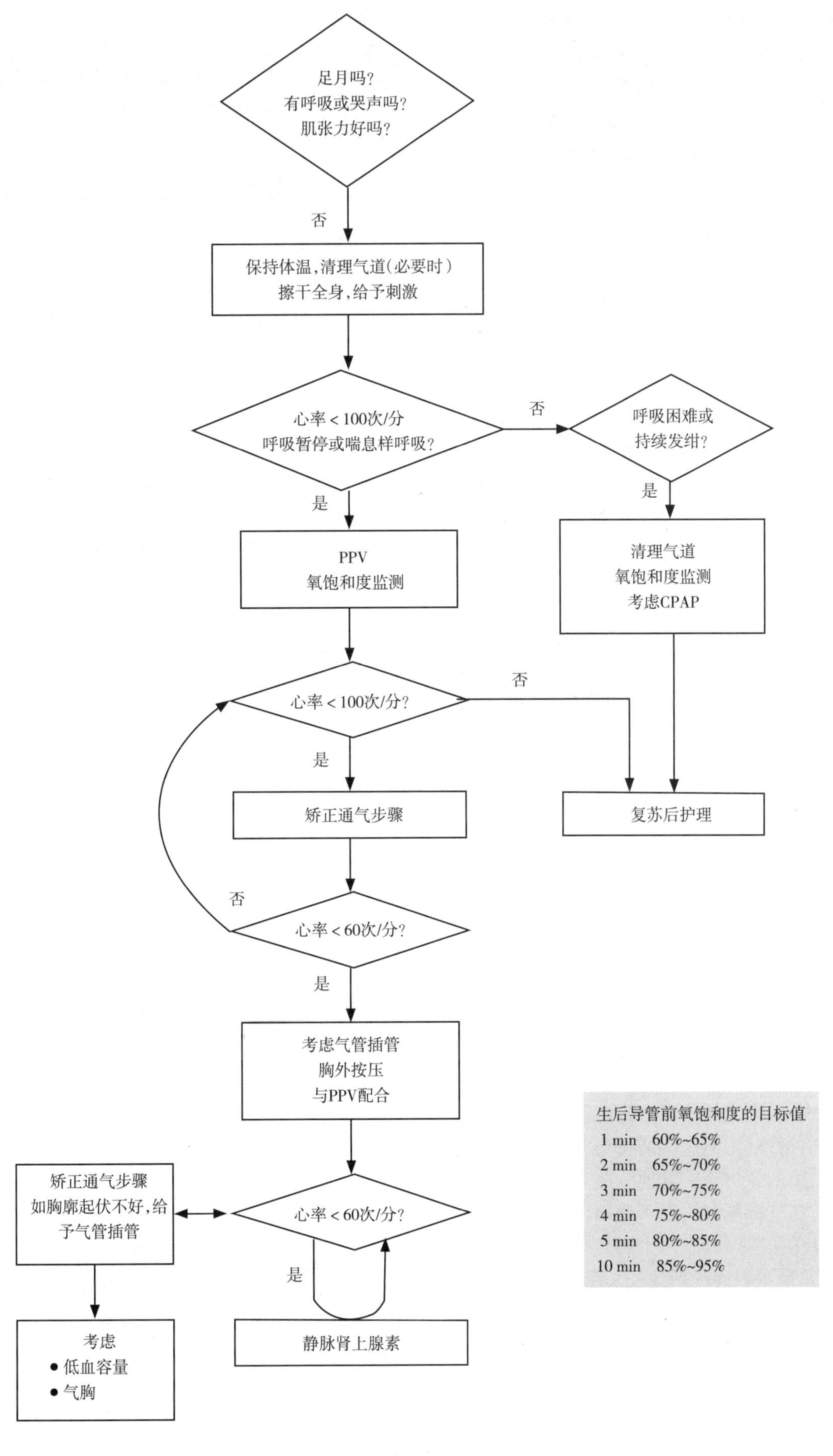

生后导管前氧饱和度的目标值	
1 min	60%~65%
2 min	65%~70%
3 min	70%~75%
4 min	75%~80%
5 min	80%~85%
10 min	85%~95%

转。在给药前，应多次评估正压通气的有效性，确保每次呼吸时胸廓扩张良好及两侧均能听到呼吸音。应开始胸外按压并配合正压通气，氧浓度应增至100%。由于这时心脏排血不好，脉搏氧饱和度仪通常没有读数，在大多数情况下，如果单独有效的正压通气不能使心率增加，要做气管插管以保证稳定开放的气道及胸外按压和PPV的有效配合。

尽管PPV使肺有良好的通气和胸外按压使心排出量增加，仍有少数新生儿（少于7/10 000活产儿）心率低于60次/分。

窒息时，新生儿血压下降，引起冠状动脉灌注不良，使输送至心脏的氧减少。结果，尽管复苏时有含氧血的灌注，新生儿的心肌不能进行有效的收缩。对这些新生儿可给予肾上腺素刺激心脏和增加心率，肾上腺素也可增加收缩压，改善冠状动脉灌注。当急性失血引起呼吸和心脏功能抑制时给予扩容是有益的。

如心率持续<60次/分，尽管已实施了正压通气和胸外按压，首先的措施是确保正压通气和胸外按压是以最佳方式施行。

本课涵盖的内容

本课将讲授何时、为何给予肾上腺素，如何建立用药途径和如何确定用药剂量。

本课还讨论对急性失血引起休克的患儿使用扩容剂。

在复苏的最初阶段，不需要给因母亲使用麻醉药引起呼吸抑制的新生儿使用麻醉药拮抗剂纳洛酮，这将在第七课进行讨论。碳酸氢钠可用于治疗代谢性酸中毒，血管加压素如多巴胺用于治疗低血压或心输出量下降，但这些药物更常用于复苏后治疗，也将在第七课讨论。其他一些药物如阿托品和钙剂，有时在特殊复苏情况下使用但不用于新生儿复苏的最初阶段。

静脉是最可靠的给药途径。因此，本课将学到如何准备药物和如何进行脐静脉插管。至少两人协同做正压人工呼吸和胸外按压，第三和（或）第四个人建立静脉通路并静脉给药。

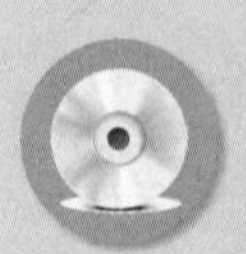

关于如何放置脐静脉导管的操作内容，与教材配合的有DVD，希望学员能够配合观看学习。

新生儿复苏过程中如何建立静脉通路？

脐静脉

脐静脉是新生儿最快速直接的静脉途经。如果新生儿对早期复苏步骤无反应需要使用肾上腺素时，复苏小组的一位成员应开始放置脐静脉导管，而其他人员继续PPV和胸外按压。

- 戴无菌手套，准备无菌手术野。由于复苏是紧急操作的过程，完全无菌有一定困难。如复苏和稳定后仍继续需要脐静脉通路，则应拔出导管，在完全无菌的条件下重新置入新的导管。
- 用消毒液消毒脐带，沿脐根部用线打一个松松的结。如在切断脐带后出血过多，可将此结拉紧。
- 用生理盐水预注入3.5F或5F脐静脉导管，连接三通管和3ml注射器。导管应只有一个端孔。关闭连接导管的三通管防止液体流失和空气进入。
- 在出生时安放的夹钳下离皮肤线约1~2cm处用手术刀断脐带（图6.1）。垂直切，不要斜切。
- 脐静脉看似一个大的薄壁结构，通常在时钟

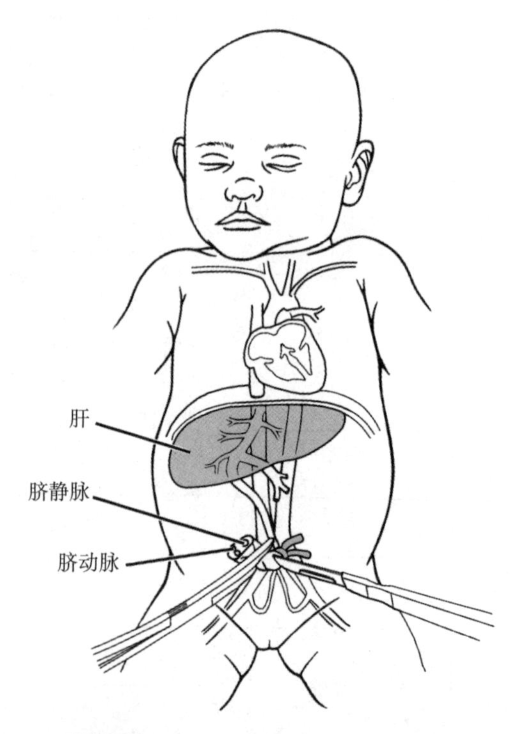

图6.1 切断脐带准备插入脐静脉导管

11~12点的位置。两根脐动脉壁较厚、互相靠近，通常在时钟4~8点的位置（图6.2）。但两根动脉在脐带内盘绕。所以，切口下的脐带残端愈长，所描述的血管位置就愈可能改变。

● 将导管插入脐静脉（图6.3）。静脉血是向上流入心脏的，所以应按这个方向插入导管。继续插入导管2~4cm（早产儿更短），直到打开导管和注射器间的三通管，轻轻抽吸注射器出现回血即可。复苏期间紧急使用时，导管尖端进入静脉不可过深，以刚能抽出回血为准。插入过深，则注入的药物可能直接进入肝脏，造成肝脏损伤（图6.4右图）。

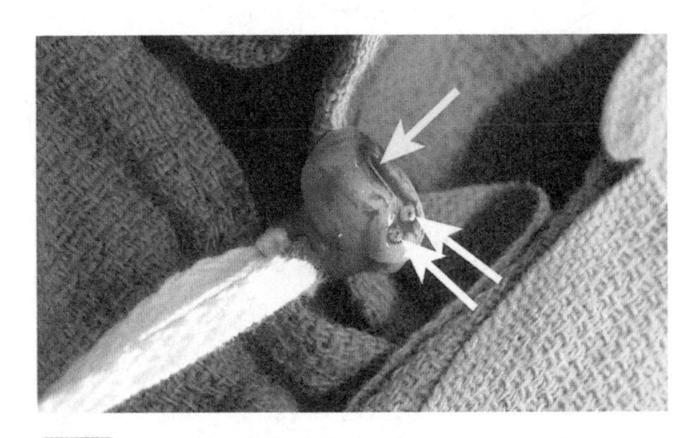

图6.2 置导管前切断脐带，注意脐动脉（白色箭头所指）和脐静脉（黄色箭头所指）

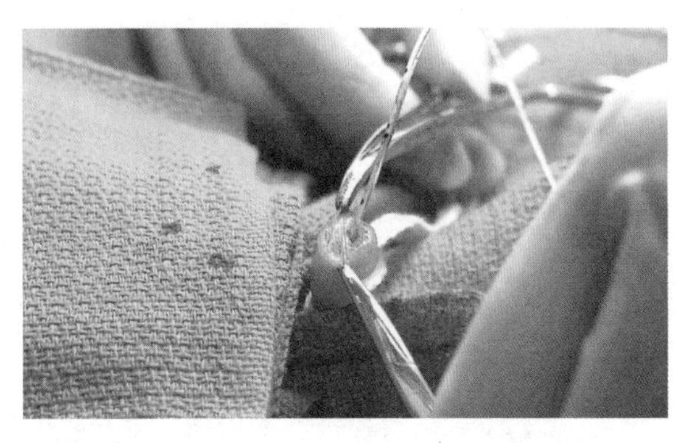

图6.3 充满生理盐水的导管插入脐静脉2~4cm（注意黑色的厘米标志），抽到回血后方可给药

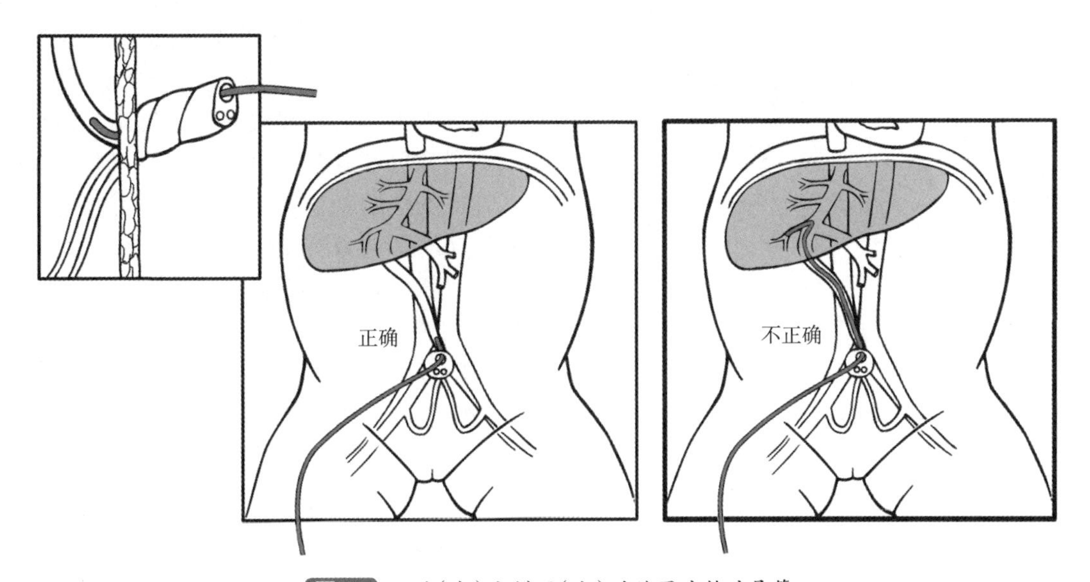

图6.4 正确（左）和错误（右）的放置脐静脉导管

● 一人握住导管固定，另一人注入适当剂量的肾上腺素或扩容剂（见126~130页），再用0.5~1.0ml生理盐水冲洗导管内的药物使之进入患儿体内。

● 给药后，当转运至新生儿病房时，可撤出导管或保留其作为静脉通道。一旦消毒区域被污染，不要继续插入导管。

如果撤出导管，慢慢拉紧脐带结防止出血。因为脐静脉在皮下，肚脐上方，压迫肚脐上方可以止血（图6.5）。

如果决定在继续稳定和转运期间保留脐静脉插管，则对导管进行固定（图6.6）。

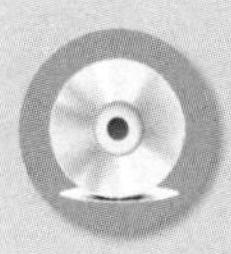

关于固定和保护脐静脉导管的操作内容，与教材配合的有DVD，希望学员能够配合观看学习。

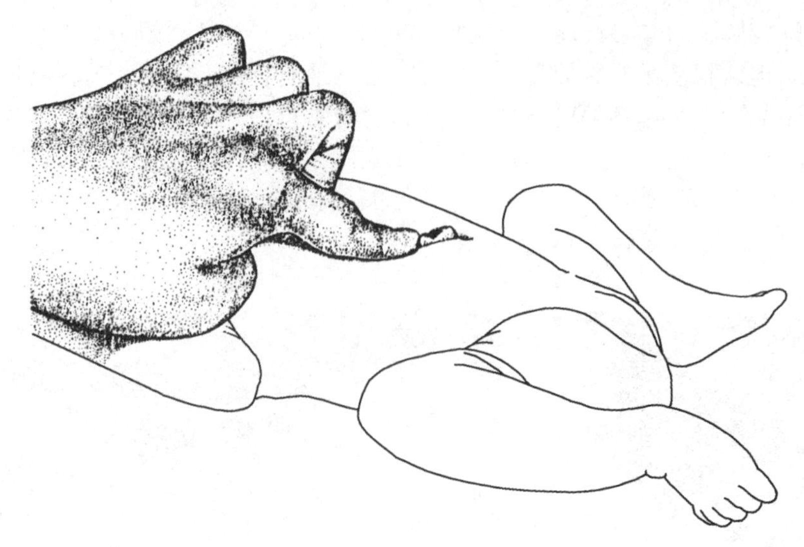

图6.5 止住脐静脉出血

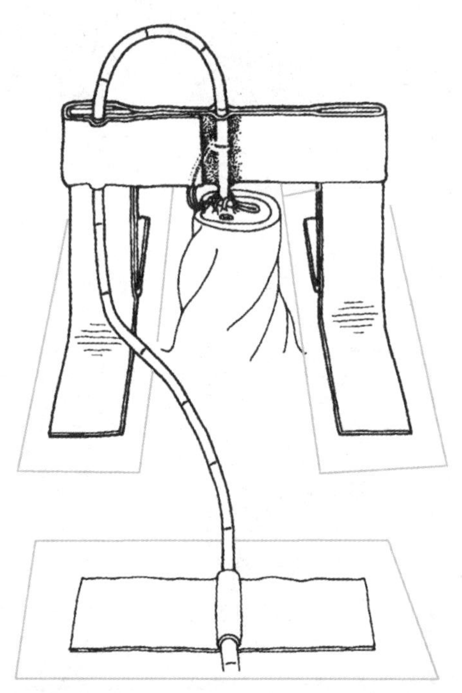

图6.6 将缝合在脐带残端的脐静脉导管用胶布固定。在NICU或新生儿病房，这种缝合与固定的方法对延长使用脐静脉通路是有效的。但因需要时间，在实施复苏过程中不是最佳选择。另外的方法是用清洁的胶带将导管暂时地固定于新生儿腹部

新生儿复苏过程中应用药物时建立静脉通路的替代方法

气管导管

注入气管导管的肾上腺素会被肺部吸收进入血管，直接流入心脏。尽管这通常是气管插管新生儿给肾上腺素的最快途径，但是肺部吸收的过程使其反应时间比肾上腺素直接注入血液要长且有更多的不可预知性。有很多因素影响肾上腺素在新生儿肺内足够的吸收，包括肺泡内液体可稀释气管内的肾上腺素，和通过胎儿循环的血液分流（尤其在低氧和酸中毒的情况下）使血液灌注不经过肺，影响了注入气管的肾上腺素的吸收和分布。动物模型和临床研究显示，常用的静脉注射剂量给予气管导管注入是无效的。有动物实验的证据指出，给予较大的剂量可以补偿肺吸收延迟的不足，但尚未确定其有效性或安全性。然而，因气管导管途径容易建立，一些临床医师认为当静脉通路正在建立时可考虑使用一次气管导管内剂量。如气管导管内给药，则需要较大剂量，并需准备一个较大的注射器。此注射器应清楚标明“仅为气管导管内使用”，以避免因疏忽而将较大剂量的肾上腺素注入静脉。尽管本教程包括气管内给药技术的说明，但推荐静脉途径给药为最佳和最有效的选择。

骨髓内给药

在医院环境内复苏新生儿时，脐静脉是清晰最易得到的血管通路。而在门诊环境下，不易得到脐静脉导管，对那些受过骨髓内给药训练的医务人员来说，骨髓内给药可能是对静脉给药的一个合理替代。然而，评估新生儿骨髓内给药的资料不多，特别是早产儿。在分娩室，脐静脉给药是首选的途径。

何为肾上腺素及何时该使用它?

盐酸肾上腺素是一种兴奋剂，增加心脏收缩的强度和速率，更重要的是引起外周血管收缩，从而增加脑部和冠状动脉血流量，使心脏接受氧和供给心

脏活动的能量。应用肾上腺素能帮助重新建立正常的心肌和脑血流。

在建立充分的正压通气之前，不要使用肾上腺素，因为：

- 将会浪费宝贵的时间，而这些时间应集中在建立有效的正压通气和氧合上。
- 肾上腺素会在缺氧的情况下增加心肌负荷和耗氧量，可能引起心肌损伤。

进行有效的正压通气30秒后，心率仍小于60次/分时，需要使用肾上腺素（最好是进行了气管插管以后）。用药后要至少继续进行45~60秒的胸外按压配合正压通气。

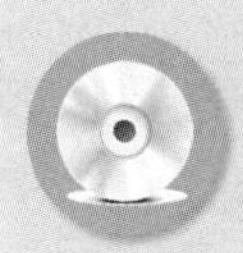

关于肾上腺素配制和使用的内容，与教材配合的有DVD，希望学员能够配合观看学习。

应如何准备肾上腺素及应给多少量?

虽然肾上腺素有1 ∶ 1000和1 ∶ 10 000两种浓度，但是仅1 ∶ 10 000的浓度用于新生儿复苏。

推荐浓度=

1 ∶ 10 000

由于建立静脉通路需要时间，给药可能会延迟。当正在进行脐静脉置管时，一些医生可能选择从气管导管内给一剂肾上腺素。从气管途径给药通常较快，但由此产生的血药浓度较低并不可预测，可能导致无效。如预期应用肾上腺素，分娩前应准备好脐静脉导管，复苏时如有指征可迅速静脉给药。

推荐途径=

静脉给药（只有当正在建立静脉通路时，才考虑气管内给药）

推荐新生儿静脉剂量是1 ∶ 10 000溶液0.1~0.3ml/kg（相当于0.01~0.03mg /kg），你将需要估计新生儿的出生体重。

推荐剂量=

静脉剂量是1 ∶ 10 000的溶液0.1~0.3ml/kg（气管内给药时剂量为0.5~1ml/kg）

过去，当成人及儿童对小剂量无反应时，曾提出应用较大的静脉剂量。但无证据表明能产生较好预后，且证明较大剂量可导致脑和心脏损害。

动物及成人和新生儿的研究均证明经气管内给予明显高于静脉剂量的肾上腺素更能显示其正性效果。当正在建立静脉通路时，如决定自气管导管给药，要考虑给一次较大剂量（0.5~1ml/kg，或0.05~0.1mg/kg），仅在此途径使用。但气管内较大剂量的安全性尚未研究。*静脉内不能给大于0.1~0.3ml/kg的剂量*。

推荐的准备方法=

1 ∶ 10 000的溶液抽到1ml注射器中（若气管内给药则用3~6ml注射器）

无论静脉或气管内给肾上腺素都要快速给药。经气管导管给药时需确信药物直接进入导管内，要小心不可让药物聚集在气管导管接头内或粘在导管壁。有人喜欢用导管将药物注入气管导管的深部，但未显示更好的效果。因为要在气管导管内给较大剂量，故进入气管导管内的液量相对较大（直到1ml/kg）。应在用药后给几次正压通气使药物向下分布到整个肺而利于吸收。通过导管静脉给药时，应该用0.5~1ml生理盐水冲洗，确保药物到达血液。

推荐给药速度=

快速，越快越好

复 习

（答案在前面的章节和本课的最后）

1. 在需要复苏的新生儿中，小于______ %需要应用肾上腺素来刺激心脏。

2. 一旦你考虑在复苏中需要应用药物时，一名复苏小组的成员应开始插入______准备给药。

3. 有效的通气配合胸外按压已经进行了45~60秒，做了气管插管，新生儿的心率<60次/分。现在你应该在继续胸外按压和__________的情况下，给予__________。

4. 通过气管导管给肾上腺素时，可能会发生什么问题？__________________

5. 在静脉给予一剂肾上腺素之后，应用__________冲洗，以确保大多数药物进入新生儿体内而不是留在导管中。

6. 肾上腺素(升高)(降低)血压，增加心肌收缩力，并(加快)(减慢)心率。

7. 在新生儿应用肾上腺素时，推荐的浓度是(1∶1000)(1∶10 000)。

8. 在新生儿应用肾上腺素时，推荐的剂量是1∶10 000肾上腺素静脉应用____至____ml/kg，气管内应用____至____ml/kg。

9. 用肾上腺素给药的速度应(慢)(尽可能快)。

注入肾上腺素后你期望发生什么？

注入肾上腺素后1分钟监测新生儿的心率(如气管内给药要更长一点)。当你继续用100%氧进行正压通气和胸外按压，静脉给肾上腺素后约1分钟内心率应增加到60次/分以上。如果气管内给药，心率增加需要的时间可能较长(或不发生)。肾上腺素作用的主要机制是增加血管收缩，增加体循环血压，改善冠状动脉血流，增加心肌收缩力。

尽量减少中断胸外按压来评估心率，因每一次中断会引起舒张压下降，而重新按压后要使舒张压恢复则需要一段时间。

在应用首剂肾上腺素后心率未增加至60次/分以上，可每隔3~5分钟重复注入相同剂量。如开始应用为小剂量，应考虑增加剂量直到最大剂量。如有可能，任何重复剂量应使用静脉注射。并应确保：

- 良好的气体交换，以充分的胸廓运动及有双肺呼吸音作为依据。应给予气管插管(如先前未做)。
- 确保气管导管在复苏期间不脱出气管。
- 胸外按压深度为胸部前后径1/3，且胸外按压与人工呼吸配合默契。

如新生儿对复苏反应不良，有苍白或失血的依据，应考虑是否有血容量不足。

如新生儿在给予肾上腺素后依然心动过缓并怀疑有急性失血，该怎么办？

如前置胎盘或脐带失血，新生儿可能会出现低血容量性休克。有时，新生儿流失的血液可能会进入母体循环，只出现休克体征而无明显失血依据。休克的新生儿肤色苍白，毛细血管再充盈延迟和(或)脉搏微弱，有持续心率慢，有效的正压通气、胸外按压和肾上腺素通常不会改善循环状况。

如新生儿呈现休克并对复苏无反应，是应用扩容剂的指征。

扩充血容量应该用什么？给多少剂量？如何应用？

紧急治疗低血容量的推荐溶液是等渗晶体溶液。可使用的溶液包括：

- 生理盐水
- 乳酸林格液

当已证明或预期有严重胎儿贫血时，Rh阴性的O型红细胞应考虑作为补充血容量的一部分。如时间上允许，供血应与母亲作交叉配血，其母可能是有问题抗体的来源。紧急情况下可输入Rh阴性的O型红细胞。然而，如果已知新生儿有慢性宫内贫血，扩容应当小心，因为即使此新生儿的血红蛋白低，但其血容量正常，快速输注红细胞可引起心力衰竭。

在缺乏急性失血的病史或间接证据的情况下，复苏时不应常规给予扩容剂。对因低氧致心肌功能减低的新生儿，给予大容量负荷能减低心排出量和进一步加重新生儿的病情。

推荐药物=

生理盐水

扩容的首次剂量为10ml/kg。如首次注射后新生儿改善不明显，可能需要再输注10ml/kg。在一些大量失血的特殊病例，可考虑追加剂量。

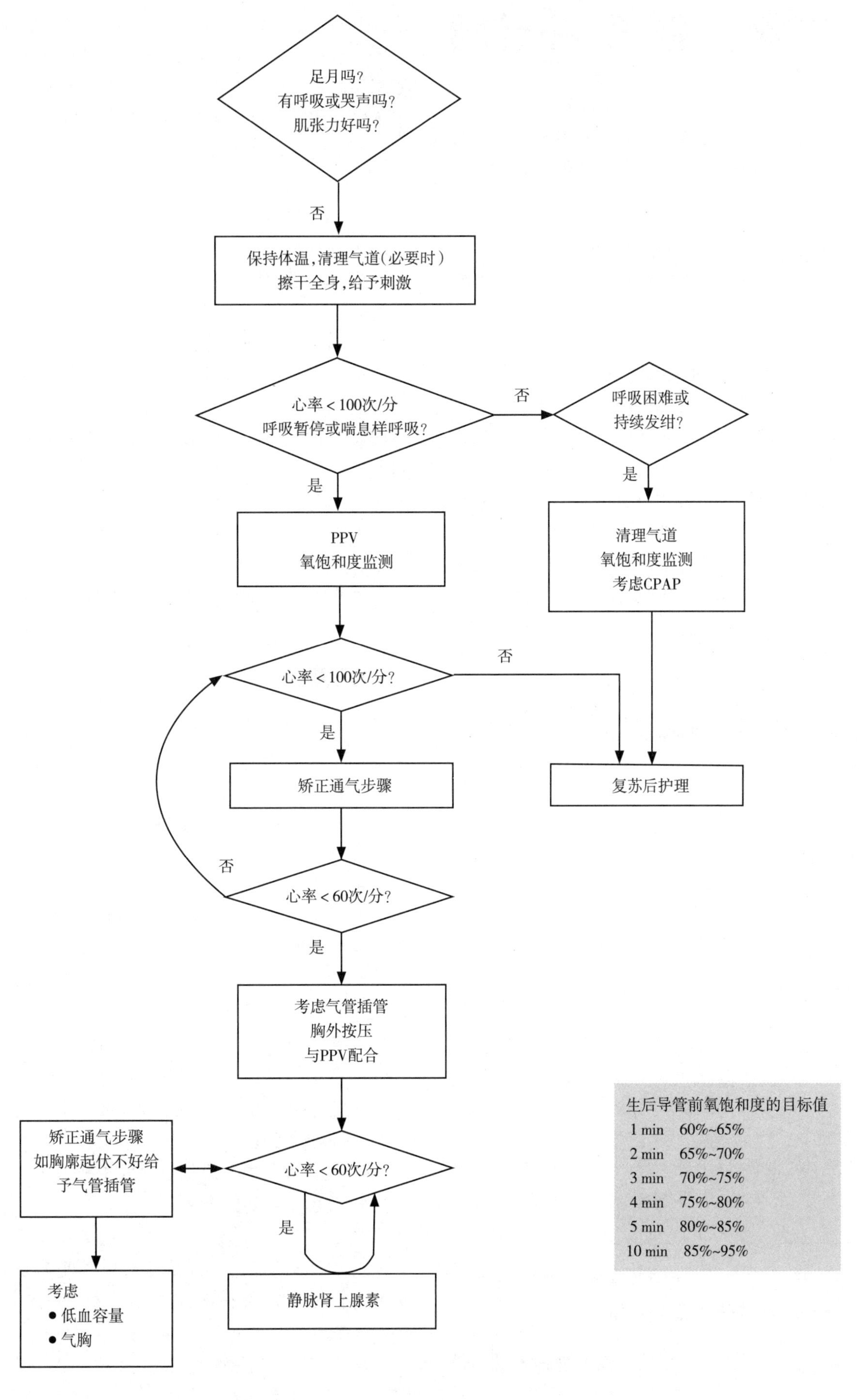

足月吗？
有呼吸或哭声吗？
肌张力好吗？
否
保持体温，清理气道（必要时）
擦干全身，给予刺激
心率<100次/分
呼吸暂停或喘息样呼吸？
否
呼吸困难或
持续发绀？
是
是
PPV
氧饱和度监测
清理气道
氧饱和度监测
考虑CPAP
心率<100次/分？
否
是
矫正通气步骤
复苏后护理
否
心率<60次/分？
是
考虑气管插管
胸外按压
与PPV配合
矫正通气步骤
如胸廓起伏不好给
予气管插管
心率<60次/分？
是
静脉肾上腺素
考虑
• 低血容量
• 气胸
生后导管前氧饱和度的目标值
1 min 60%~65%
2 min 65%~70%
3 min 70%~75%
4 min 75%~80%
5 min 80%~85%
10 min 85%~95%

推荐剂量=

10ml/kg

如怀疑新生儿低血容量，应在复苏小组其他成员继续复苏的同时，用生理盐水或其他扩容剂注入大注射器备用。

推荐途径=

脐静脉

扩容剂必须注入血液循环系统，脐静脉通常是新生儿最便利的静脉途径。其他途径（如经骨髓注入）也能应用，但这多是在分娩室和新生儿病房以外应用。

在大多数情况下，应迅速纠正急性低血容量。有证据显示对新生儿快速扩容可能导致颅内出血，尤其是早产儿，因此对于胎龄小于30周的早产儿复苏扩容时可能需要较长的时间，尚未进行临床试验确定最适当的注射速度，但5~10分钟以上稳定的输注是适宜的。

推荐时间=

5~10分钟

复 习

（答案在前面的章节和本课的最后）

10. 应用肾上腺素后大约1分钟，你应当做什么？____________________

11. 如果新生儿心率仍低于60次/分，你可以每____至____分钟重复应用肾上腺素。

12. 当应用肾上腺素后，如果新生儿心率仍低于60次/分，你还应当检查以确保通气使肺扩张和正确地实施了____________。

13. 如果新生儿表现为休克，或有失血的证据，复苏未使情况得到改善，你应当考虑通过____________途径给予________________ml/kg。

在复苏过程中，到达给药这一步骤需多长时间？如情况仍无好转，该怎么办？

如新生儿严重窒息，而且实施了所有的复苏措施，则应尽快应用肾上腺素。前三个基本复苏步骤的每一步都要求在30秒内完成。一旦胸外按压开始，要用稍微长的中断时间来进行评估。附加的时间用于确定是否最佳地实施每一个步骤。

- 评估和初步复苏
- 正压通气
- 正压通气和胸外按压的配合
- 正压通气、胸外按压和应用肾上腺素

当复苏进程到达这一步骤时，常常已经完成了气管插管。检查每个步骤的效果，并考虑有无低血容量的可能性。如可测及心率，但仍<60次/分，新生儿仍可能对复苏有反应，除非极不成熟的早产或严重的先天畸形。如确定正压通气、胸外按压和用药都实施恰当，应考虑复苏反应不良的机械原因，如气道畸形、气胸、膈疝或先天性心脏病（在第七课中讨论）。

如无心率，或在一定条件下无好转，如极度早产，则停止复苏可能是适当的。继续复苏多长时间停止复苏以及是否决定中止复苏的伦理考虑将在第九课讨论。

本课要点

1. 肾上腺素是一种心脏兴奋剂，也增加血压，最好脐静脉导管给药。在30秒有效的正压人工通气和另外45~60秒胸外按压配合正压通气后，心率仍<60次/分，应当给予肾上腺素。

2. 推荐使用肾上腺素的

- 浓度：1 ：10 000（0.1mg/ml）
- 途径：静脉注射。在静脉通路正在建立时可考虑经气管导管给药。
- 剂量：1 ：10000浓度 0.1~0.3ml/kg（大剂量0.5~1ml/kg 仅用于气管内途径）
- 注射速度：迅速——尽可能快

3. 肾上腺素应经脐静脉注射。气管内给药常比插入脐静脉导管更快、更方便，但由于吸收不好，在较小剂量时可能无效。

4. 复苏过程中应用扩容剂的指征包括

- 新生儿对复苏无反应

和

- 新生儿出现休克（尽管已做了复苏努力，但新生儿肤色苍白、脉搏微弱、持续心动过缓及循环状况无改善）

或

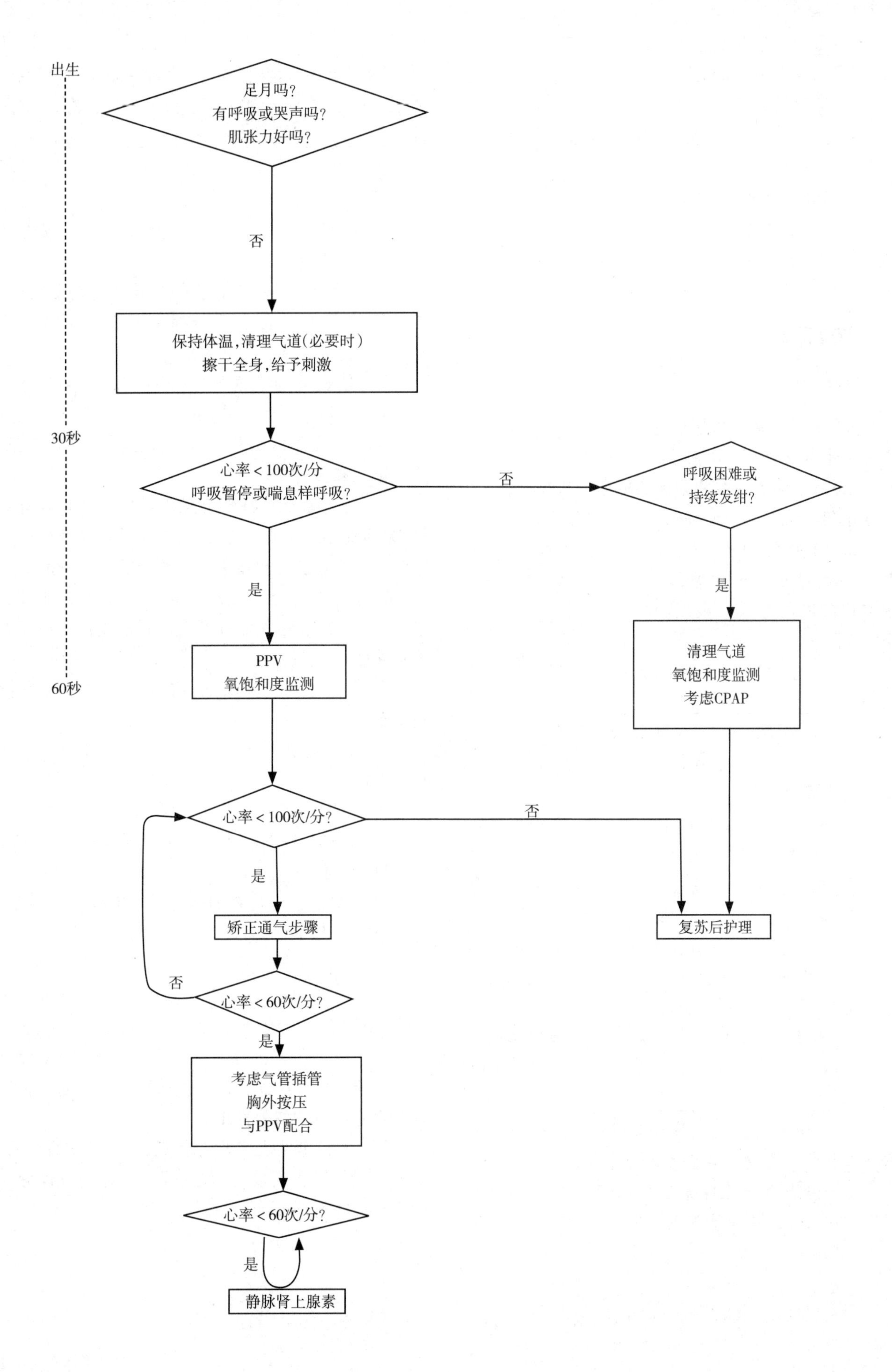
出生
30秒
60秒
足月吗?
有呼吸或哭声吗?
肌张力好吗?
否
保持体温,清理气道(必要时)
擦干全身,给予刺激
心率<100次/分
呼吸暂停或喘息样呼吸?
否
呼吸困难或
持续发绀?
是
是
PPV
氧饱和度监测
清理气道
氧饱和度监测
考虑CPAP
心率<100次/分?
否
是
矫正通气步骤
复苏后护理
否
心率<60次/分?
是
考虑气管插管
胸外按压
与PPV配合
心率<60次/分?
是
静脉肾上腺素

- 具有胎儿失血情况的病史(如广泛的阴道出血、前置胎盘及胎-胎输血等)

5. 推荐使用扩容剂

- 溶液:生理盐水、乳酸林格液或Rh阴性O型血
- 剂量:10ml/kg
- 途径:脐静脉注射
- 准备:正确容量注入大注射器
- 注射速度:5~10分钟以上

第六课复习

(答案附后)

1. 在需要复苏的新生儿中,小于______%需要应用肾上腺素来刺激心脏。

2. 一旦你考虑在复苏中需要应用药物时,一名复苏小组的成员应开始插入______准备给药。

3. 有效的通气配合胸外按压已经进行了45~60秒,做了气管插管,新生儿的心率<60次/分。现在你应该在继续胸外按压和___________的情况下,给予_______。

4. 通过气管导管给肾上腺素时,可能会发生什么问题? ________________________

5. 在静脉给予一剂肾上腺素之后,应用_________冲洗,以确保大多数药物进入新生儿体内而不是留在导管中。

6. 肾上腺素(升高)(降低)血压,增加心肌收缩力,并(加快)(减慢)心率。

7. 在新生儿应用肾上腺素时,推荐的浓度是(1 : 1000)(1 : 10 000)。

8. 在新生儿应用肾上腺素时,推荐的剂量是1 : 10 000肾上腺素静脉应用____至____ml/kg,气管内应用____至____ml/kg。

9. 用肾上腺素给药的速度应(慢)(尽可能快)。

10. 应用肾上腺素后大约1分钟,你应当做什么? ____________________

11. 如果新生儿心率仍低于60次/分,你可以每____至____分钟重复应用肾上腺素。

12. 当应用肾上腺素后,如果新生儿心率仍低于60次/分,你还应当检查以确保通气使肺扩张和正确地实施了___________。

13. 如果新生儿表现为休克,或有失血的证据,复苏未使情况得到改善,你应当考虑通过___________途径给予____________ml/kg。

答案

1. 在需要复苏的新生儿中,小于1%需要应用肾上腺素来刺激心脏。

2. 一旦你考虑在复苏中需要应用药物时,一名复苏小组的成员应开始插入**脐静脉导管**准备给药。

3. 有效的通气配合胸外按压已经进行了45~60秒,做了气管插管,新生儿的心率<60次/分。现在你应该在继续胸外按压和**正压通气**的情况下,给予**肾上腺素**。

4. **经气管导管给肾上腺素不能很好地在肺内吸收,因此当脐静脉导管正在建立时如要经气管导管给肾上腺素应考虑给较大剂量(0.5~1ml/kg)。**

5. 在静脉给予一剂肾上腺素之后,应用**生理盐水**冲洗,以确保大多数药物进入新生儿体内而不是留在导管中。

6. 肾上腺素**升高**血压,增加心肌收缩力,并**加快**心率。

7. 在新生儿应用肾上腺素时,推荐的浓度是**1 : 10 000**。

8. 在新生儿应用肾上腺素时,推荐的剂量是1 : 10 000肾上腺素静脉应用**0.1~0.3**ml/kg,气管内应用**0.5~1**ml/kg。

9. 用肾上腺素给药的速度应**尽可能快**。

10. 应用肾上腺素后大约1分钟,你应当**听心率**。

11. 如果新生儿心率仍低于60次/分,你可以每**3~5**分钟重复应用肾上腺素。

12. 当应用肾上腺素后,如果新生儿心率仍低于60次/分,你还应当检查以确保正压通气使肺扩张和正确地实施了**胸外按压**。

13. 如果新生儿表现为休克,或有失血的证据,复苏未使情况得到改善,你应当考虑通过**脐静脉**途径给予**扩容剂**10ml/kg。

第六课：经气管插管和紧急脐静脉插管给药操作核对表

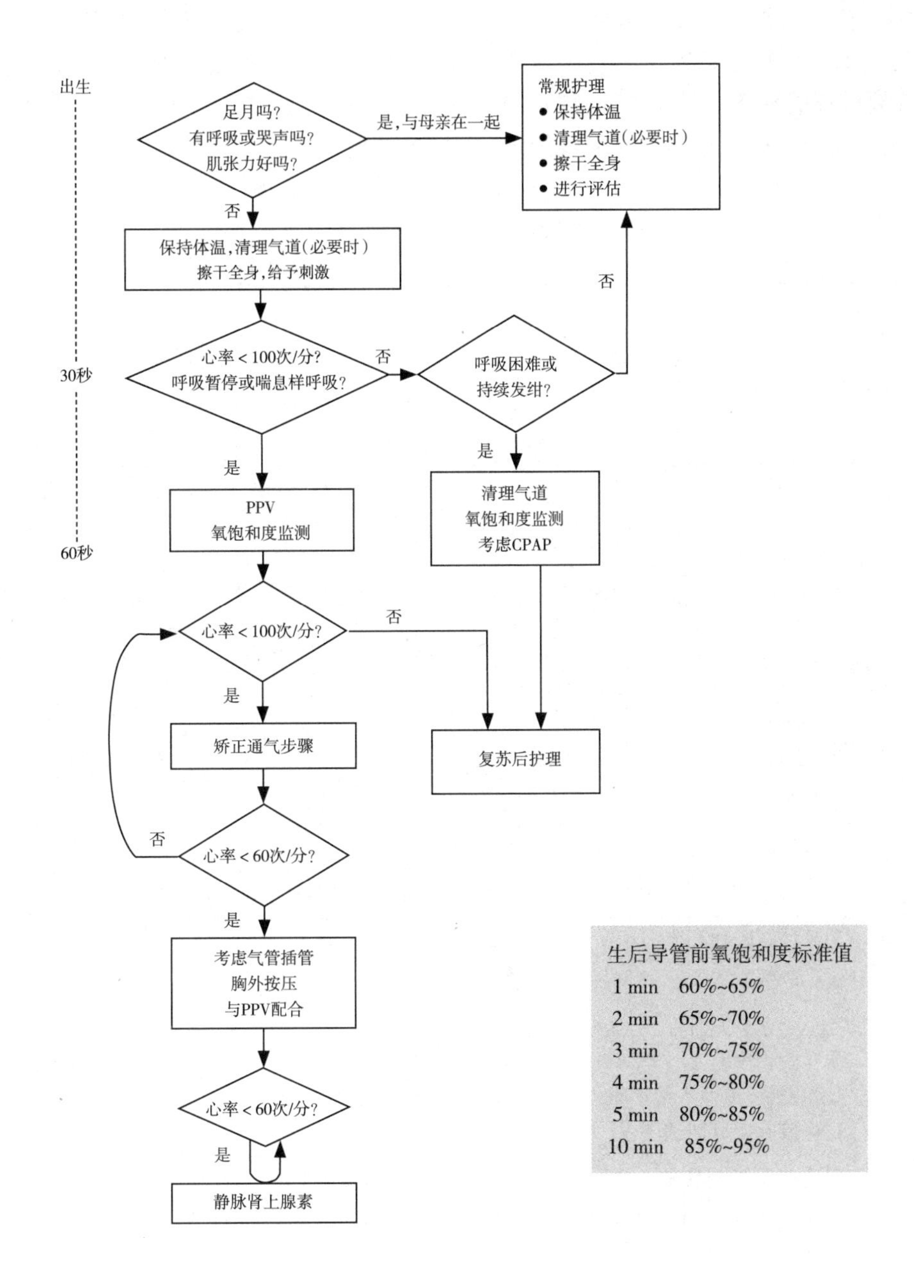

生后导管前氧饱和度标准值	
1 min	60%~65%
2 min	65%~70%
3 min	70%~75%
4 min	75%~80%
5 min	80%~85%
10 min	85%~95%

操作核对表是一个学习工具

学员用此表作为独立操作时的参考，或作为与NRP教员讨论和实践的指南。当学员和教员都认为学员能在场景的范围内在无指导的情况下正确和没有困难地完成技能操作，学员可以进入下一课的操作核对表。

知识点检查

- 应用肾上腺素的指征是什么？
- 有哪两种途径？哪两种剂量？哪一个途径更好？
- 扩容的指征是什么？用什么？剂量如何？
- 紧急放置脐静脉导管插入静脉多深？

学习目标

1. 在复苏中识别需要应用肾上腺素和扩容的新生儿。
2. 演示准备肾上腺素的正确技术。
3. 演示准备和插入紧急脐静脉导管的正确技术。
4. 演示经气管和脐静脉导管应用肾上腺素的正确技术。

5. 演示在新生儿复苏的关键时刻确保良好沟通和团队协作的行为技巧。

“你应召参加一位在车祸中受伤孕妇的紧急剖宫产，护士报告发现间歇性胎心率减慢。关于这个新生儿的复苏，你要做哪些准备？工作期间，将你的想法和你的做法，大声说出来，让你的助手和我知道你的想法和做法。”

这是一个复杂的复苏。学员和教员决定如何最好地满足学员的目标。通过第六课的学习，所有学员应知道在气管内和静脉应用肾上腺素的正确浓度和剂量。学员和教员可以决定哪些技能作为学习目标：抽取肾上腺素，应用药物，准备和辅助脐静脉置管，放置脐静脉导管。操作范围可限定于在实际分娩现场放置脐静脉导管和下医嘱给药的人员。正在给药的学员和（或）复苏组长并不要求完成所有任务，但需要时可下达任务。

学员姓名：		
生命体征	操作步骤	详细内容
	□获得相关的围产病史	胎龄如何？羊水清吗？几个胎儿？有无其他危险因素？
	□检查设备 □组建复苏小组（最好2~3个人），讨论计划和角色 □根据危险因素，准备复杂复苏所需物品	保暖，清理气道，听诊，给氧，通气，气管插管，药物，体温调节。 如有时间，准备气管插管，脐静脉置管，药物/扩容。
	新生儿出生了	
足月，无力，呼吸暂停，苍白	当新生儿出生时，进行初步评估 □询问三个问题： 足月吗？肌张力好吗？有哭声或呼吸吗？	
	□接过新生儿置于辐射暖台上	
	□初步复苏	保暖，开放气道，擦干全身，移去湿毛巾，刺激。
呼吸频率（RR）-呼吸暂停 心率（HR）-30次/分	□评估呼吸和心率	听心率或触摸脐带。
	□开始正压通气（PPV）40~60次/分 □如需要，请他人给予帮助 □连接脉搏氧饱和度仪	按照医院的规范，以____%氧和20cmH_2O的压力开始正压通气。
RR-呼吸暂停 HR -40次/分 Spo_2---- 无呼吸音或胸廓起伏	□要求评估心率和Spo_2 □如不增快，要求评估双侧呼吸音和胸廓起伏	在心率低的情况下，脉搏血氧仪不起作用。 助手需通过听诊和触诊获得心率。
	□矫正通气步骤	MRSOPA
+有胸廓起伏 +有呼吸音 HR-30次/分 Spo_2 ----	□要求评估胸廓起伏和呼吸音 □评估心率和Spo_2	在复苏流程中的任何一点，矫正通气步骤可使胸廓起伏和闻及双侧呼吸音。
	□实行面罩PPV 30秒	
HR-40次/分 Spo_2 ---- +有胸廓起伏 +有呼吸音	□评估心率和Spo_2	尽管30秒有效的正压通气，HR仍<60次/分。

续表

生命体征	操作步骤	详细内容
	□要求胸外按压 □增加氧浓度至100% □需要气管插管 □指导助手继续监测心率和Spo_2（当脉搏血氧仪可以读数时）	开始胸外按压，同时准备插管设备。
	□当气管插管时暂停胸外按压 □如不肯定气管导管的位置是否正确，需采取矫正措施	如不肯定气管导管的位置是否正确：再次确认各步骤；检查导管的唇–端距离；重新插入喉镜，观察导管位置；拔出气管导管，气囊面罩正压通气；重新插管或考虑喉罩气道。
	□在气管导管位置确认之后，重新开始胸外按压 □继续胸外按压和正压通气至少45~60秒	插管后按压者可移至床头，给做脐静脉置管留出空间。
HR–40次/分 Spo_2 –63%	□评估HR和Spo_2	在整个过程中，助手负责监测HR和Spo_2（如可能）。
	□当脐静脉置管时，要求从气管内给予肾上腺素 □估计新生儿体重 □下达给药剂量和途径的医嘱 □要求给药者重复用药医嘱（如有必要） □确认正确接受医嘱	举例： 复苏组长说："新生儿体重大约3kg，用1∶10 000肾上腺素3ml，从气管导管内注入。" 给药者复述："1∶10 000肾上腺素3ml，从气管导管内注入。" 复苏组长："没错。"
	□抽取1∶10 000肾上腺素 ● 检查药品标签 ● 打开药盒 ● 弹掉黄帽 ● 将两片拧在一起 ● 移去针头保护帽 ● 连接三通或锁紧式注射器接口 ● 将合适的注射器连接到接口 ● 抽取正确的药量 ● 在注射器上正确标记	气管内给药使用5~6ml注射器。
	□气管内应用肾上腺素 ● 说出药物、剂量和给药途径 ● 给药者确认 ● 将正压通气装置与气管导管分离开 ● 将药物快速注入导管 ● 重新连接正压通气装置与气管导管 ● 说出已经给药，记录药物的剂量、途径、时间和反应	举例： "我已经将1∶10 000肾上腺素3ml注入气管导管。" 一旦弄湿二氧化碳检测器，它将不可靠。 每3~5分钟可重复应用肾上腺素。
	□准备紧急情况下的脐静脉置管 ● 充满生理盐水的注射器 ● 连接三通到脐静脉导管 ● 用盐水冲脐静脉导管和三通 ● 关闭连接脐静脉导管的三通	（是否还未进行设备检查）

续表

生命体征	操作步骤	详细内容
	□插入紧急脐静脉导管 ● 消毒脐带基底部位及根部以上2cm的脐带 ● 用缝合线在脐根部打一个松结 ● 在距脐根部2cm以下垂直切断脐带 ● 将导管插入脐静脉2~4cm ● 打开连接新生儿与注射器的三通，轻抽注射器见到回血 ● 进一步送入导管至血液回流 ● 清除导管和三通内的空气	需要助手用镊子或其他器械将脐带提起离开腹壁，以便消毒、打结和切断脐带。 复苏小组要知晓何时断脐，做好准备。 在紧急情况下，尽力保证无菌技术。
HR -40次/分 Spo_2 -63% +有呼吸音 +有胸廓起伏	□评估HR和Spo_2 □可再评估通气的有效性	当每3~5分钟给予每剂肾上腺素之前，重新评估心率和通气的有效性
	□要求从脐静脉给予肾上腺素 □估计新生儿体重 □说出药物、剂量和途径 □要求给药者重复用药医嘱（如有必要） □确认正确接受医嘱	举例： 复苏组长说："新生儿体重大约3kg，用1 ∶ 10 000肾上腺素0.9ml，从脐静脉导管内注入。" 给药者复述："1 ∶ 10 000肾上腺素0.9ml，从脐静脉导管内注入。" 复苏组长："没错。"
	□从脐静脉途径应用肾上腺素 ● 连接合适的注射器（1ml） ● 抽取正确的药量 ● 在注射器上正确标记 ● 说出药物、剂量和给药途径 ● 给药者确认 ● 确保导管的位置；连接注射器到接口；快速给药，避免气泡 ● 用0.5~1ml生理盐水冲管 说出已经给药，记录药物的剂量、途径、时间和反应	
	□监测HR和Spo_2（如已经起作用） □应用肾上腺素后，继续正压通气和胸外按压至少45~60秒	
HR-70次/分 Spo_2-67% RR -第一次喘息 苍白，灌注不良	□评估HR和Spo_2（按照出生时间） □停止胸外按压	
	□要求应用扩容剂 ● 重复评估体重 ● 下达医嘱，予生理盐水10ml/kg经脐静脉输注5~10分钟以上 ● 接受给药者的确认 ● 确认正确接受医嘱	举例： 复苏组长说："新生儿体重大约3kg，用30ml生理盐水，从脐静脉导管输注5~10分钟以上。" 给药者复述："30ml生理盐水，从脐静脉导管输注5~10分钟以上。" 复苏组长："没错。"

续表

生命体征	操作步骤	详细内容
	□通过脐静脉导管输注生理盐水 ● 抽出正确剂量的生理盐水或用事先预抽好的注射器 ● 给不止一个注射器编号(#1,#2) ● 说出药物、剂量和给药途径 ● 接受确认 ● 确保导管的位置;连接注射器#1到接口;以稳速5~10分钟以上注入全部剂量,避免气泡 ● 说出已经给药,记录药物的剂量、途径、时间和反应	
RR-偶尔喘息 HR-120次/分 Spo_2-74%	□在气管插管正压通气30秒后,检查呼吸、HR和Spo_2 □根据氧饱和度监测和新生儿出生时间调整给氧浓度	
RR-偶尔喘息 HR-140次/分 Spo_2-97%	□可继续正压通气30秒,有助于维持稳定,以便转运至新生儿病房 □根据氧饱和度监测和新生儿出生时间调整给氧浓度 □做出复苏团队的决定 ● 与家属沟通 ● 保护气管导管 ● 保护或拔除脐静脉导管 ● 转入复苏后护理	

教员问学员思考题以便学员能进行自我评估,例如:

1. 在这次复苏中,哪些做得好?

2. 在这个场景中,谁是领导者角色?你用什么技巧使助手懂得你需要什么?给我举个例子,你做什么或说什么来体现这样的行为技巧。

3. 作为助手,在紧张的复苏过程中,你对领导者有什么建议来改善相互沟通?

4. 当你再次面对这种场景时,你会有什么与这次不同的做法?

新生儿复苏教程的关键行为技能

了解你的环境	明智的分配注意力
预估和计划	利用所有可用的资料信息
确定领导角色	应用所有可用的资源
有效的交流	需要时请求帮助
小组成员的最佳工作负荷	保持专业的行为

7

第七课 特殊情况

学习内容

- 有可能引发复苏并发症和导致后续问题的特殊情况
- 接受了复苏的新生儿的后续处理
- 如何将本文所述的原则运用于不是刚出生的新生儿或产房外需要复苏的新生儿

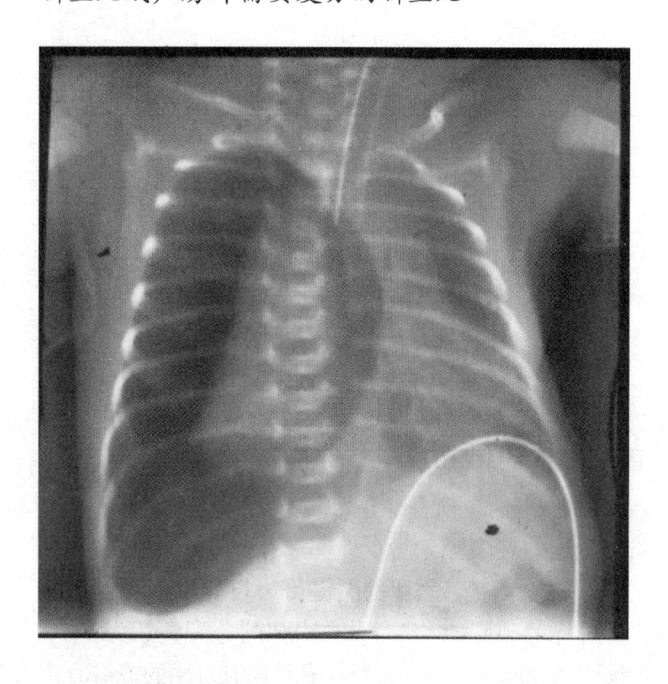

经过复苏的初期操作后新生儿的情况仍不佳时，应考虑哪些并发症？

前面已讲过，几乎所有窒息的新生儿都会对适当的刺激和改善呼吸的措施有反应。一小部分可能需要胸外按压和药物治疗后才会好转，有极少的患儿尽管接受了所有适宜的复苏，仍然会死亡。

然而，另有少数新生儿在复苏初期有反应，但后来持续情况不好。这些新生儿有可能是极度早产儿、先天畸形、感染或合并了产程或复苏过程中的并发症。有时，通过超声检查或其他产前诊断的方法可以在出生前就发现问题。

由于病因不同，对每个新生儿你在处理中面临的困难也是不同的。

对于复苏后持续无改善的新生儿，最有效的治疗措施取决于他们各自特殊的临床表现：

- 正压通气是否使肺部得到充分的通气？
- 尽管通气有效，新生儿是否持续心率缓慢或低氧？
- 新生儿是否无法建立自主呼吸？

下面将依次谈到这三个问题：

如果面罩正压通气不能使肺部得到充分通气怎么办？

回顾前面提到的MRSOPA缩写保证充分的通气（见53页）。如果确保面罩和新生儿面部密闭性良好（M），将其体位摆为“吸气位”（R），吸痰清理气道（S），轻柔打开口腔（O），用充分的压力提供正压通气（P），应该可以使心率、肤色和经皮血氧饱和度改善。如果仍然心率慢，则应观察胸廓是否随正压通气过程而起伏，用听诊器听肺部时，肺部气流进出声音是否良好。面罩和正压通气装置之间的二氧化碳检测器可以帮助确认通气情况。

如未发现胸廓起伏，未听到良好的呼吸音，或者呼气时二氧化碳检测器未检测到二氧化碳，应通过气管插管或喉罩气道来建立有效气道（A）。如果已经采取了MRSOPA的所有步骤仍通气不良，可能存在其他一些影响建立有效通气的因素。这些因素并不常见，但需警惕。

气道阻塞

后鼻孔闭锁

新生儿气道的解剖结构要求鼻气道通畅使得自主呼吸时气体能够进入肺部。除了大声啼哭时，新生儿无法靠口腔轻松地呼吸。所以，如果鼻腔内充满了黏液或胎粪，或者鼻气道结构异常时（如后鼻孔闭锁），将出现严重的呼吸窘迫（图7.1）。尽管后鼻孔闭锁常不影响经口咽的正压通气，但新生儿无法经闭锁的鼻咽自主呼吸。

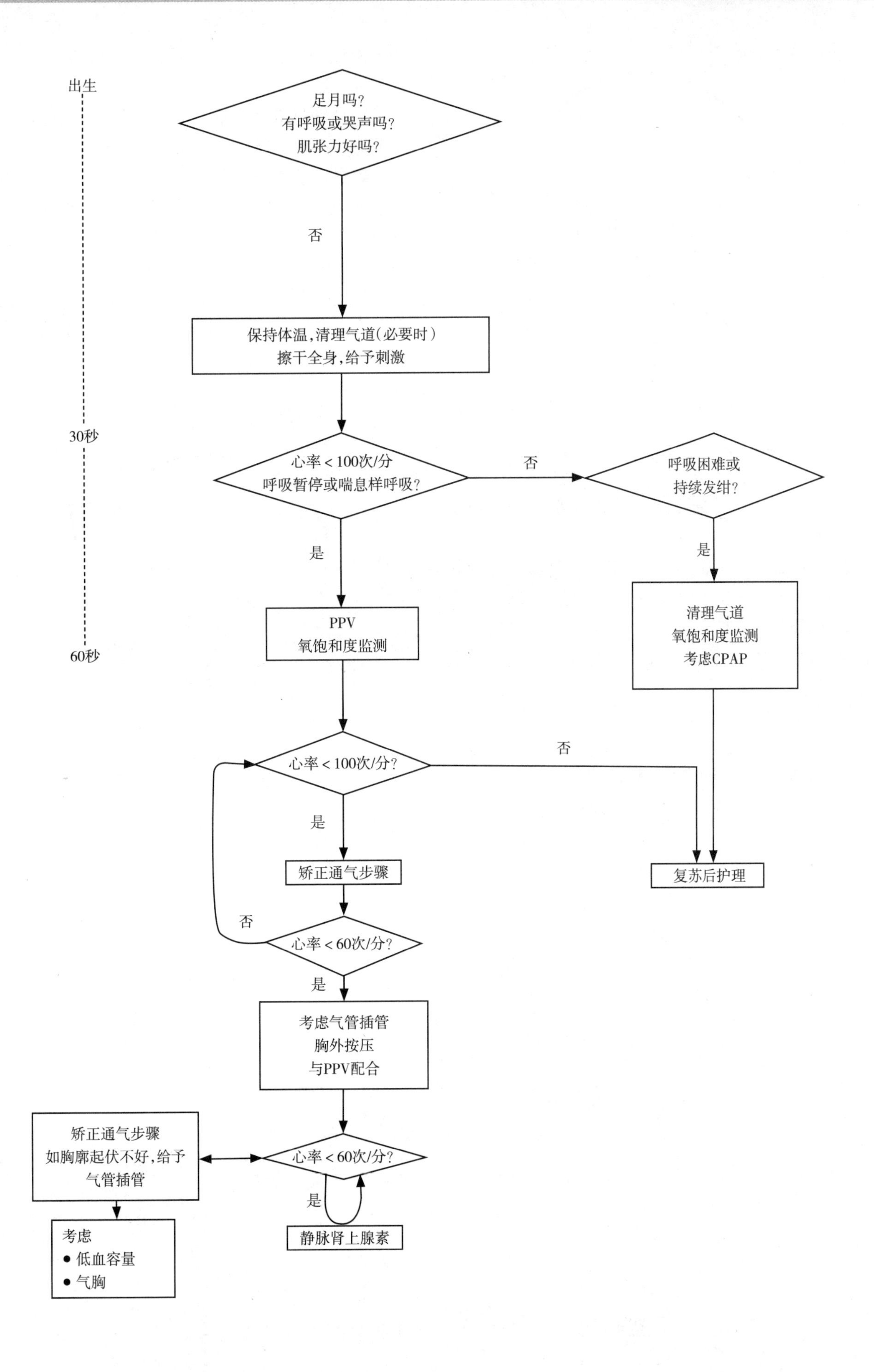
出生
30秒
60秒
足月吗?
有呼吸或哭声吗?
肌张力好吗?
否
保持体温,清理气道(必要时)
擦干全身,给予刺激
心率<100次/分
呼吸暂停或喘息样呼吸?
否
呼吸困难或
持续发绀?
是
是
PPV
氧饱和度监测
清理气道
氧饱和度监测
考虑CPAP
心率<100次/分?
否
是
矫正通气步骤
复苏后护理
否
心率<60次/分?
是
考虑气管插管
胸外按压
与PPV配合
矫正通气步骤
如胸廓起伏不好,给予
气管插管
心率<60次/分?
是
静脉肾上腺素
考虑
• 低血容量
• 气胸

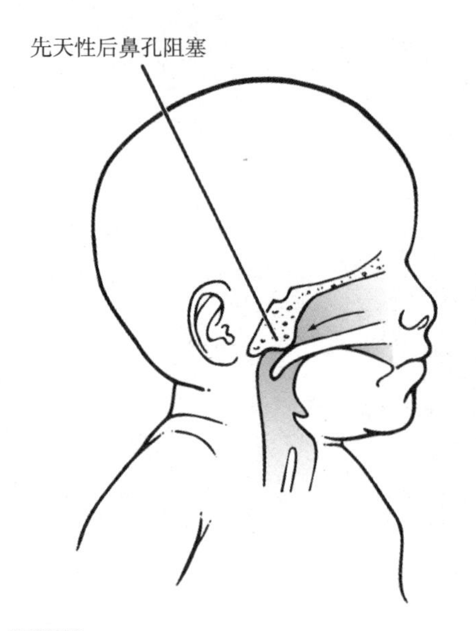

图7.1 后鼻孔闭锁伴有先天性鼻气道梗阻

检查是否有后鼻孔闭锁可将一小口径的吸引管经1个鼻孔插入后咽，再试另一个鼻孔。务必要将吸引管垂直新生儿面部插入，使其能沿鼻气道的底部经过。如果方向正确而吸引管无法通过，可能为后鼻孔闭锁。则需要插一塑料口腔气道使空气经口腔进入（图7.2），或经口腔气管插管使管端达到后咽部而不进入气管。

咽部气道畸形（Robin综合征）

有些新生儿出生后下颌短小，导致咽部气道严重狭窄（图7.3）。通常在生后数月内，下颌会长大，使得气道足够通畅，但在刚出生时新生儿可能会有呼吸困难。主要问题是舌后坠进入咽部，在喉的上方阻塞气道。

如果怀疑新生儿存在这一问题，首先应将新生儿翻身、俯卧，这样可使舌到口腔的前方从而打开气道。如果未能奏效，下一个为Robin综合征新生儿建立气道最有效的方法是经鼻腔插入大号导管（12F）或小号气管插管（2.5mm），管端经过舌根部置于后咽深处，不插入气管，无需喉镜辅助（图7.4）。这两项操作（俯卧位和插入鼻咽管）可使新生儿无需气管插管即可自己完成呼吸过程。而通常在这种情况下，气管插管是很困难的。

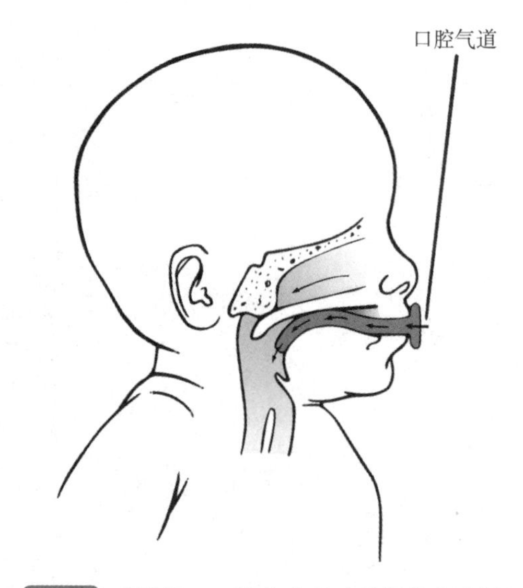

图7.2 通过插入口腔气道暂时缓解鼻气道梗阻

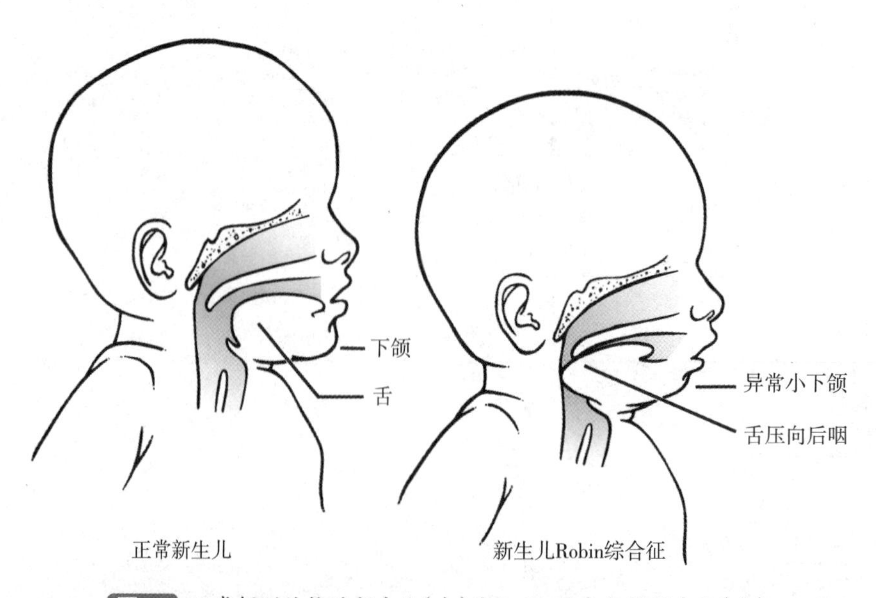

图7.3 正常解剖结构的新生儿（左）和Robin综合征的新生儿（右）

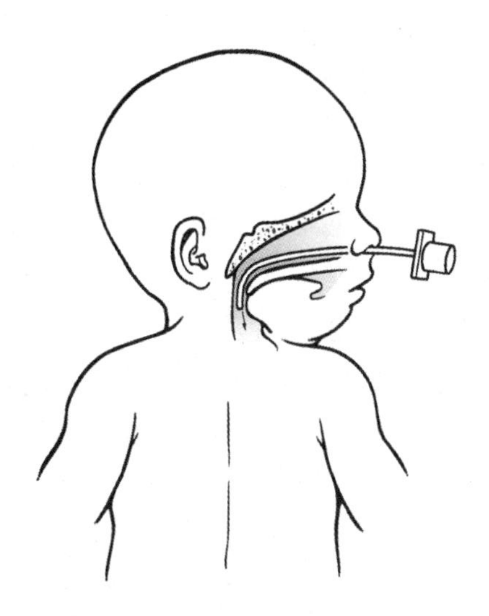

图7.4 通过插入鼻咽管和俯卧位缓解Robin综合征新生儿的气道梗阻

给Robin综合征的新生儿气管插通常很困难，俯卧位和鼻咽管常常可以有效保持气道通畅，直至能采取最终的治疗措施。

如果以上方法无效和气管插管失败，有人认为应用喉罩气道是有效的(见第五课)。

其他罕见情况

先天畸形如：喉蹼、水囊状淋巴管瘤、先天性甲状腺肿大均为可引起气道阻塞的罕见原因。大多数先天畸形外观检查都很明显，但并不是所有病例都是这样。需要特殊的专业技能进行气管插管或紧急气管切开。产前检查发现以上问题的新生儿，需在具有抢救能力的医疗机构分娩。

肺功能损伤

肺部本身疾病或外源性因素都可造成肺功能损伤。许多异常情况，如胸腔内气体、液体或肿物均可影响肺随着胸廓而扩张。这会导致新生儿呼吸窘迫，尽管给予适宜的正压通气，新生儿仍然持续发绀和心动过缓。

气胸

由于新生儿肺内充满空气，少量气漏并非不常见。如果需要做正压通气，尤其是有胎粪阻塞或肺部畸形如先天性膈疝时，气漏的可能性大大增加(见143页)。气体从肺内漏出聚集在胸膜腔内，叫做气胸

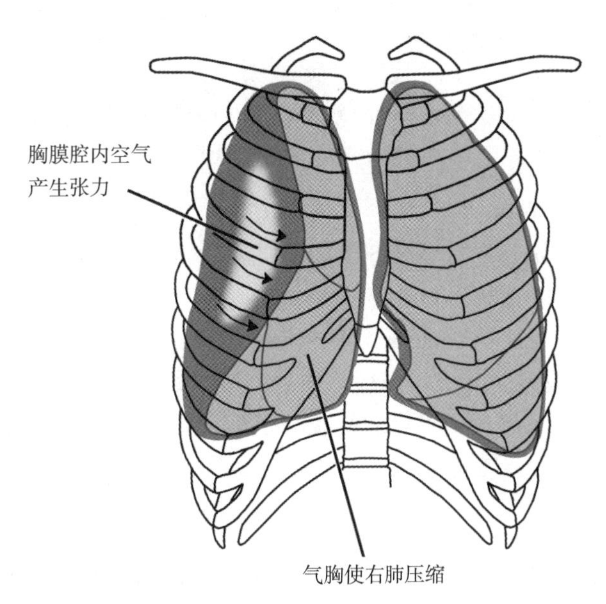

图7.5 气胸影响肺功能

(图7.5)。如果胸膜腔内气体足够多时，聚集的空气在张力下可能会阻止肺部扩张，同时阻止血液流入肺里，从而导致呼吸窘迫、氧饱和度下降和心动过缓。

气胸时，患侧呼吸音会减弱。通过X线检查可确诊，胸部透照作为筛查方法会对诊断有帮助。手持透照光源对着一侧胸壁，观察透过组织的光亮，并与对侧胸部的透光程度相比较(图7.6)。气胸侧胸壁的透过光较对侧更亮。小早产儿中采用该方法需谨慎，因为早产儿皮肤薄，双侧透过光可能均较强，而实际无气胸存在。

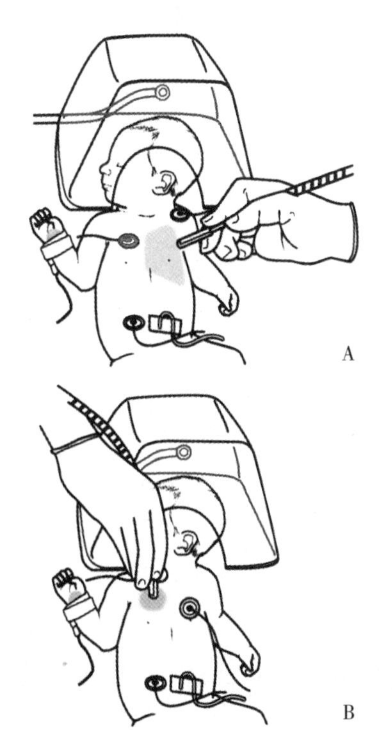

图7.6 气胸的透照法。左侧透照阳性(A)，右侧透照阴性(B)

注意：左肺未听到呼吸音也可能是由于气管导管插入太深，到达右主支气管水平以下。

如果气胸导致严重的呼吸窘迫，可以经皮插入套管针或针头至胸膜腔来排出气体（见下文）。小量气胸可自行吸收而无需治疗。在大量气胸的情况下，或新生儿有进行性加重的呼吸困难和（或）低氧（Spo_2），经过以上胸腔穿刺后仍不缓解，可请专业医师放置胸导管持续负压引流气体。

如果新生儿在初期复苏后心动过缓加重和Spo_2降低、两侧呼吸音不对称，可在等待胸片结果时，将经皮套管针或针头插入呼吸音减弱的一侧胸膜腔，轻轻抽吸看有无气体排出。

胸腔积液

在一些罕见的情况下，水肿液、乳糜液或血液会聚集在新生儿胸腔内，从而阻止肺部充分扩张。胸腔内积液可导致与气胸相似的症状。通常，这些新生儿会同时合并其他症状，如全身水肿（胎儿水肿）。

可用X线检查来证实胸腔内积气或积液。如果呼吸窘迫症状明显，可经皮插入套管针或针头到胸腔内吸出气体或积液，如同上述气胸的处理。

如何处理气胸或胸腔积液？

在患侧腋前线第4肋间或锁骨中线第2肋间进针抽气（见图7.7中“×”位置）。首先将新生儿侧卧位，患侧朝上以使气体上升。

将18号或20号套管针于患侧胸壁沿肋骨上缘垂直插入。进针在下肋的上缘而不是上一肋的下缘，避免损伤肋间动脉（图7.7）。

然后将针头从导管中取出，用一个三通管将导管和20ml注射器相连（图7.8）。接通导管和注射器抽出积气或积液，注射器抽满后关闭三通管排空注射器；然后再次打开注射器和导管之间的三通管重复上述操作，直至新生儿的情况好转。操作三通管时，当心不要将抽出的积气或积液再次注入胸腔内。胸片检查了解是否有残留的积气或积液。

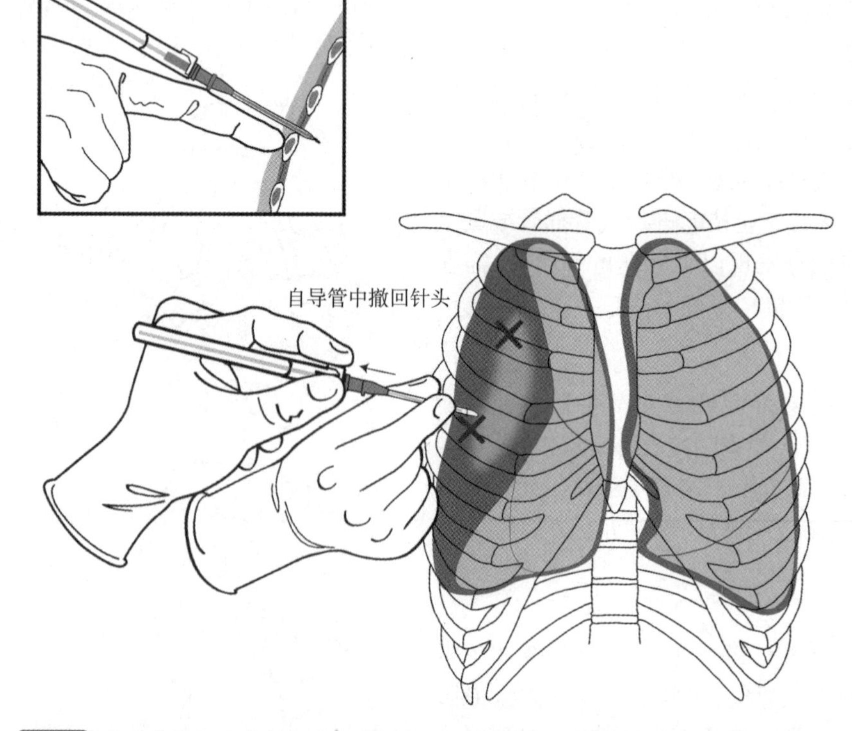

图7.7 在胸壁上经皮穿刺抽出气体的位置。注意进针在肋缘上方，避开上一肋缘下的动脉

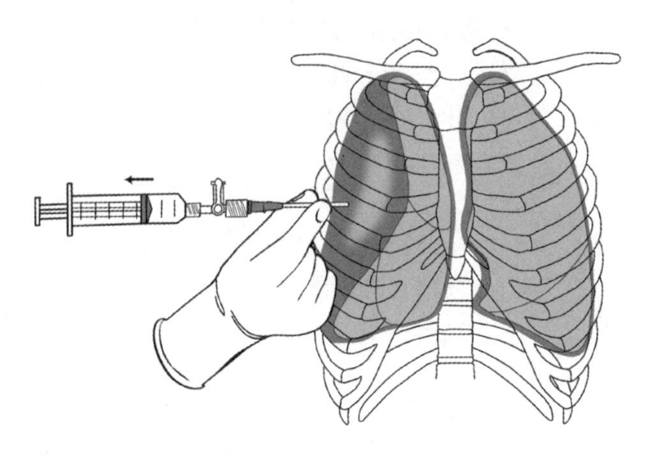

图7.8 插入套管针引流气体或积液(见正文)。针头可置于如图7.7所示有“×”标记的两个部位,但应保持与胸壁垂直。注意图7.7中的针头已经拔出,仅导管留置于胸腔内

如果没有合适的经皮套管针,可使用19号或21号蝴蝶针头。三通管可直接连于蝴蝶针头上。然而,在抽吸积气或积液的过程中,针头有可能会刺伤肺组织。

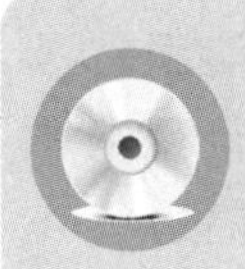

有关胸腔穿刺术的内容,与教材配合的有DVD,希望学员能够配合观看学习。

先天性膈疝

正常情况下,横膈膜分开胸部和腹部的脏器。当横膈膜构造不全时,一些腹腔脏器(通常是肠和胃,有时是肝脏)进入胸腔,妨碍该侧肺脏及相关血管的正常发育(图7.9)。膈疝可由产前的超声检查发现。如果产前未诊断,膈疝患儿出生后可表现完全出乎意料的呼吸窘迫。

膈疝新生儿常有典型的严重呼吸窘迫及异乎寻常的扁平腹(舟状腹),这是由于腹腔内脏器较正常新生儿少。疝侧呼吸音变弱,或听到肠鸣音。由于先天肺血管畸形,会有持续肺动脉高压,因肺血流量减少而表现持续发绀。肺部结构异常也导致低氧。

新生儿出生后,发育不全的肺脏无法正常扩张。如用面罩正压通气,有些气体会进入胃肠。由于胃肠在胸腔内,肺部充盈更加受限。另外,由于肺结构异常,正压通气有可能造成气胸。

注: 对于确诊或疑似膈疝的新生儿,不应延长面罩正压通气进行复苏,否则气体会使胸腔中的肠道扩张。应迅速给予气管插管并插入胃管(10F)抽出胃内容物(图7.10)。使用双腔管最为有效。

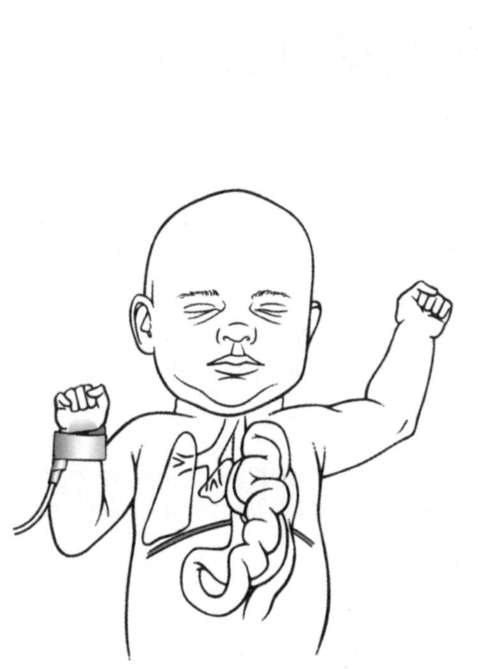

图7.9 由于先天性膈疝使肺功能受损

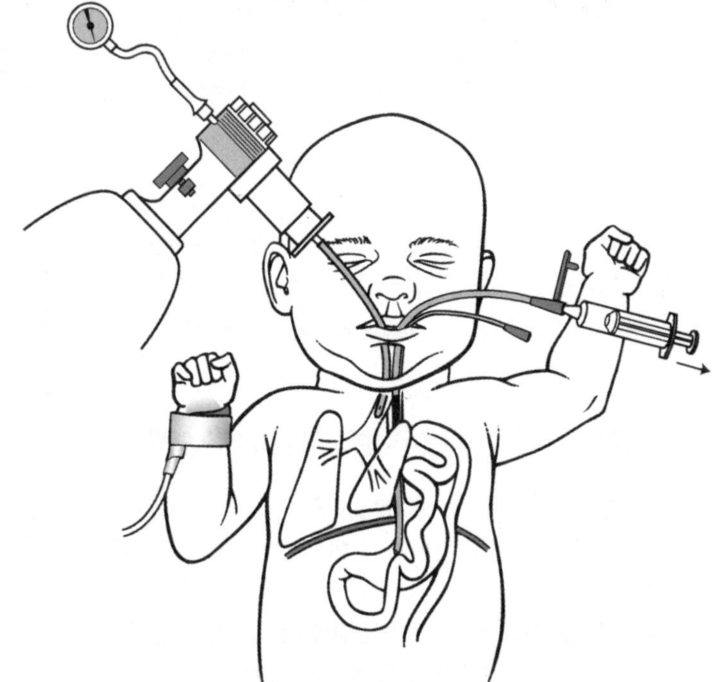

图7.10 稳定膈疝患儿的处理(气管插管和置双腔胃管)。应间断用注射器抽吸双腔胃管,或持续负压引流。这两个管应固定于面部,图中未显示胶布,以免影响其他细节

肺脏发育不全

肺部的正常发育有赖于羊水的存在，任何导致羊水过少的情况，如肾发育不全，都有可能造成肺发育不全。这种患儿需要高扩张压来维持适宜的通气，常发生气胸。严重肺发育不全的新生儿通常无法存活。

严重发育不成熟

极不成熟的早产儿由于肺结构未发育成熟并缺少肺表面活性物质，建立通气很困难。正压通气时开始即需用高扩张压力，尽管对不成熟的肺要避免持续高压（见第八课）。

先天性肺炎

先天性肺炎常表现为出生后肺部恶化的疾病，有些无法抵御的感染（如：B族链球菌疾病）也可于出生后立即表现为呼吸衰竭。此外，羊水吸入，尤其混有胎粪时，也可导致严重的呼吸窘迫。

如果通气有效而新生儿持续发绀或心动过缓该如何处理?

如果新生儿持续心动过缓或发绀，Spo_2证实存在低氧血症，首先要确定新生儿胸廓有适当的起伏，两肺有良好对称的呼吸音。如果之前没有的话，增加供氧浓度至100%。如果新生儿仍心动过缓和（或）氧饱和度低，有可能为先天性心脏病。除非产前诊断明确，否则在产房中不易做这样的诊断。记住先天性心脏传导阻滞或发绀型先天性心脏病的情况很少，而出生后通气不充分则是低氧和心动过缓最常见的原因。

先天性心脏病新生儿很少在出生后立即发病，几乎所有无法成功复苏的病例都是不能建立有效通气造成的。

如果新生儿无法开始自主呼吸应如何处理?

如果正压通气使心率和Spo_2恢复正常，但仍无自主呼吸，那么有可能是中枢或肌张力抑制，可能的原因有：

- 大脑损伤[缺氧缺血性脑损伤（HIE）]，严重酸中毒，或先天缺陷如脑结构异常或神经肌肉性疾病

或

- 母亲用镇静药后经胎盘进入胎儿体内而导致的抑制

分娩时母亲使用麻醉剂镇痛有可能妨碍新生儿呼吸的发动及活力。此时，可使用纳洛酮（麻醉拮抗剂）以对抗麻醉剂的作用。

对于无呼吸的新生儿不首选麻醉拮抗剂，而应首先进行正压通气。

只要新生儿能够适当通气不需要应用纳洛酮；然而用药后呼吸改善将证明呼吸抑制源于麻醉药物作用。分娩前4小时内母亲曾使用麻醉剂，患儿持续呼吸抑制情况下可考虑应用纳洛酮。

应用纳洛酮后继续正压通气，直到新生儿呼吸正常。麻醉剂的作用持续时间较纳洛酮长。所以，应严密观察新生儿有无再次出现呼吸抑制，可能需要继续的呼吸支持。

注意：疑似吸毒或持续使用美沙酮维持治疗母亲的新生儿不可用纳洛酮，否则有可能导致新生儿惊厥。

盐酸纳洛酮

推荐浓度=

1.0mg/ml溶液

推荐给药途径=

首选静脉给药。
可肌肉给药，但作用延迟。
尚无研究报告气管内给药的效果。

推荐剂量=

0.1mg/kg

母亲使用的其他药物，如硫酸镁、非麻醉镇痛剂、全身麻醉药，也可使新生儿呼吸抑制，但使用纳洛酮无效。如果母亲未使用麻醉剂或使用纳洛酮无效，应将新生儿转入新生儿病房进一步评估和治疗，

转运过程中应持续正压通气并监测心率及脉搏氧饱和度。

复习

（答案在前面的章节和本课的最后）

1. 后鼻孔闭锁可用什么方法排除？________

2. 对于Robin综合征并气道梗阻的新生儿，可插入____，以____姿势摆放会有帮助。为这些新生儿做气管插管通常很（容易）（困难）。

3. 如果新生儿两侧呼吸音（一致）（不一致），应考虑可能有气胸或先天性膈疝。

4. 如腹部______，应怀疑有先天性膈疝；这些新生儿在复苏过程中，不应______。

5. 复苏过程中，持续心动过缓和Spo_2低，最可能是（心脏问题）（通气不足）引起的。

6. 母亲使用过麻醉剂的新生儿无自主呼吸，首先应接受______。然后，若仍无自主呼吸时可给予______来证实呼吸抑制的原因。

新生儿复苏成功后应做什么？

接受长时间正压通气、气管插管和（或）胸外按压的新生儿处于严重的应激状态，可能有多脏器损伤的危险而这些损伤可能不会立即表现出来。

不能认为复苏成功的新生儿是健康的、可以像正常新生儿那样对待。

复苏后，有些新生儿会正常呼吸，有的仍呼吸窘迫，有的还需要辅助通气。但所有新生儿都应心率大于100次/分和Spo_2正常。

复苏时间较长的新生儿应在继续监护的环境下进行观察。如第一课所述，复苏后护理包括：温度控制、密切监测生命体征（如心率，Spo_2和血压）、警惕可能的并发症。

做实验室检查，如血细胞比容和血糖，进一步评估新生儿情况。也需要做血气分析。根据新生儿的临床表现及医疗资源情况决定监测的内容及所在的监测单位。

复苏后并发症的发生与复苏的时间和程度呈正相关。脐血或复苏后立即为新生儿采血检查pH值和碱剩余值有助于估计窒息的程度。

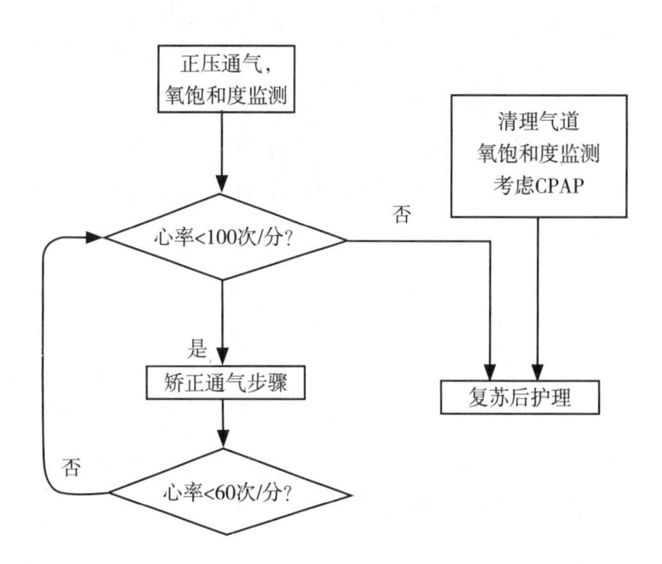

长时间/持续复苏的新生儿有哪些常见并发症？

肺动脉高压

如第一课中所述，胎儿期肺血管处于收缩状态。出生时通气增加肺泡内氧浓度，使血管舒张，从而肺血流增加，使血液能携带更多的氧气。

出生时低氧和（或）酸中毒新生儿的肺血管可能持续收缩。这种情况被称为新生儿持续性肺动脉高压（PPHN），最常见于≥34周的新生儿，偶尔会发生在极低出生体重儿。大多数情况下，通过氧疗或机械通气治疗新生儿持续性肺动脉高压以舒张肺血管，提高血氧水平。严重的肺动脉高压会导致持续严重的低氧血症而需要三级医院的治疗，如吸入一氧化氮或体外膜肺氧合（ECMO）。

新生儿复苏后应避免发生低氧血症所致的肺动脉收缩。

用氧饱和度仪和（或）动脉血气分析确定复苏后新生儿其氧合状态是否良好。

肺炎和其他肺部并发症

由于吸入综合征或与围产期窒息有关的先天感染等原因，使得复苏后的新生儿发生肺炎的危险性较高。新生儿肺炎也可伴有肺动脉高压。

复苏后的新生儿如仍有呼吸窘迫或有供氧的需要，应考虑其是否有肺炎或败血症，并考虑给予静脉抗生素。

复苏过程中或复苏后出现呼吸状况的急剧恶化，应考虑是否发生气胸；或者如新生儿在复苏后仍保留着气管导管，应考虑可能有导管易位或气管导管阻塞。

代谢性酸中毒

在复苏过程中使用碳酸氢钠仍有争议。碳酸氢钠确实有助于纠正由于低氧或心排出量减少导致的乳酸堆积所致的酸中毒。当组织氧合不充分时会产生乳酸，严重的酸中毒会导致心肌收缩乏力、肺血管收缩，从而减少肺血流量，使肺脏不能进行适当的氧合。

然而，碳酸氢钠是有害的，尤其在复苏早期使用。应用碳酸氢钠能提高血pH，但会加重细胞内酸中毒。在用碳酸氢钠之前，必须保证肺充分通气。因为碳酸氢钠遇到酸性物质后会产生二氧化碳，需要足够的通气将二氧化碳排出。

在通气不充分的情况下不可使用碳酸氢钠。

当决定使用碳酸氢钠时，应考虑到其张力高且具有血管刺激性，因此，应经回流良好的大静脉给药。常用剂量是2mmol/kg，浓度为4.2%（0.5mmol/ml），速度不超过1mmol/（kg・min）。快速给予碳酸氢钠可导致早产儿脑室内出血；因此，早产儿需缓慢给药（见第八课）。

使用碳酸氢钠应谨慎，复苏中决不可经气管导管给药。

低血压

围产期窒息可导致心肌损伤和（或）血管张力降低，从而发生低血压。一过性三尖瓣关闭不全时可闻及心脏杂音，反映了右心室输出量不足。若由于败血症或失血而需要复苏，那么新生儿有效循环血量可能不足而会导致低血压。

需要复苏的新生儿应监测心率和血压直至血压和外周灌注正常和稳定。输血和扩容的应用指征如第六课中所述。有些新生儿初步扩容之后仍无法达到正常血压，则需要使用正性肌力药物，如多巴胺，以增加心排出量和血管张力。

液体管理

严重围产期窒息后，在生后前几天，需密切监测尿量、体重及血电解质水平。围产期窒息可导致肾功能不良[如急性肾小管坏死（ATN）]，这通常是一过性的，但会造成水电解质紊乱。可检查尿液，如有无血尿和蛋白尿，以排除急性肾小管坏死的可能。电解质紊乱会增加心律失常的危险。

水和电解质的摄入需根据新生儿生命体征、尿量及实验室检查结果进行调整。由于围产期窒息后可发生低钙，需要补充钙剂。

惊厥或呼吸暂停

围产期窒息并接受复苏的新生儿稍后可能会出现缺氧缺血性脑病（HIE）的症状。起初，新生儿可能有肌张力减低，几小时后出现惊厥。呼吸暂停和通气不足也是HIE的反映。这些症状也可能是代谢异常或电解质紊乱的表现。

接受复杂复苏的新生儿应严密监测是否发生惊厥或其他的神经系统异常。若考虑惊厥与HIE有关，可给予抗惊厥药物治疗（如苯巴比妥）。

低血糖

围产期窒息期间，进行低氧代谢，比正常氧合情况下消耗更多的葡萄糖。尽管在最初阶段，儿茶酚胺的分泌可升高血糖，但窒息时储存的葡萄糖（肝糖原）很快会消耗完而发生低血糖。由于葡萄糖是维持新生儿大脑功能的必要原料，长时间的低血糖可能导致复苏后神经功能障碍。

复苏后的新生儿需要立即检查血糖，然后定期复查，直至几次血糖值都在正常范围，并给予适当的葡萄糖摄入。通常需要静脉输入葡萄糖来维持正常的血糖水平，尤其是禁食的新生儿。

喂养问题

新生儿胃肠道对缺氧缺血非常敏感，可发生肠梗阻、胃肠道出血，甚至坏死性小肠结肠炎。同时复苏后由于神经损伤，吸吮方式、吸吮-吞咽-呼吸的协调需要几天时间才可恢复。在此期间，可能需要静脉补充水分和营养物质。

体温管理

复苏后新生儿可能由于种种原因而体温低，在第八课中将讲述早产儿保温的特殊方法。有些新生儿（尤其母亲合并绒膜羊膜炎时）出生后体温偏高。既然体温过高对新生儿有害，那么复苏过程中和复苏后就不应使新生儿过热。应保持在正常范围。

体温过高对新生儿有害，在复苏期间和复苏后不要使新生儿过热。

低温治疗

最近的研究显示复苏后低温治疗（体温33.5~34.5℃），可改善中重度HIE的晚期早产儿和足月儿的神经系统预后。窒息后低温治疗需依据窒息的程度及发生后的时间而定。根据已发表的临床试验结果，窒息后新生儿是否进行低温治疗可参考以下标准：

1. 胎龄≥36周
2. 急性围产期缺氧-缺血
3. 生后6小时内可提供低温治疗

HIE新生儿的低温治疗需要特殊的设备以诱导并维持低体温，并具有诊断及治疗惊厥和其他窒息并发症的能力。避免低体温相关并发症需要良好的诱导维持低体温的程序。如果你所在医院无法为具有指征的新生儿提供低温治疗，可以联系最近的具有低温治疗设备的医学中心。如超过时间窗可能延误治疗。

如果决定转运新生儿到其他医院进行低温治疗，需按步骤进行，以避免转运等待过程中出现高温，如解开衣被，摘掉帽子。如新生儿在辐射暖箱上，应设置皮温控制，略低于36.5℃，或在讨论转运计划时关闭辐射暖箱。

目前的证据建议低温治疗必须在出生后6小时内开始才有效。

表7.1总结了复苏后可能遇到的问题及处理。

表7.1 复苏后可能的器官系统损伤及治疗措施

器官	潜在并发症	复苏后措施
脑	呼吸暂停 惊厥 神经系统检查异常	监护呼吸暂停 必要时人工通气 监测血糖和电解质 避免体温过高 考虑抗惊厥治疗 考虑低温治疗
肺	肺动脉高压 肺炎 气胸 一过性呼吸急促 胎粪吸入综合征 肺泡表面活性物质缺乏	保持充分通气和氧合 考虑使用抗生素 胸片检查及血气分析 考虑肺泡表面活性剂治疗 如呼吸窘迫，推迟喂养时间
心血管	低血压	监测血压和心率 如低血压，考虑扩容并给予正性肌力药物
肾	急性肾小管坏死	监测尿量 监测血电解质 如果新生儿尿少而血容量充分，限制液体输入
胃肠道	肠梗阻 坏死性小肠结肠炎	延迟开始喂养的时间 静脉输液 考虑静脉营养
代谢/血液	低血糖 低钙血症、低钠血症 急性失血性贫血 血小板减少症	监测血糖 监测血电解质 监测血细胞比容 监测血小板

复习

（答案在前面的章节和本课的最后）

7. 足月或近足月新生儿复苏后，肺循环阻力可能会（高）（低）；适当氧合可能导致肺血流（增加）（减少）。

8. 如果胎粪污染的新生儿复苏后呼吸状况发生急性恶化，应可疑是______。

9. 接受复苏的新生儿因怀疑是围产期失血而输血后，仍血压低、灌注不良时，可能需输入______以改善心排出量和血管张力。

10. 复苏的新生儿可能肾脏受损，复苏后可能需要（较多）（较少）液体。

11. 由于在缺氧情况下，能量储备很快消耗，复苏后血______水平会降低。

12. 列出复苏后发生惊厥的三个原因:

(1) __________

(2) __________

(3) __________

13. 新生儿复苏后惊厥10小时,检查血糖和电解质正常,应使用何种药物治疗惊厥? ______

在医院外出生和非刚出生的新生儿的复苏方法是否不同?

本课程中所学的是在医院内出生、在宫腔内外环境过渡中发生困难的新生儿的复苏。此外,医院外出生或不是刚出生的新生儿也会遇到困难而需要复苏。

在不同情况下可能需要复苏的新生儿,包括

- 在家中或运送途中车上分娩的新生儿,当时资源有限
- 在新生儿室发生呼吸暂停的新生儿
- 出生后两天患败血症的新生儿,出现休克
- NICU中气管插管的新生儿病情急剧恶化

虽然在产房外遇到的情况与产后立即发生的有所不同,但在新生儿期(出生后一个月内),你要恢复生命体征所遵循的生理原则和采取的步骤是相同的。

- 保暖、摆好体位、清理呼吸道和刺激呼吸。
- 建立有效通气,必要时供氧。
- 胸外按压。
- 药物治疗。

新生儿期任何时间、地点的复苏重点均为恢复充分的通气。

一旦确定通气充分,应获得有关新生儿病史的信息以指导进一步的复苏。

尽管本课程未涉及其他地点的新生儿复苏的内容,但在下面几页中会讲解运用新生儿复苏课程(NRP)的原则进行产房外复苏的一些方法。详细的内容可以参考其他课程,如:美国心脏协会的儿科促进生命支持(PALS)课程或美国儿科学会的医院前专业化儿科教育(PEPP)课程。总的来说,NRP与其他课程存在不同之处,新生儿期的住院患儿应采用NRP的推荐。此外,应当考虑病因。例如,如果可能是呼吸问题导致的,通常又是很小的新生儿,胸外按压与通气比例按照NRP的推荐较合适(3∶1)。如果由心脏原因引起,按照PALS的推荐,胸外按压与通气比例应该更高(15∶2)。

病例7

一个看似健康新生儿的复苏

足月新生儿,体重3400g,经正常妊娠、产程及分娩,在医院出生。出生过程平顺;母婴同室,出生后不久即开始母乳喂养。

生后大约20小时,母亲发现在摇篮内的婴儿没有呼吸,无反应,立即拉响呼叫铃,围产护士立即回应。

护士发现新生儿呼吸暂停、肌张力差和发绀。立即将其置于房间内的辐射暖台上,将头部置于“吸气”位以打开气道,快速用吸球吸口鼻。摩擦新生儿背部并轻拍足底后仍无呼吸,要求援助。

母亲房间里有准备好的自动充气式气囊和面罩,护士开始用空气进行正压通气。第二名护士到场,推来抢救车,将脉搏氧饱和度仪的探头连接到患儿右手。Spo_2是70%,将复苏气囊与墙壁上的氧气源相连接。大约30秒正压通气后,第二名护士用听诊器检查心率确认为40次/分,与脉搏氧饱和度仪的读数一致。

开始胸外按压,配合正压人工通气。45~60秒后,再次检查心率为50次/分。第三名医务人员到场行气管插管。脐带新鲜可行脐静脉插管,将1ml 1∶10 000的肾上腺素注入静脉。45~60秒后,心率为80次/分。

停止胸外按压,继续正压通气。1分钟后心率增加到100次/分以上,新生儿开始自主呼吸。

当脉搏氧饱和度达90%~95%后停止供氧,患儿有自主呼吸后停止正压通气。护士告知焦虑的母亲已将婴儿通过转运暖箱送至新生儿室,进一步评估呼吸暂停的原因。

医院外出生或非刚出生的新生儿复苏需要哪些不同的方法?

温度控制

如果新生儿出生在产房外的环境中,保持体温可能成为主要问题,因为身边没有辐射暖台。减少热量散失的一些建议如下:

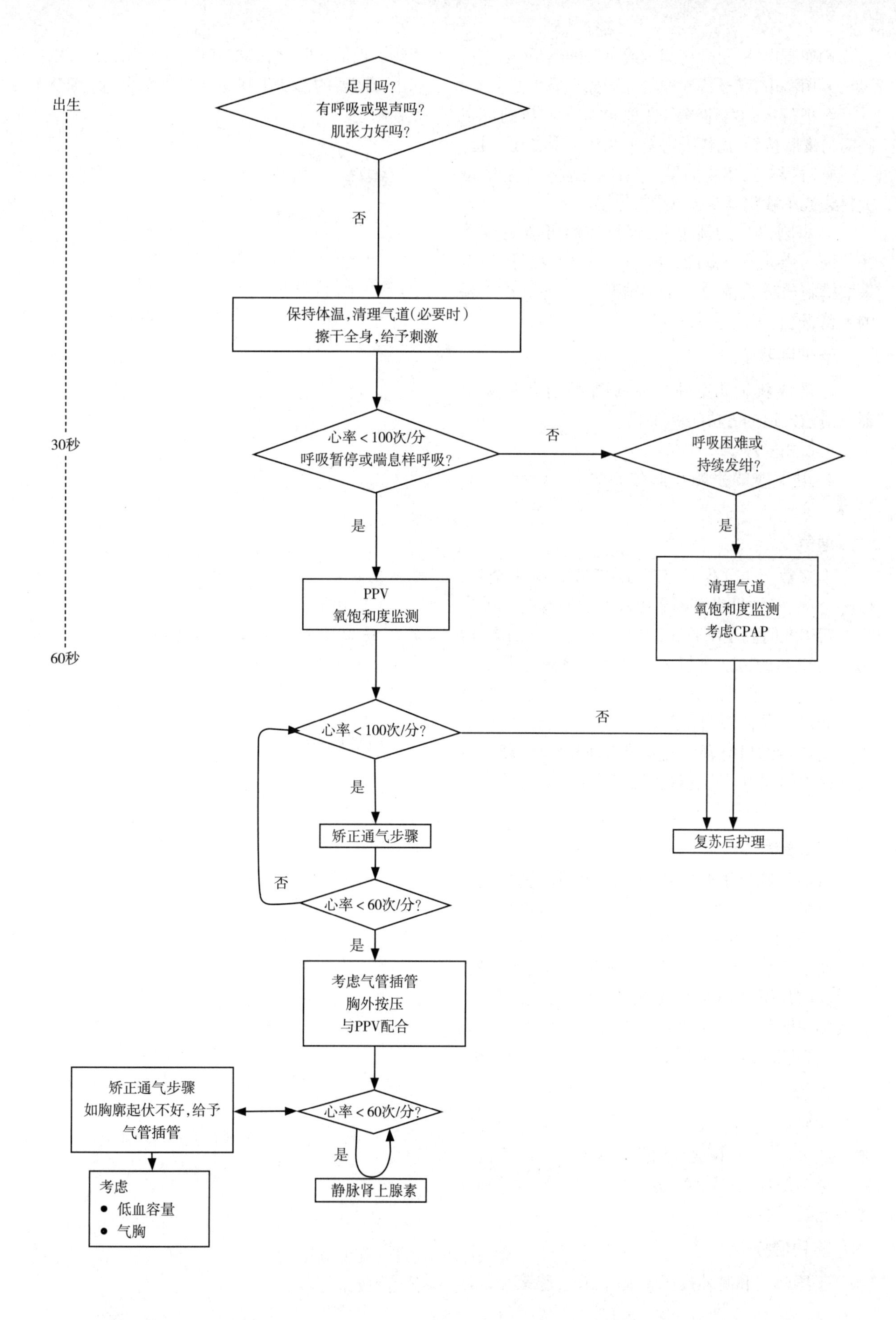
出生
30秒
60秒
足月吗?
有呼吸或哭声吗?
肌张力好吗?
否
保持体温,清理气道(必要时)
擦干全身,给予刺激
心率<100次/分
呼吸暂停或喘息样呼吸?
否
呼吸困难或
持续发绀?
是
是
PPV
氧饱和度监测
清理气道
氧饱和度监测
考虑CPAP
心率<100次/分?
否
是
矫正通气步骤
复苏后护理
否
心率<60次/分?
是
考虑气管插管
胸外按压
与PPV配合
矫正通气步骤
如胸廓起伏不好,给予
气管插管
心率<60次/分?
是
静脉肾上腺素
考虑
低血容量
气胸

- 如有可能，打开房间内或车上的热源。
- 用浴巾、毯子或干净的衣物擦干新生儿。
- 把母亲的身体当作热源，将新生儿放到母亲胸前与皮肤接触，用毯子将新生儿和母亲裹在一起。
- 对极早产出生的早产儿，应在救护车上准备塑料袋或车载化学热源以维持体温。

对非刚出生的新生儿，保持体温可能更容易些。因为患儿不是湿的，体温的散失较少。但仍需采取措施预防低温，在可能的情况下，将患儿放入温的毛毯，戴上帽子，尤其在冬天。

清理呼吸道

产房或新生儿室外复苏，通常没有负压吸引器。清洁气道的方法建议如下：

- 使用吸球。
- 用干净的手帕或其他布裹住示指擦干其口鼻。

通气

大多数新生儿生后出现自主呼吸。擦干全身、摩擦背部、轻拍足底可刺激呼吸。然而有些院外出生的新生儿需要正压通气，如无复苏气囊和面罩，可用口对口鼻的方法进行人工呼吸。将新生儿摆为“吸气位”，复苏者的口对着新生儿的口鼻，形成密闭。如新生儿体型较大而复苏者的口较小时，可能需要复苏者的口对着新生儿的口，同时捏住新生儿的鼻以封闭气道。用这种方法有传播感染性疾病的危险。

胸外按压

目前推荐对稍大的婴儿、儿童及成人胸外按压与通气的比例为30 ：2，甚至在只有一名抢救者的情况可不通气而持续胸外按压。这是因为过了新生儿期及儿童期后，呼吸停止的病因多为心源性的。而生后前几周，呼吸停止的原因多为呼吸问题所致，因此NRP推荐3 ：1的胸外按压与通气比例。但如果怀疑心脏因素，应采用更高的胸外按压与通气比。

血管通路

在院外或出生几天后通常不使用脐血管置管术。此种情况下，快速外周静脉置管或从胫骨行骨髓腔穿刺是合理的替代方法。关于这些技术的细节不在此处阐述。

药物治疗

正压通气和胸外按压无效时，肾上腺素为首选药物。然而，还可能需要其他药物（如钙剂），取决于病因。需要的诊断步骤和这些药物的应用细节不在此处阐述。

复习

（答案在前面的章节和本课的最后）

14. 对非出生早期需要复苏的新生儿控制体温，很可能（更加）（较少）（一样）困难。

15. 对非刚出生的新生儿复苏重点是：

A. 心脏除颤

B. 扩容

C. 建立有效通气

D. 使用肾上腺素

E. 胸外按压

16. 如无负压吸引器，可供选择的两个清理气道的方法是________和________。

17. 生后15天需要复苏的患儿失血，开放血管的途径包括________和________。

18. 因持续胎心过缓实行紧急剖宫产出生的足月儿，需要胸外按压，目前深度抑制状态，无反射引出。如果在出生后6小时以内，什么治疗可能会减轻缺氧缺血性脑病的严重程度？________

本课要点

1. 复苏无效的最佳处理方法要依据：通气是否成功、是否有持续氧饱和度降低或心动过缓、是否有自主呼吸而定。
2. 后鼻孔闭锁所致的呼吸窘迫可通过插入口腔气道得以缓解。
3. Robin综合征所致的气道阻塞可通过插入鼻咽管和新生儿俯卧得以缓解。
4. 急诊情况下，气胸可通过胸部透光试验查出，并在胸部插入连接注射器的针头进行抽气治疗。
5. 如疑似膈疝，应避免使用气囊面罩正压通气，立即在产房内做气管插管、并插入胃管进行胃肠减压。
6. 新生儿持续氧饱和度降低和（或）心动过缓很少是由于先天性心脏病引起的，更常见的原因是通气不足。
7. 复苏后的新生儿必须严密监护和管理，包括氧疗、监测血压、液体平衡、呼吸支持、血糖、营养和体温控制。

8. 复苏过程中和复苏之后注意不要使新生儿过热。

9. 若母亲在近分娩时使用了麻醉剂，而新生儿无呼吸，首先正压通气维持心率在100次/分以上，然后才考虑使用纳洛酮。

10. 无论对产房内刚出生或非刚出生的新生儿及非医院内分娩的新生儿进行复苏时，恢复充分的通气始终是第一位的。

11. 产房外复苏的处理步骤包括以下内容：

- 通过将患儿与母亲皮肤接触和提高周围环境温度来保持体温。
- 用吸球或手指裹布来清洁气道。
- 使用口对口鼻的方法进行人工呼吸。
- 开放外周静脉或胫骨骨髓腔内穿刺作为血管通路。

12. 围产期窒息后的低温治疗应当：

- 仅用于≥36周符合这一疗法应用指征的新生儿。
- 在出生后6小时内开始。
- 仅在具有开展这一疗法专业技术和设备的医疗中心，根据特定的方案进行使用。

第7课复习

（答案附后）

1. 后鼻孔闭锁可用什么方法排除诊断？_____

____

2. 对于Robin综合征并气道梗阻的新生儿，可插入____________，以_____________姿势摆放会有帮助。为这些新生儿做气管插管通常很（容易）（困难）。

3. 如果新生儿两侧呼吸音（一致）（不一致），应考虑可能有气胸或先天性膈疝。

4. 如腹部__________，应怀疑有先天性膈疝；这些新生儿在复苏过程中，不应_____________。

5. 复苏过程中，持续心动过缓和Spo_2低，最可能是（心脏问题）（通气不足）引起的。

6. 母亲使用过麻醉剂的新生儿无自主呼吸，首先应接受_____________。然后，若仍无自主呼吸时可给予__________来证实呼吸抑制的原因。

7. 足月或近足月新生儿复苏后，肺循环阻力可能会（高）（低）；适当氧合可能导致肺血流（增加）（减少）。

8. 如果胎粪污染的新生儿复苏后呼吸状况发生急性恶化，应可疑是_____________。

9. 接受复苏的新生儿因怀疑是围产期失血而输血后，仍血压低、灌注不良时，可能需输入______________以改善心排出量和血管张力。

10. 复苏的新生儿可能肾脏受损，复苏后可能需要（较多）（较少）液体。

11. 由于在缺氧情况下，能量储备很快消耗，复苏后血______水平会降低。

12. 列出复苏后发生惊厥的三个原因：

（1）________________

（2）________________

（3）________________

13. 新生儿复苏后惊厥10小时，检查血糖和电解质正常，应使用何种药物治疗惊厥？

____

14. 对非出生早期需要复苏的新生儿控制体温，很可能（更加）（较少）（一样）困难。

15. 对非刚出生的新生儿复苏重点是：

A. 心脏除颤

B. 扩容

C. 建立有效通气

D. 使用肾上腺素

E. 胸外按压

16. 如无负压吸引器，可供选择的两个清理气道的方法是___________和___________。

17. 生后15天需要复苏的患儿失血，开放血管的途径包括___________和___________。

18. 因持续胎心过缓实行紧急剖宫产出生的足月儿，需要胸外按压，目前深度抑制状态，无反射引出。如果在出生后6小时以内，什么治疗可能会减轻缺氧缺血性脑病的严重程度？

____

答案

1. 后鼻孔闭锁可用**经鼻插入鼻咽管**来排除。

2. 对于Robin综合征并气道梗阻的新生儿，可插入**鼻咽管**，以**俯卧**姿势摆放会有帮助。为这些新生儿做气管插管通常很**困难**。

3. 如果新生儿两侧呼吸音**不一致**，应考虑可能有气胸或先天性膈疝。

4. 如腹部**扁平（舟状腹）**，应怀疑有先天性膈疝；这些新生儿在复苏过程中，不应**用气囊面罩正**

压通气。

5. 复苏过程中，持续心动过缓和Spo_2低，最可能是**通气不足**引起的。

6. 母亲使用过麻醉剂的新生儿无自主呼吸，首先应接受**正压通气**。然后，若仍无自主呼吸时可给予**纳洛酮**来证实呼吸抑制的原因。

7. 足月或近足月新生儿复苏后，肺循环阻力可能会**高**；适当氧合可能导致肺血流**增加**。

8. 如果胎粪污染的新生儿复苏后呼吸状况发生急性恶化，应怀疑是**气胸**（还应考虑是否胎粪阻塞了气管导管）。

9. 接受复苏的新生儿因怀疑是围产期失血而输血后，仍血压低、灌注不良时，可能需输入**多巴胺（或其他正性肌力药物**）以改善心排出量和血管张力。

10. 复苏的新生儿可能肾脏受损，复苏后可能需要**较少**液体。

11. 由于在缺氧情况下，能量储备很快消耗，复苏后**血糖**水平会降低。

12. 列出复苏后发生惊厥的三个原因：**①缺氧缺血性脑病；②代谢异常，如低血糖；③电解质紊乱，如低钠血症、低钙血症。**

13. 新生儿复苏后惊厥10小时，检查血糖和电解质正常，应使用**抗惊厥药物（如苯巴比妥**）治疗惊厥。

14. 对非出生早期需要复苏的新生儿控制体温，很可能**较少**困难，因为他们通常不湿。

15. 对非刚出生的新生儿复苏重点是**建立有效的通气**。

16. 如无负压吸引器，可供选择的两个清理气道的方法是**吸球吸引**和**用干净的布擦气道**。

17. 生后15天需要复苏的患儿失血，开放血管的途径包括**外周静脉置管**和**骨髓腔穿刺**。

18. 对复苏后有缺氧缺血性脑病早期表现的足月儿，早期应用**低体温疗法**可能有益。

8

第八课 早产儿复苏

学习内容

- 与早产相关的危险因素
- 需要为早产儿分娩额外准备的资源
- 维持早产儿体温的相应对策
- 在管理早产儿供氧方面需要额外考虑的情况
- 当早产儿出现呼吸困难时如何辅助正压通气
- 降低早产儿脑损伤的方法
- 早产儿复苏成功后需要特别注意的事项

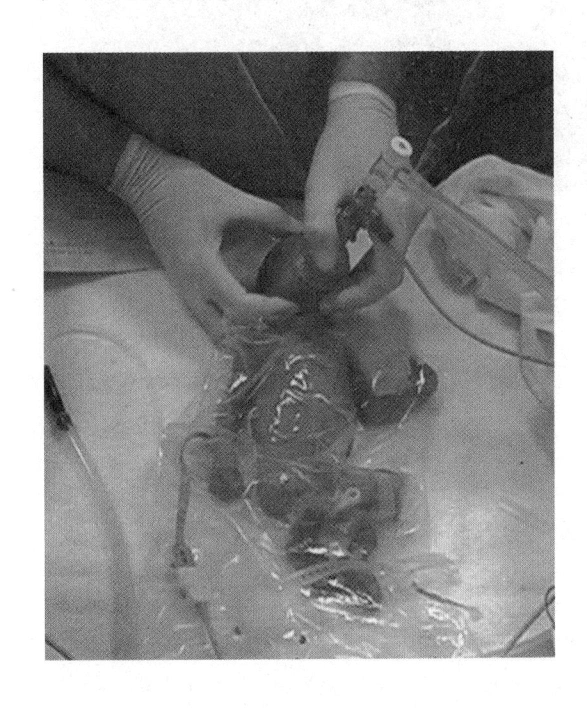

下面的病例是描述一例极不成熟早产儿的分娩及复苏过程。当你阅读这份病例时，要想象自己参与完成了这个早产儿的分娩、复苏以及在病情稳定后转入监护病房的全过程。

病例8

一例胎龄非常小的早产儿的复苏和病情稳定

一位24岁孕26周的妇女被送到医院。她陈述宫缩是在大概6小时以前开始的。在她来医院以前已经破水了，羊水为血性。经检查宫口开大6cm，分娩即将发生。

由一些熟练掌握气管插管、脐静脉穿刺技术的专业人员组成的复苏小组被叫到了分娩室。立即进行复苏设备的检查，还额外为早产儿准备需要的设备。小组一个成员将空氧混合仪与氧气和空气压缩源接好，空氧混合仪调节到合理的40%氧浓度，并将一个适用于早产儿的面罩与复苏气囊相接。准备早产儿使用的0号喉镜片及2.5mm内径的气管导管放在复苏台上。另一个成员升高产房内的温度，将热垫放在辐射暖台多层加热毯的下面，加热辐射暖台。还将事先准备好的食品袋的底部剪开，放在复苏暖台上。复苏小组指定一位组长，并告知每位成员的任务，包括开放气道、正压通气、监测心率和脉搏氧饱和度、准备药物、必要时进行脐静脉插管及记录等。由组长亲自向父母解释和交代有可能发生的情况。

早产儿娩出，随后由复苏小组的一个成员将早产儿颈部以下放进一个聚乙烯袋子里，并将其轻轻地放在辐射暖台的热毯上(图8.1)。吸净口和鼻内的血性羊水，轻轻摩擦早产儿四肢刺激呼吸，另一个人将氧饱和度仪的传感器接到早产儿右腕骨上，再与氧饱和度仪连接。

新生儿肌张力较好，而呼吸困难，给予面罩持续气道正压通气(CPAP)。但1分钟后，呼吸不好、心率降至70次/分，氧饱和度值下降，正压通气氧浓度加至40%。尽管调节面罩和头的位置并作气道吸引，仍听不到呼吸音，胸廓无起伏，心率不增加，继续的压力增加病情无改善。组长选择气管插管。通过监测二氧化碳、双肺都能听到等同的呼吸音、导管7cm的标志正对新生儿上唇等确定插管成功。

立即给予间歇正压通气，使用40%氧浓度，压力20cmH_2O。3~4分钟后，氧饱和度仪记录到心率超过100次/分，血氧饱和度70%，并在不断上升。可听

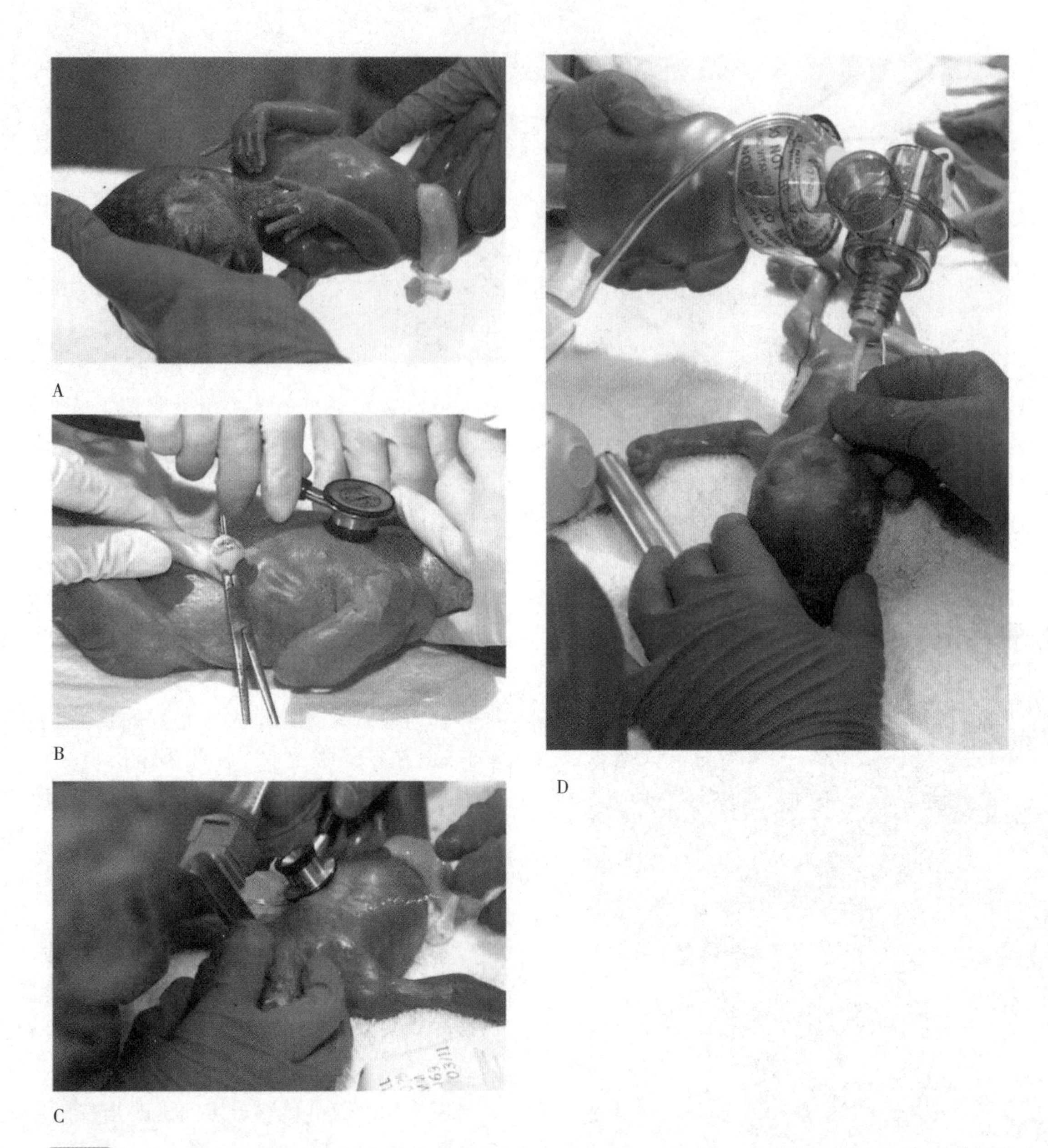

图8.1 A.一个极不成熟早产儿出生，肌张力差，呼吸弱，要求正压通气；B.用两个方法测心率，触诊脐带底部和胸部听诊；C.助手听心率时开始插入气管导管；D.实施正压通气时固定好气管导管。使用聚乙烯塑料袋包裹早产儿能改善体温调节

到呼吸音并有轻度胸廓起伏。随着血氧饱和度的继续上升，氧浓度逐渐降低。5分钟后，心率150次/分，氧饱和度接近85%，使用30%氧浓度继续正压通气。10分钟时通过气管导管注入肺泡表面活性物质（PS）并降低吸气压，但仍维持每次呼吸轻度胸廓起伏。15分钟后吸入氧浓度减到25%，保持早产儿氧饱和度在85%~95%。

将早产儿给其父母看过后置转运暖箱中，在正压通气下转运至早产儿病房。

本课涵盖的内容

在前七课内你已系统学习了在生后复苏新生儿的方法，当发生早产时，有额外的挑战使过渡到宫外生命更加困难。早产儿的胎龄越小，需要帮助的可能性越大。早产儿的一些并发症可以在生后几分钟的过渡时间内的处理来预防。本课中我们将把重点放在与早产儿出生相关的问题上并强调需要采取何种措施去预防和处理。

为什么早产儿有更多危险？

早产儿生后有发生各种并发症的风险。一些早产儿的并发症由导致早产的因素引起，另一些与早产儿解剖学和生理学的相对不成熟有关。

- 皮肤薄，相对于体重来说体表面积大，脂肪少，这些都使得他们比较容易丢失热量。
- 不成熟的组织更容易受到过量氧气的损害。
- 胸部肌肉弱，不能进行有效的呼吸，神经系统也不能给予足够的呼吸刺激。
- 肺发育不成熟，肺泡表面活性物质缺乏，因此通气困难，肺部很容易受到正压人工通气的损害。
- 免疫系统发育不成熟，增加了感染的风险。
- 发育过程中的脑组织内部的毛细血管很脆弱，容易破裂。
- 血容量小使他们对失血所致的低血容量更敏感。

由于这些或其他因素的存在，因此当预期有早产发生时，应寻求更多的帮助。

早产儿复苏时需要哪些额外的资源？

- **额外的训练有素的人员**

早产儿需要复苏的几率比足月儿大得多，即使在晚期早产儿（胎龄34~36周）也是如此。在分娩现场应当有足够的人员去进行高难度的复苏，包括能熟练进行气管插管和脐静脉插管的人员。

- **环境和设备的准备**

增加分娩室的温度和预热辐射暖台以确保新生儿有一个温暖的环境，如预计新生儿明显早产（如胎龄<29周），需要准备一个可重复封闭、食品等级的聚乙烯袋和有化学活性加热垫，如下一节所述。早产儿生后需要应用空氧混合仪和氧饱和度仪。复苏后，在将早产儿转运到新生儿病房过程中用转运暖箱来维持其体温是很重要的。

维持体温的方法

早产儿特别易受寒冷伤害。因有体表面积与体重比率大，薄且渗透性强的皮肤，皮下脂肪少，代谢系统对寒冷刺激反应能力低下等特点，可导致热丢失迅速和体温降低。即使早产儿最初可能不表现出需要实施复苏，但是仍然需要采取各种步骤减少热丢失。因此，当预期是早产儿分娩时，应该想到体温调节将受到挑战，要做好准备。

- *增加分娩室和新生儿复苏操作区的温度。*

通常分娩室和手术室的温度是比较低的，当预期是早产儿分娩时，应升高室温至大约25~26℃（77~79℉）。

- *分娩前预热辐射暖台。*
- *将便携式加热垫放在复苏暖台上的多层毛毯下面*

需要时此加热垫利用垫内的化学反应发热，市场上可以买到。此垫可在室温保存，当激活时可产生高温或低温。根据说明书的指示进行操作并放于靠近新生儿的适当位置。

- *<29周的早产儿出生时放在聚乙烯塑料袋内（图8.2）。*

极低体重早产儿仅用擦干和放于辐射暖台上不能防止蒸发热丢失。出生后在未擦干前即刻将早产儿的颈以下全身置于聚乙烯塑料袋内。可用包装食品的塑料膜、1加仑大小的食品级的塑料袋或商业用的聚乙烯塑料膜（图8.2）。

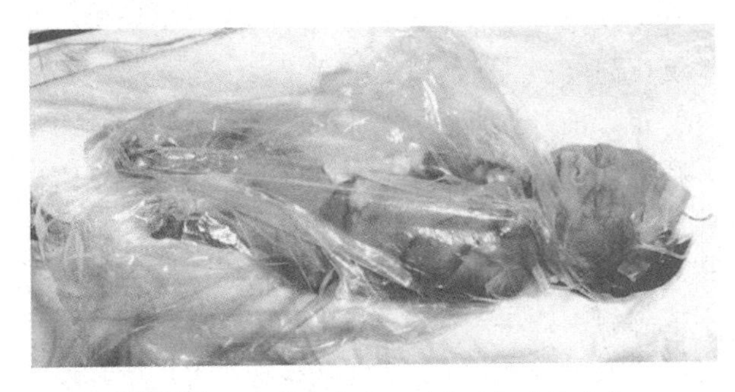

图8.2 用塑料袋减少因蒸发引起的热丢失

- 当新生儿复苏后转送至新生儿病房时，*使用事先预热的转运暖箱*来维持足够的温度。

注意：在完成初步复苏的操作后监护新生儿的体温很重要，因为有同时应用化学加热垫和塑料膜包裹引起过热的报道。要监护新生儿体温，避免过热和过低同样重要。目标应当是腋下温度36.5℃左右。

复习

（答案在前面的章节和本课的最后）

1. 列举五个增加早产儿复苏几率的因素。

____

____

____

____

____

2. 一个胎龄30周的胎儿即将分娩，应准备哪些额外资源？

____

____

3. 一个胎龄27周的早产儿分娩，你已经将辐射暖台的开关打开，为了有助于维持早产儿的体温，你还应该考虑什么？

____

____

____

应该使用多少浓度的氧气？

在前面的课程中已经学习了在围产期血容量不足以及组织供氧不足会造成哪些损害和修复这些损害是复苏过程中的一个重要目标。然而，对细胞和整个机体的研究发现，给无血液灌注和氧气供应的组织输送过多的氧气可造成更严重的损害。高氧再灌注损害可能对早产儿更为不利，因为胎儿期组织是在一个相对低氧的环境中发育的，保护机体免受氧化剂侵害的机制还不健全。

正如前几课所述，目前的研究尚不能精确的定义新生儿在缺氧的情况下多久才应该得到氧气的再灌注。足月儿复苏开始不用氧是合理的，直到连接脉搏氧饱和度仪确定新生儿对氧的需要。但对具有不成熟组织的早产儿进行复苏时，特别要注意给予足够的氧矫正早产儿的组织缺氧和避免早产儿过多的氧暴露两者之间的平衡。要完成此目标，推荐在早产儿开始复苏时要使用脉搏氧饱和度仪和空氧混合仪，使之能改变给氧浓度，尽可能早的使早产儿达到合适的氧浓度。上述设备对胎龄小于32周的早产儿是特别重要的。

如何调整氧浓度？

如第二课所述，对正常足月新生儿的临床研究显示，生后呼吸空气其血氧饱和度上升到90%需10分钟的时间，生后的头几天氧饱和度偶尔下降到80%左右都是正常的。对于早产儿，经脉搏氧饱和度仪测定的适宜氧饱和度在得到更多的证据确定以前，推荐保持早产儿与足月儿同样的正常氧饱和度值的变动范围，此数值随出生后的时间变化如本页的表所示，此表在本教程新生儿复苏流程图中也可见到。应用空氧混合仪调整给氧浓度，使氧饱和度达到表中显示的数值。

生后导管前氧饱和度标准值	
1min	60%~65%
2min	65%~70%
3min	70%~75%
4min	75%~80%
5min	80%~85%
10min	85%~95%

如心率不能迅速地上升至100次/分，早产儿可能是通气不足，改善通气或调整给氧浓度以达到表中所列的目标值，仅增加氧浓度而不纠正通气操作将不能改善心率和氧饱和度。

如何进行辅助通气？

胎龄小的早产儿肺脏发育不成熟，通气阻力大，间歇正压通气很容易造成损伤。如果生后有自主呼吸，心率在100次/分以上，可不需帮助，顺其自然度过最初几分钟。然而，在早产儿辅助通气的过程中可应用与足月儿相同的原则（见流程图），以下是早产儿辅助通气过程中需要特殊考虑的问题：

*考虑给予持续气道正压（CPAP）*如早产儿有自主呼吸，心率超过100次/分，但呼吸困难、发绀或低Spo_2，给予CPAP是有帮助的。

- **什么是CPAP？**

CPAP是持续气道正压的缩写词，是对有自主呼吸的新生儿在整个呼吸周期给予持续气道正压的技术（见第三课），当新生儿呼气正常时，呼气时将肺内的压力被动地释放至周围的大气。给CPAP时，面罩或特殊的鼻塞连接在复苏囊或T组合复苏器并紧扣早产儿面部或鼻部，给予早产儿气道大于周围大气压的持续压力。CPAP能在整个通气过程保持肺轻度膨胀，对因缺乏肺泡表面活性物质并在每次呼气末肺泡往往是萎陷的早产儿最有帮助。CPAP对出生后因肺部感染或肺液排不出使肺不能充分膨胀的新生儿也是有益的。当给CPAP时新生儿每次吸气可不用很大力气就可使肺再膨胀。

- **复苏时如何给CPAP？**

给予CPAP时，将气流充气式气囊面罩或T组合复苏器的面罩紧贴早产儿的面部，调节气流充气式气囊的气流控制阀(图8.3)，或T组合复苏器的呼气末正压阀(图8.5)，以达到期望的CPAP值。

一般来说，4~6cmH_2O是一个适当的压力，*CPAP不能由自动充气式气囊提供*。

如需要长时间给予CPAP，应用特制的鼻塞比面罩要更容易些，因为鼻塞更容易保持在适当的位置。CPAP也可以通过一些呼吸机给予。

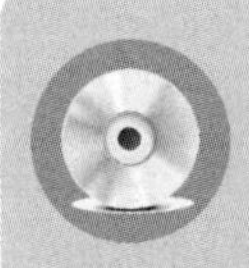

有关CPAP使用的内容，与教材配合的有DVD，希望学员能够配合观看学习。

在应用于早产儿前，可用手紧贴面罩调节CPAP的压力(图8.4和图8.5)，读压力表，调节压力阀门或帽使读数达到期望的开始压力。5~6cmH_2O是理想的开始压力。

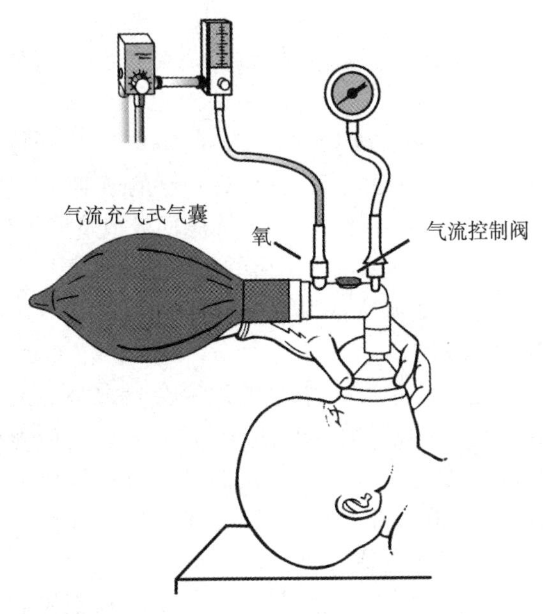

图8.3 用气流充气式气囊面罩实施CPAP必须使面罩与面部密封，重新调节CPAP压力输送到早产儿气道

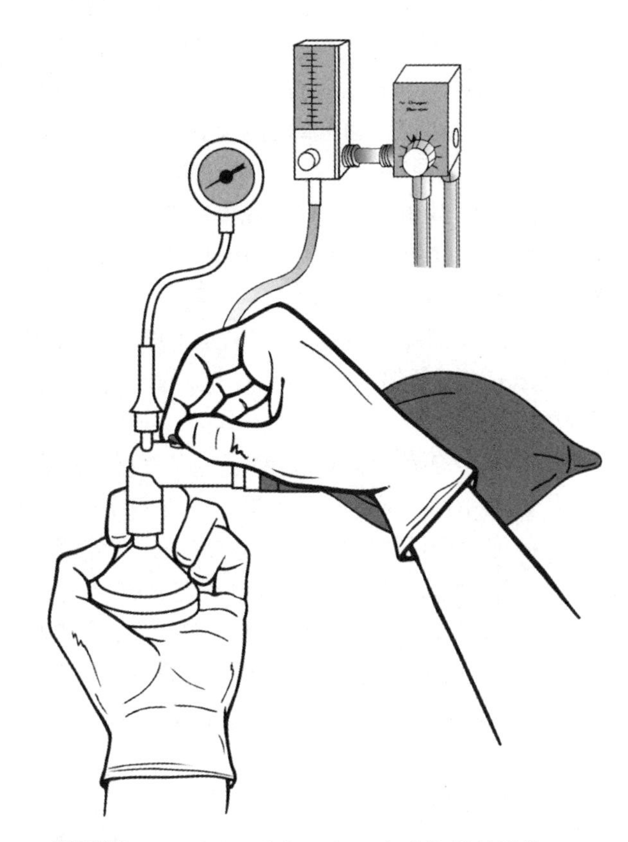

图8.4 用面罩紧贴早产儿前，用气流控制阀调节CPAP

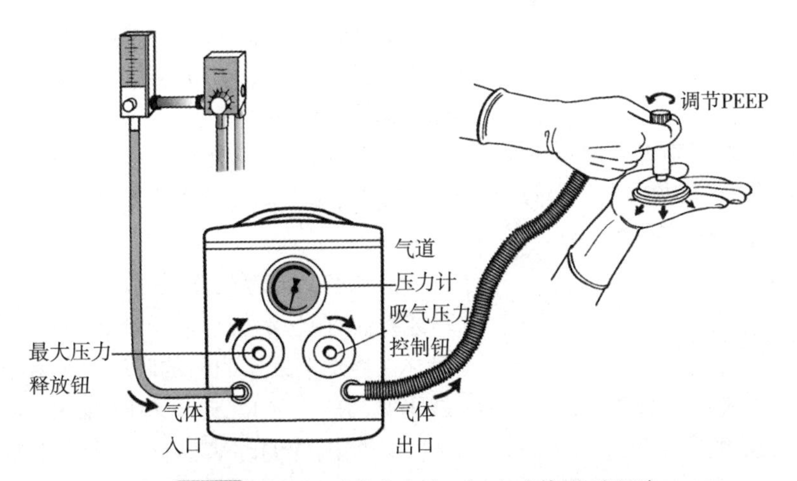

图8.5 在应用到早产儿前，对T组合复苏器调节CPAP

在设定CPAP达到期望压力后将面罩牢固的放在新生儿面部并检查是否能保持选定的压力值，如压力降低，不需要把面罩放得更紧。在使用CPAP期间早产儿应有自主呼吸，不应通过气囊或T组合复苏器给予任何附加的呼吸（即无PPV），根据早产儿呼吸困难的程度调整CPAP，通常不超过6cmH_2O。如早产儿无足够的自主呼吸，将无助的CPAP改为PPV。

*如果需要给予PPV，应用能达到充分反应的最小吸气压。*对大多数早产儿开始的吸气压20~25cmH_2O是足够的，如心率无迅速的改善，检查胸廓是否有起伏，如胸廓无起伏，检查面罩的密封情况及气道是否通畅。如胸廓仍无起伏，要小心的增加通气压力，正像第三课所述（MRSOPA中的“P”）。然而，因为早产儿的肺容易受到伤害，正压通气时要避免使胸廓过度隆起。使用必需的最低吸气压力维持心率>100次/分并逐渐改善氧饱和度。

如早产儿已做气管插管，用PEEP，如第三课所说，2~5cmH_2O就足够（*如用自动充气式气囊，需要有特殊的PEEP阀*）。

*如果早产儿胎龄非常小，考虑给肺表面活性物质。*研究显示给胎龄小于30周的早产儿复苏后，早期给予肺泡表面活性物质（PS）是有益的，即使他们还未发生呼吸窘迫。然而，应用PS的指征和时机还有争议。如果复苏小组没有应用PS的技术，最好等转运团队到达后，转运至有相应技术的机构进行。预防性应用PS常根据本单位的治疗经验决定。

应用PS之前应给予早产儿充分的复苏。

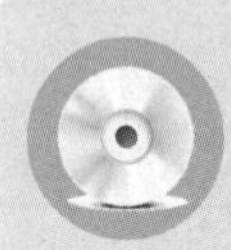

有关极低出生体重儿：分娩室管理方面的问题，与教材配合的有DVD，希望学员能够配合观看学习。

如何减少早产儿的神经损伤？

胎龄不足32周的早产儿的脑组织有一个非常脆弱的毛细血管网称为生发层基质，此毛细血管网易于破裂和出血，血二氧化碳水平、血压或头部静脉回流受阻增加毛细血管破裂的危险。生发层基质的出血可导致脑室内出血、脑积水和终身残疾。即使是无出血，血流和氧供不足可引起脑白质损伤并引起脑性瘫痪。过度给氧可损伤发育的视网膜，引起早产儿视网膜病及视力丧失。

以下的预防措施适用于所有胎龄的新生儿，但对早产儿实施复苏时更特别重要：

*轻柔的对待早产儿。*尽管在处理任何新生儿时都非常明确，但是迫于复苏的紧急，复苏小组成员都希望动作能够做到快速有效，这时往往会忽略这一点。

*避免将早产儿摆成头低位（垂头仰卧位）。*复苏台必须是平的。

*避免过高的PPV或CPAP。*复苏时应给予足够的正压从而使心率上升，并保证足够的通气，但过高的正压或CPAP会限制头部的静脉回流或造成气胸，后两者都会增加脑室内出血的危险。

应用氧饱和度仪和血气逐渐恰当的调节正压通气和氧浓度。

迅速的二氧化碳水平的改变会导致脑血流量的相应变化，增加颅内出血的危险。复苏时应连续监护Spo_2，复苏后要尽早做动脉或毛细血管血气以保证二氧化碳水平不会太高或太低。

*输液速度不要太快。*如需要扩容（见第六课），避免输液速度过快，高渗静脉溶液，如碳酸氢钠或高张葡萄糖也应避免或以很慢的速度输注。

早产儿复苏成功后，需要采取哪些特殊预防措施？

保证胎儿离开母体后能独立生存的大部分生理学变化发生在妊娠后3个月。如早产这些适应性变化还来不及发生，需要进行复苏的早产儿对于独立生存的压力就更加敏感。对需要复苏的早产儿复苏后应采取以下预防措施：

*监测血糖。*早产儿比足月儿糖原储备量少。如需要复苏，糖原储备就更容易被快速耗尽，而发生低血糖。

*监测是否有呼吸暂停和心动过缓。*早产儿通常不能控制呼吸，尽管预期早产儿会有呼吸暂停发生，但是在稳定期发生明显的呼吸暂停和心动过缓常常是体温、氧、二氧化碳、电解质、血糖、血酸碱平衡异常的首先出现的临床体征。呼吸暂停和（或）心动过缓还可以是感染的最早表现。

给予适宜的氧和正压通气。复苏后，早产儿继续受到低氧和高氧的损伤。继续应用脉搏氧饱和度仪监测Spo_2直到确信其在呼吸室内空气时也能维持正常的氧合为止。如果早产儿仍需要PPV或给氧，则定时测量血气可用来指导辅助通气和给氧的量。如你的医院没有条件治疗进行辅助通气的早产儿，应安排转送到有条件的单位。

在维持静脉营养的同时开始缓慢进行微量喂养。需要复苏的早产儿可发生肠缺血，早期喂养不耐受和肠功能异常以及坏死性小肠结肠炎。在生后头几天可给静脉营养，并谨慎、缓慢地给予母乳喂养。

警惕感染的发生。绒毛膜羊膜炎常与早产的发生有关，胎儿感染可以引起围产期窒息。考虑到感染可能是早产的一个原因，如果早产儿有感染的可能，则需快速采集血培养及给予抗生素治疗。

本课要点

1. 早产儿需要复苏的风险较高，因为：
- 迅速热丢失
- 容易受到高氧的损害
- 肺发育不成熟，呼吸驱动少
- 不成熟脑，易出血
- 容易发生感染
- 低血容量，失血的并发症多

2. 预计会有早产出生时需要做的额外准备包括：
- 额外的训练有素的人员，包括熟练掌握气管插管和脐静脉插管的专业技术人员
- 额外的维持体温的措施
- 压缩空气源
- 空氧混合仪
- 脉搏氧饱和度仪

3. 早产儿容易受到高氧损伤；在复苏中和复苏后应用脉搏氧饱和度仪和空氧混合仪逐渐使氧饱和度值达到85%~95%。

4. 极不成熟的早产儿对热丢失更敏感。
- 升高分娩室的温度。
- 预热辐射暖台。
- 考虑使用化学热垫。
- 使用聚乙烯塑料膜包裹 < 29周胎龄的早产儿。
- 使用保温的转运暖箱转运早产儿至新生儿病房。

5. 当给早产儿进行辅助正压通气时，
- 沿用与足月儿正压通气同样的标准。
- 如早产儿有自主呼吸，心率>100次/分，但有呼吸困难或低氧饱和度值，考虑给予CPAP，如早产儿有气管插管则应用PEEP。
- 如需要正压通气，使用能达到治疗目的的最小吸气压。
- 考虑预防性应用PS。

6. 通过以下措施减少颅脑损伤的风险
- 轻柔的对待早产儿。
- 避免头低位（垂头仰卧位）。
- 如可能尽量避免高气道压。
- 根据体征、血氧饱和度和血气来逐渐调节正压通气参数。
- 避免快速静脉补液和输注高渗溶液。

7. 早产儿复苏后，
- 监护和控制血糖。
- 监护呼吸暂停、心动过缓或血氧饱和度下降并及时干预。
- 监护和控制氧合状态和正压通气。
- 如有严重围产期并发症，考虑延迟喂养。
- 要高度警惕感染发生。

第八课复习

（答案附后）

1. 列举五个增加早产儿复苏几率的因素。

____

____

____

____

____

2. 一个胎龄30周的胎儿即将分娩，应准备哪些额外资源？

____

____

3. 一个胎龄为27周的早产儿分娩，你已经将辐射暖台的开关打开，为了有助于维持早产儿的体温，你还应考虑些什么？

____

____

____

4. 一个胎龄30周的早产儿娩出，尽管给予触

觉刺激其心率仍是80次/分，实施正压通气。早产儿反应迅速，心率上升，有自主呼吸。经过2分钟，正在应用气流充气式气囊面罩持续气道正压通气（CPAP）、氧浓度为50％的情况下，早产儿呼吸良好、心率140次/分。血氧饱和度测定仪显示血氧饱和度为95％，并且在不断的上升。此时，你应该：（增加氧浓度）（降低氧浓度）（保持原来氧浓度）。

5. CPAP可通过以下哪种方式获得：（选出所有正确的选项）

A. 自动充气式气囊

B. 气流充气式气囊

C. T组合复苏器

6. 为了降低脑出血的发生率，最好的体位是（平卧位）（ 头低位 ）。

7. 给早产儿静脉输液应（快速）（缓慢）。

8. 列举出三条在管理复苏后早产儿时应采取的预防措施。

____

____

____

答案

1. 危险因素包括：

- 热量容易丢失
- 组织易受到过量氧气的伤害
- 肌肉无力造成呼吸困难
- 肺部缺乏PS
- 免疫系统不成熟
- 脑组织内部的毛细血管脆弱
- 血容量低

2. 额外需要准备的有：

- 专业技术人员
- 维持体温的方法
- 压缩空气源
- 空氧混合仪
- 氧饱和度仪

3. 要额外考虑的有：

- 升高产房内的温度
- 活性化学热垫
- 准备好塑料袋或包裹
- 准备好转运暖箱

4. 减低氧浓度。

5. 气流充气式气囊或T组合复苏器。

6. 最好的位置是平卧位。

7. 静脉输液速度以缓慢为宜。

8. 复苏后：

- 检测血糖
- 监测呼吸暂停、心动过缓
- 控制氧合
- 考虑推迟喂养
- 警惕感染

9

第九课　伦理和临终关怀

学习内容

- 有关开始和终止新生儿复苏的伦理原则
- 如何与家长交流，并使其参与伦理决定
- 何时应该终止复苏
- 当预后无法确定时该怎么办
- 如新生儿无反应，复苏应持续多久
- 新生儿死亡后该怎么做
- 如何帮助家长度过悲伤时刻
- 如何帮助工作人员度过悲伤时刻

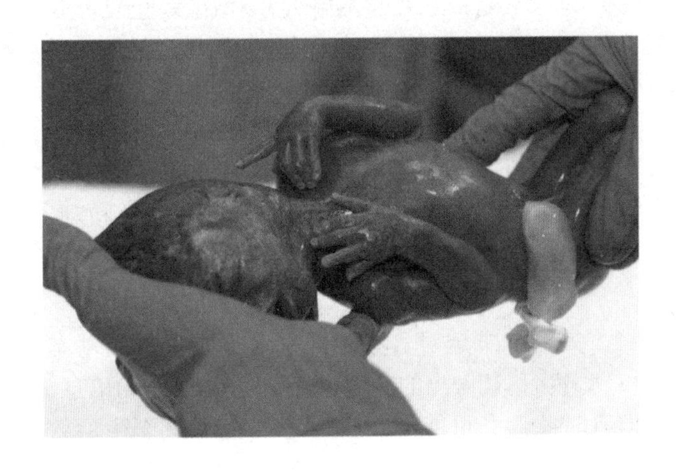

说明

● 虽然本课是针对复苏小组中负责做出医疗决定人员的，但所有复苏小组成员均应了解决定背后的原因。在新生儿父母最艰难的时候，应尽最大努力予以全面的支持。此艰难时刻有时母亲或父亲单独面对，有时会有家人或其他人员陪伴。本课中将其统称为“家长”。本课程适用于参与孕妇、新生儿管理的所有医护人员，包括产前急救人员、进行孕前及产前指导的儿科医生、孕妇住院管理团队、对曾经历过新生儿死亡的家庭进行关护的专业人员。

● 美国及其他一些国家围产中心收集的胎龄相关的死亡率及患病率信息可在NRP项目™（NRP™）网站获得（http: //www.aap.org/nrp）。

● 需要强调，本课程中的推荐内容在一定程度上受文化、可利用资源的制约，其他文化背景情况及国家可能需调整使用。本推荐基于出版时的死亡率及患病率数据，是否开始复苏或不做复苏应参照当地数据资料及可供使用的医疗资源决定。

病例9

对复苏失败新生儿的照料

第三次妊娠，胎龄23周伴宫缩、发热及胎膜早破的产妇被收入乡镇卫生院，已经早、中孕期系列超声检测核对孕周，产科医生邀请你一起参加与胎儿家长谈话，讨论极小胎龄的分娩有并发症的问题。与家长谈话前，你们两人先一起讨论你所在地区近5年内死亡率数据，并查询美国儿童健康与人类发展研究院（NICHD）网站中有关预后信息。因为考虑到存在绒毛膜羊膜炎且产程已经进展，没有机会将母亲转诊至有条件救治极小胎龄婴儿的中心，因此，产科医生不准备使用宫缩抑制剂。你们两人一起进入母亲房间，先做自我介绍，除非父母要求，谈话时请除父母以外的其他人员到等候室等候。你们两人坐在母亲床前，关掉电视机进行谈话。产科医生介绍产科处理计划，你向家长解释可能合并绒毛膜羊膜炎的极度早产儿的各种问题，包括死亡率、患病率的信息，新生儿重症抢救措施。你还提到在产房内有复苏小组，帮助早产儿存活可能采取的措施，以及有些家长考虑到可能的风险及预后会选择放弃复苏。谈话后家长表示，“如果有一线希望使孩子存活，我们要求做所有的抢救。”

在接下来的几个小时，产程不断进展，分娩在即。当地医疗中心的新生儿转运团队已获知需要进行转运的消息，所有极早产分娩所需的设备及专业人员已到位。早产儿被交给复苏小组，他很瘦小，皮肤呈胶冻状，无任何肌张力，仅极微弱的呼吸。马上进行初步复苏，并开始气囊面罩正压通气（PPV），安置脉搏氧饱和度电极，显示心率40次/分，并经听诊核实。气管插管继续PPV，不断增加吸气压力，但肺内几乎听不到呼吸音。尽管继续给予复苏的其他措施，早产儿心率仍逐渐下降。你向家长解释复苏失败，撤出气管导管，将早产儿以干净毛毯包裹后询问家长是否想抱他一会儿。家长抱着早产儿，复苏小组中有人陪伴家长并予以安慰。照张相片留给家长，当无生命迹象时宣布早产儿死亡。

当天晚些时候，护理团队中的一人来到父母房间表示慰问，回答父母有关早产儿初步复苏失败的有关问题，以及复苏小组对早产儿发育状况的评估，征求家长有关尸体解剖的意见，同时会提及下一步随访计划。第2天，早产儿被送至墓地。约1个月后，护理团队中一人再次与家长联系，安排家长来院讨论尸体解剖结果，帮助解决早产儿死亡后父母及其他子女调整过程中的有关问题，回答家长任何有关其儿子死亡的问题。

新生儿复苏中遵循哪些伦理原则？

较大儿童及成人复苏中的伦理原则同样适用于新生儿复苏。医疗护理中通用的伦理原则包括尊重可能影响到他或她生命的个人选择权利（自主权），有利于他人的行为（友善性），避免伤害（无害性）及真诚、平等地待人（公平性）。上述原则是我们在开始治疗前要告知病人取得知情同意的基础。此原则例外的情况包括病人无能力自己做出决定时和危及生命的紧急事件。新生儿复苏是经常涉及上述两种情况的医学治疗。

与成人不同，新生儿不能表达自己的意愿及为自己做任何决定，决定代理人必须承担着最大程度保护新生儿利益的责任。通常情况下，父母被认为是为自己孩子做出决定的最佳代理人。父母需要了解有关每项治疗措施的风险及获益的准确、真实的信息，从而做出决定。另外，父母需要足够的时间来反复考虑每一项措施，询问一些问题，并寻求其他建议。不幸的是，需要复苏通常是一个不可预见的紧急事件，复苏前几乎没有时间与家长会面告知并签署知情同意。即使你有机会与家长会面，但先天畸形的程度、实际胎龄、存活的可能性、严重伤残的可能性等不确定性，也很难使家长在分娩前从新生儿的最大利益角度做出决定。有少数情况，医疗团队可能认为家长的决定不能代表新生儿的最大利益，且家长的决定不合理。

NRP引用美国医学会（AMA）中有关医学伦理的条款*：

决定危重新生儿抢救生命治疗的最根本出发点是怎样做才对新生儿最好。应权衡以下因素：

1. 治疗成功的概率
2. 治疗及非治疗存在的风险
3. 如果治疗成功，治疗能延长生命的程度
4. 治疗带来的疼痛及不适
5. 治疗与否对新生儿预期生命质量的影响

新生儿复苏中遵循哪些法规？

美国没有适用于各种情况的产房内复苏的法规。你所在的地区也许有适用于产房内新生儿护理的法律。如果你对当地法律不熟悉，你应咨询医院伦理委员会或律师。多数情况下，如果父母及医护人员都认为继续医学干预是无效的、只会延缓死亡、并且综合判定不能带来足够的益处，不做或终止复苏是合理、合法的。在美国的很多州，如果母亲是少数民族，她会被认为是不受制约的，可以对其胎儿或新生儿做出合法的决定，但此法不适用于其自身。通常，如果已与母亲结婚或在新生儿正规出生证明上被标注为父亲，则父亲也有对新生儿特殊的合法权利。

父母在复苏决定中的作用

父母有决定对其新生儿采取何种抢救的基本权利。然而，其做出的决定应基于完整、可靠的信息，但有时此信息可能需到新生儿出生后，甚至生后数小时才能获得。

新生儿父母和医务人员均应认识到，新生儿出生后采取何种抢救的决定可能会在完成初步评估后进行调整。

有无伦理上允许的不予复苏的情况？

对极早期早产儿和存在严重先天畸形的新生儿，通常会提出是否进行复苏的问题。随着胎龄的增长，22~25周出生的早产儿存活率提高，但存活者

*American Medical Association, Council on Ethical and Judicial Affairs. Code of Medical Ethics: Current Opinions with Annotations, 2010–2011 ed. Chicago, IL: American Medical Association (Opinion 2.215).

中、重度神经系统发育伤残的几率高，其中胎龄、出生体重和(或)先天畸形是造成早期死亡的主要原因，少数存活者也会有非常高的患病率。此种情况无指征开始复苏。有些特殊情况可能遵照家长的意愿。以下所列可能是一些不予复苏的情况*：

- 确定胎龄小于23周或出生体重小于400g
- 无脑儿
- 确定的致死性先天疾病或畸形
- 有足够数据表明会有难以接受程度的死亡率或严重残疾

在预后不确定的情况下，如果处于可存活的临界状态，有相对高的患病率，早期早产儿需接受的各种治疗较多，有些父母会要求不进行复苏，一个例子就是胎龄23~24周出生的早产儿。在这种情况下，父母要求进行或不进行复苏的请求应在产科、儿科医生与家长很好的交流后予以支持。学习者应尽早积极参与和练习如何决定恰当的治疗。治疗可以是使患儿舒适的护理。

这些推荐必须参考当地目前的治疗预后和父母的期望。由于胎龄、出生体重预测的不确定性，产前做出肯定的复苏决定时一定要慎重。在与家长交谈时应告知，早期早产儿出生前做出的决定可能需根据其出生后的情况和生后胎龄评估进行调整。

除非采用体外受精技术，孕早期产科技术推测受孕时间可准确到3~5天，此后为±1~2周。估测胎儿体重仅精确到±15%~20%。即便是很小的误差，与实际胎龄相差1~2周，体重与出生体重相差100~200g，也可能对存活率及远期发病率发生影响。另外，如果存在宫内发育受限，也会影响评估的准确性。这些不确定性更说明在未经早产儿生后体检的情况下，不能对是否不开始复苏做出明确的承诺。

是否会有违背家长意愿复苏新生儿的情形？

尽管通常被认为父母是新生儿的最佳代言人，但根据已有的医疗信息及临床评价，卫生保健专业人员拥有对新生儿提供恰当的医疗服务的法律上和伦理上的义务，对有较高存活可能和可接受程度患病率的情况几乎均有复苏指征。此种情况下，征求另外一位同事的意见是很有帮助的。在合理治疗策略下，如果医疗团队不能与家长达成共识，应向医院伦理委员会或法律部门咨询。如没有时间向其他部门咨询，执行抢救的医生认为家长的决定未能最大程度地代表新生儿利益，不按照家长要求对新生儿进行复苏是恰当的。准确记录与家长的讨论以及做出上述决定的原因是非常重要的。

极危重新生儿出生前应与家长讨论哪些问题？

极危重新生儿出生前医生与家长交谈，对家长及新生儿治疗团队来讲都是非常重要的。产科医生及负责新生儿出生后抢救的医生都应与家长交谈。研究显示，产科和新生儿科对新生儿的预测结果通常不相同，如有可能，与家长交谈前应先进行交流，以使提供的信息一致。有时产妇已进入分娩活跃期，看起来似乎已无时间进行讨论，但即使是很简短的产前与新生儿家庭交流，还是要优于新生儿出生后再讨论。如在接下来的几小时或几天内情况有变化，还应继续沟通。

高危新生儿产前咨询时我们应该与家长谈什么？

产前讨论提供了建立相互信任关系、提供重要信息、树立现实目标以及帮助父母为其新生儿做出明确决定的机会。如果你没有时间和一位产科医生一起和家长见面，你应阅读谈话记录。如有可能，在和父母会面前先和照料母亲的护士交流，这样在与家长交谈时你就能了解产科的治疗计划，从而保持谈话的一致性和互相呼应。你应掌握新生儿相关特殊情况的近、远期预后资料，最好能熟悉全国及当地的数据。如有必要，咨询当地转诊中心的专家以了解最新数据资料。如在相应时间段没人可以咨询，可上网查询有关的信息(如NRP或NICHD网站)。最好在母亲用药前或分娩最后阶段前与父母见面，以免药物影响母亲对谈话内容的理解及记忆。

与父母见面前最好先与照看母亲的护士确定谈话时间是否恰当。如有可能，请护士参加与父母的

*这些情况是基于目前可获得的美国早产儿预后资料提出，会因地区数据及标准、可供利用资源及父母要求而异。

会面。如需要翻译，请使用经医院培训的、有医学资质的翻译人员进行翻译，不要请病人的朋友或亲戚翻译。使用简单、直接的短句，以确保信息被准确的转达。谈话时你最好坐下来与谈话者保持视线平视，以免产生你急于离开的印象。使用清晰、简练的语言，不要用医学缩略语或专业术语，这点非常重要。当母亲有宫缩或接受操作时，如监测生命体征时，停止谈话，待她能再次关注谈话的内容时再继续讨论。

谈话内容应包括

- 基于国家及地区的统计资料，尽可能准确地判定新生儿存活的几率及可能的残疾。应提供全面和客观的可能预后情形，避免过度悲观或不切实际的乐观。
- 如果认为新生儿存活的可能性很小，不要回避此情况。考虑姑息治疗或仅“保持舒适”。这次谈话无论对你还是对父母都是很艰难的，但这对你们彼此了解对方的意愿很重要。如果已就各种可能性进行了讨论，多数父母会很快做出明确的决定，你可以向他们保证你会尽力满足他们的愿望，但也必须告诉他们，产前做出的决定可能需根据产房内新生儿出生时的情况、胎龄判定、新生儿对复苏的反应予以调整。
- 如果与先前预计及谈到的情况相同并已达成一致意见，如何进行姑息或舒适性治疗？向家长讲明，护理仅仅限于避免或缓解疼痛及不适。向家长解释，在目前情况下，新生儿死亡几乎是不可避免的（如果有畸形，可能会是致死性的），但过程可能历时数分钟、数小时，甚至数天。以尊重文化背景的方式与家长讨论以何种方法参与此过程，并允许家庭提出其他的建议和要求。
- 会在哪进行复苏、谁会留在产房内、他们的任务是什么。整个分娩过程可能与家长事先预想的很私密的过程非常不同。
- 给父母（或给他们提供支持的人）留出时间单独讨论你和他们谈话的内容，有些父母可能还会想咨询其他家庭成员或牧师，然后他们会再来找你以确认他们都正确地理解了可能发生的情况，并且你已了解了他们的要求。

总结你与产科医护、其他复苏小组成员的讨论结果。*如果决定不进行复苏，则确保将此决定通知到复苏小组中的所有人，包括值班人员及产科医护。*如果存在意见分歧，进一步讨论。如有必要，咨询其他专家。

与家长见面交谈后，在母亲病历中记录你的谈话要点。

新生儿出生后立即进行体检，如果你不能确定生存及严重伤残几率时该怎么办？

如果父母不能决定怎么办，或你体检后发现产前估计的胎龄不对，应开始复苏及进行生命支持，这可使你有时间收集更多、更全面的信息，并有更多的时间与家长讨论。一旦家长和医生有机会评价其他临床信息，他们可能决定停止重症干预，继续进行舒适性护理；另一种可能性是新生儿对初始复苏无反应，这也有助于做出决定。

这一过程对许多家长来讲更易于接受，因为你做出了努力使他们感觉更安心。你应避免在开始时不进行复苏，但很多分钟以后又改变计划而进行非常积极的抢救。如果延迟复苏后新生儿存活下来，严重伤残的风险会增加。

需注意，尽管延迟支持性治疗和终止支持治疗在伦理上无区别，但多数人认为后者更难做到。但进行复苏后再决定终止，可创造一段时间收集更多有关预后的信息。

你已进行了规范的复苏，但新生儿无反应，应继续复苏多久？

如果你能确定无可测及的心率至少10分钟，可以终止复苏的努力。现有数据表明，如心脏无收缩10分钟，新生儿不可能再存活，罕有的存活者也会有严重伤残。

10分钟后无心率终止复苏的决定应考虑到以下几个因素，如造成心跳停止的原因、新生儿胎龄、是否有并发症、治疗性亚低温是否会有效及家长此前表达的对可接受程度后遗症的态度*。

*Kattwinkel J, Perlman JM, Aziz K, et al. 2010 guidelines for cardiopulmonary resuscitation (CPR) and emergency cardiovascular care (ECC) of pediatric and neonatal patients: neonatal resuscitation guidelines. Pediatrics, 2010, 126: e1400–e1413.

还有另外的可能性，如经充分和完全的复苏后，新生儿心动过缓持续存在且无改善，停止复苏是可以的。但此种情况下无充分的、可供推荐的预后方面的信息，此种情况应如何处理需个体化决定。

一旦开始复苏，你就一定要继续生命支持治疗吗？

除无心跳10分钟终止复苏的指南外，如果有经验的医师判定继续生命支持治疗不能最大程度地代表新生儿的利益或支持治疗无意义，则不必继续生命支持治疗。尽管应尊重家长关于开始或终止治疗的意愿，但抢救人员应根据对新生儿的体检、生理指标状态和此前治疗反应来决定采取何种有医学指征的特殊治疗。停止重症干预治疗和进行舒适性治疗时应得到新生儿家长的同意。

怎么告诉家长孩子已死亡或即将死亡？

新生儿死亡后尽快坐下来告诉母亲和父亲（或其他提供支持的人）。没有词汇可以减轻谈话的痛苦，但不要用强调语句，如“你的孩子已经死亡了。”如果父母已给新生儿取好名字，以名字或相应性别的称呼来表达。你的任务是以支持和关爱的方法帮助家长。通过恰当、真诚的方法表达你的同情。并再次向他们表示，目前结果不是因为他们采取或未采取某些措施造成的。

通过与一些家长面谈，他们提到某些医务人员的用语不仅是使他们不愉快，更使他们非常不安，请注意，不要使用以下说法：

- “这样是最好了”，或“早就知道如此”
- “你以后能有更多的孩子。”
- “这只不过是个孩子，你还没有时间认识她呢。”

如何照顾已经死亡或即将死亡的婴儿？

最重要的目的是通过人性化和充满同情心的照顾尽量减少新生儿痛苦，主张让父母怀抱新生儿。移动新生儿前关闭监护仪和医疗设备的报警，去除不必要的导管、胶带、监护仪和医疗仪器，轻柔地清洁婴儿口腔和面部，用清洁毛毯包裹新生儿。父母怀抱新生儿时可能看到、感到、听到新生儿可能存在的抽泣样呼吸、痛苦的呼吸、肤色改变、持续存在的心跳及活动。如果新生儿存在明显的先天畸形，应简要向父母解释他们会看到的情况。通过指出好的、值得记忆的特征，帮助家长忽略看到的异常。有些医院对此有特殊的方案，包括准备印有新生儿手印、足印的“钱盒”、照片或其他物品。

最好提供舒适的环境使父母与新生儿单独相处，但医务人员应定期检查是否需要提供帮助。因很慢的心率可以持续数小时，故应间断听诊新生儿心率至少60秒。尽量减少电话声、短信声、监护仪报警声、工作人员交谈声等干扰的噪音。当父母同意你带走新生儿时，新生儿必须被送到指定的、隔离的地方，直至被送到太平间。

了解你工作所在地区有关死亡的文化和宗教习俗会很有帮助。有些家庭悲伤时很安静，有些则比较感情外露，但任何方式都是可以接受的，并应被尊重及容忍。有些家长要求独处，有些则希望有更多家人、朋友、社区成员和（或）牧师和他们在一起。有些家庭可能要求送他们的新生儿去当地的教堂或院外更安静的地方，或请求你帮助安排为已故或即将故去的新生儿祈祷或做仪式。你应该根据他们的请求灵活处理。

与母亲做什么样的随访安排？

父母离院前应确保留有他们的联络信息，仔细地告诉他们如何与主治医师、丧失亲人专业服务人员、围产期丧失子女关怀小组（如果有的话）联系。如果你们的医疗机构不能做上述工作，联系当地围产转诊中心，可有助于帮助家长获取联系信息。使家庭的保健医生参与此过程很重要，这样，他们可以为母亲、父亲和其他存活子女提供额外的支持。主治医师可能希望安排一次随访时间，回答各种未解决的问题，分析一些死亡时尚未获得的结果或尸体解剖结果，并了解家庭的需要。有些医院还支持家长-家长支持组织，每年组织曾经历了围产期丧子之痛的家庭聚会并举行纪念活动。必须注意到，有些家庭不想再与医院工作人员联系，必须尊重和满足这种要求。一些非计划性的联络，如医院进行的质量评估调查或询问有关新生儿护理的信函，可能会引起家庭对丧失新生儿的回忆。鼓励家长向产科医生直接询问有关新生儿死亡的产前有关事宜，参与生后抢救的儿科医生应注意不要做任何可能导致使产科被诉讼的评论。

围产儿死亡发生后如何对新生儿室中的工作人员进行支持？

参与新生儿及家庭护理的工作人员也需要支持，他们可能会感到悲伤，也可能会感到气愤或愧疚。分析报告会通常在新生儿死亡后不久召开，你可以在专业的、支持性的和非法律定论性的会议公开讨论问题及感受。在此类会议上应避免根据第二手资料做推测，有关治疗决定和治疗措施的任何问题，仅限于专业人员参加的病例分析会，并应遵守医院此方面的有关规定。

本课要点

1. 新生儿复苏的伦理道德原则与较大儿童及成人复苏的原则一致。

2. 伦理及现行法律原则不能满足所有需要复苏的情形，如果专业医务人员与父母达成一致，认为进一步治疗是无意义的，只能起到延缓死亡或所带来的益处不足以弥补产生的损害，此种情况下停止重症监护治疗、进行舒适性护理是可接受的。

3. 通常认为，父母是代替新生儿做决定的最佳人选，为使父母能承担此责任，必须向他们提供与每项治疗有关的风险及益处的恰当、准确的信息。

4. 一旦胎龄、体重或先天性畸形必然会导致早期死亡，或即使罕见地存活，也会有难以接受程度的高患病率时，则无复苏指征。但在有些例外的情况下会遵从家长的意愿。

5. 在存活几率处于临界水平或高患病率、新生儿需接受较多治疗这种预后不明的情况下，应尊重家长要求复苏的请求。

6. 除非采用体外受精技术，孕早期产科技术判断胎龄的准确性为3~5天，此后仅准确到±1~2周，估计胎儿体重的准确度为±15%~20%。在为即将分娩的父母做咨询时，需提醒他们，新生儿出生前做出的对新生儿诊治的决定会在产房内根据新生儿出生情况、生后的胎龄判定进行调整。

7. 新生儿无心跳后10分钟应考虑终止复苏。如果继续复苏，需考虑导致心跳停止的原因、新生儿胎龄、有无并发症、亚低温治疗的可能作用及家长以前表达的对患病危险性的接受程度。

第九课复习

（答案附后）

1. 医学伦理的四项基本原则是什么？

- ______
- ______
- ______
- ______

2. 通常，父母被认为是为其新生儿做决定的最佳人选（对/错）。

3. 为即将分娩胎龄23周孕龄胎儿的父母做咨询，如果有任何脑损伤的可能性，他们不希望进行新生儿复苏。下列哪项是最恰当的？

A. 支持他们的决定，并保证新生儿出生后仅予以“舒适性护理”。

B. 向他们保证你会尽量遵照他们的决定去做，但必须等到新生儿出生体检后，再决定如何做。

C. 告诉家长，所有有关新生儿复苏的医疗决定都是由复苏小组及其组长做出的。

D. 试图劝说他们改变想法。

4. 你被要求参加即将开始的分娩，产前超声及实验室检查提示胎儿存在明显先天畸形，列出四项你与家长交谈时会涉及的问题。

- ______
- ______
- ______
- ______。

5. 胎龄34周，处于产程活跃期、无产前干预的母亲即将分娩一个活产、可能为18三体综合征的严重畸形婴儿。在相邻房间进行的复苏失败，下列哪项作法最恰当？

A. 向父母解释情况，询问他们是否想抱抱孩子。

B. 把新生儿从复苏场所移走，告诉父母新生儿为死产，并告诉父母最好不要看见她。

C. 告诉父母她有严重畸形，死亡“对她来讲是最好的”，因为她以后肯定是“残疾的”。

6. 复苏失败，新生儿死亡，以下哪种与父母的谈话最合适：

A. “我很遗憾，我们尽力挽救孩子了，但复苏失败，孩子死了。”

B. “这真是个可怕的悲剧，但对于这样的畸形，就会是这样。”

C. “很遗憾孩子死亡了，她是个漂亮的孩子。”

D. “幸好你们年轻，还能有其他的孩子。”

答案

1. 四项原则是:

- 尊重可能影响到他或她生命的个人选择权利(自主权)。
- 有利于他人的行为(友善性)。
- 避免伤害(无害性)。
- 真诚、平等地待人(公平性)。

2. 对

3. B，向他们保证你会尽量遵照他们的决定去做，但必须等到新生儿出生体检后，再决定如何做。

4. 以下所有:

- 了解目前产科计划及初步的判断。
- 向家长解释参加复苏人员，每个人的任务是什么。
- 根据统计数据，解释婴儿可能存活及可能伤残的几率。
- 了解父母的期望与期盼。
- 告诉家长，检查新生儿后你可能调整已做出的决定。

5. A. 向父母解释情况，询问他们是否想抱抱孩子。

6. 下列之一或所有

A. “我很遗憾，我们尽力挽救孩子了，但复苏失败，孩子死了。”

C. “很遗憾孩子死亡了，她是个漂亮的孩子。”

技能操作考核表(基础)

技能操作考核表是本教程的必要组成部分,用以评估学员的成绩。

教员可以使用多个案例,让学员展示操作NRP流程图的所有步骤(第一至第四课内容),包括正确的顺序及使用恰当的技术。此过程中教员不进行指导。如果学员在时间、顺序或技术等方面出现明显的错误,则需要返回相应的操作练习台,重新接受指导和进行练习。

如果教员希望获得更详细的案例细节和生命体征,可以参阅操作核对表4。

学员姓名:____________	
操作步骤	详细内容
□采集孕史	孕周?羊水清吗?几个胎儿?有哪些高危因素?
□检查抢救设备	保暖,清理气道,听诊,氧气设备,脉搏氧饱和度仪和传感器,通气,插管,药物,调温设备。
□讨论计划分配小组成员任务	在复苏全程使用NRP关键行为技能提高小组配合与沟通。
□完成快速评估	问三个问题:足月吗?有呼吸和哭声吗?肌张力好吗?
□(可选)胎粪吸引	如果没有活力,提示需要进行气管插管吸引胎粪。
□进行初步复苏	保暖、体位、吸引口鼻、擦干、移开湿巾及刺激。
□评估呼吸和心率	听诊心尖区或触脐动脉搏动。 心率<100次/分,呼吸暂停或喘息样呼吸。
□使用21%浓度氧进行正压通气(PPV)	面罩放置正确,频率40~60次/分。
□如有必要,寻求额外的帮助	若需要进行PPV,则至少需要两名复苏人员。
□需要脉搏氧饱和度	先连接传感器于新生儿右手或腕,然后连接监测器。
□在开始的5~10次呼吸过程中,评估心率上升和氧饱和度	心率仍然<60次/分。 心率不升。脉搏氧饱和度仪可能没有工作。
□评估双侧呼吸音和胸廓运动	PPV后仍无胸廓起伏和双侧呼吸音。
□矫正通气步骤(MRSOPA)	教员决定需要做哪些矫正步骤。 M调整面罩和R重新摆正体位 S吸引口鼻并O轻微张口 逐渐P增加压力(不能超过$40cmH_2O$)。 指出需要A改变气道通气方式,如气管插管和喉罩气道。
□需要评估胸廓运动和双侧呼吸音 □进行30秒的有效PPV	可听到双侧呼吸音,看到胸廓起伏。
□评估心率,呼吸和氧饱和度	心率仍<60次/分。呼吸暂停。脉搏氧饱和度仪可能不工作。
□增加氧浓度至100%,准备胸外按压	当开始胸外按压的同时增加氧浓度至100%。
□进行胸外按压与PPV配合	首选拇指法,按压深度为胸廓前后径的1/3,3次按压:1次通气。
□寻求额外的帮助	提示需要帮助进行气管插管、建立脐静脉通道、用药。
□经过45~60秒的胸外按压,评估心率,呼吸和氧饱和度	心率>60次/分。自主呼吸。脉搏氧饱和度仪正常工作。
□停止胸外按压,继续正压通气30秒	如果心率>60次/分,则停止胸外按压。每隔30秒重新评估。
□评估心率,呼吸和氧饱和度。适当继续/停止PPV。可以使用空气氧或调整给氧浓度。	根据氧饱和度测定和新生儿的月龄调整常压给氧浓度。继续PPV直到心率达到100次/分以上,并有自主呼吸。
□进行复苏后护理	继续评估和监测。与家长进行有效沟通。

思考问题:

1. 当新生儿被放置到辐射暖台上后,你考虑需要做哪些事项?
2. 本次复苏中哪些是你做得好的地方?下次复苏你会做哪些改进?
3. 你使用了哪些NRP的关键行为技能?请举例。

新生儿复苏教程的关键行为技能

了解你的环境
预估和计划
确定领导角色
有效的交流
小组成员的最佳工作负荷
明智的分配注意力
应用所有可用的信息
利用所有可用的资源
需要时请求帮助
保持专业的行为

技能操作考核表（高级）

技能操作考核表是本教程的必要组成部分，用以评估学员的成绩。

教员可以使用多个案例，让学员展示操作NRP流程图的所有步骤（第一至第四课，及其他相关课程内容），包括正确的顺序及使用恰当的技术。此过程中教员不进行指导。如果学员在时间、顺序或技术等方面出现明显的错误，则需要返回相应的操作练习台，重新接受指导和进行练习。

如果教员希望获得更详细的案例细节和生命体征，可以参阅操作核对表6。

学员姓名：____________	
操作步骤	详细内容
□采集孕史	孕周？羊水清吗？几个胎儿？有哪些高危因素？
□检查抢救设备	保暖，清理气道，听诊，氧气设备，脉搏氧饱和度仪和传感器，通气，插管，药物，调温设备。
□讨论计划分配小组成员任务	在复苏全程使用NRP关键行为技能提高小组配合与沟通。
□完成快速评估	问三个问题：足月吗？有呼吸和哭声吗？肌张力好吗？
□（可选）胎粪吸引	如果没有活力，提示需要进行气管插管吸引胎粪。
□进行初步复苏	保暖、体位、吸引口鼻、擦干、移开湿巾及刺激。
□评估呼吸和心率	听诊心尖区或触脐动脉搏动。 心率＜100次/分，呼吸暂停或喘息样呼吸。
□使用21%浓度氧进行正压通气（PPV）	面罩放置正确，频率40~60次/分。
□如有必要，寻求额外的帮助	若需要进行PPV，则至少需要两名复苏人员。
□需要脉搏氧饱和度	先连接传感器于新生儿右手或腕，然后连接监测器。
□在开始的5~10次呼吸过程中，评估心率上升和氧饱和度	心率仍然＜60次/分。 心率不升。脉搏氧饱和度仪可能没有工作。
□评估双侧呼吸音和胸廓运动	PPV后仍无胸廓起伏和双侧呼吸音。
□矫正通气步骤（MRSOPA）	教员决定需要做哪些矫正步骤。 M调整面罩和R重新摆正体位 S吸引口鼻并O轻微张口 逐渐P增加压力（不能超过40cmH_2O）。 指出需要A改变气道通气方式，如气管插管和喉罩气道。
□需要评估胸廓运动和双侧呼吸音 □进行30秒的有效PPV	可听到双侧呼吸音，看到胸廓起伏。
□评估心率，呼吸和氧饱和度	心率仍＜60次/分。呼吸暂停。脉搏氧饱和度仪可能不工作。
□进行气管插管，评估气管导管的位置	推荐在开始胸外按压之前进行气管插管。
□增加氧浓度至100%，准备胸外按压	当开始胸外按压的同时增加氧浓度至100%。
□进行胸外按压与PPV配合	首选拇指法，按压深度为胸廓前后径的1/3，3次按压：1次通气。
□寻求额外的帮助	复杂的案例可能需要更多的帮助。
□经过45~60秒的胸外按压，评估心率，呼吸和氧饱和度	心率＜60次/分。呼吸暂停。脉搏氧饱和度仪可能不工作。
□在建立脐静脉通道之前，考虑气管导管给予肾上腺素	肾上腺素1：10 000（0.1mg/kg）。气管给药剂量：0.5~1ml/kg。气管导管给药后需要1分钟或更长的时间才能见到效果。

续表

操作步骤	详细内容
□插入脐静脉导管	进行气管插管后，可以在新生儿的头侧进行胸外按压。插入脐静脉导管2~4cm。用胶布固定放置滑脱。
□经过45~60秒的胸外按压，评估心率，呼吸和氧饱和度	心率仍<60次/分。呼吸暂停。脉搏氧饱和度仪可能不工作。
□静脉给予肾上腺素	肾上腺素1 ：10 000(0.1mg/kg)。静脉给药剂量：0.1~0.3ml/kg。用0.5~1ml生理盐水冲洗脐静脉导管。
□经过45~60秒的胸外按压，评估心率，呼吸和氧饱和度	心率>60次/分。喘息样呼吸。脉搏氧饱和度仪正常工作。
□停止胸外按压，继续进行正压通气，频率40~60次/分。	如果心率>60次/分，则停止胸外按压。每隔30秒重新评估。
□(可选)按照案例，提示需要进行扩容(指征、剂量、途径、频率)	危险因素：前置胎盘或脐带失血。 药物：生理盐水，乳酸林格液或Rh阴性的O型红细胞。 剂量：10ml/kg，大于5~10分钟。 途径：脐静脉。 频率：大于5~10分钟。
□每隔30秒继续评估心率，呼吸和氧饱和度	根据氧饱和度测定和新生儿的月龄调整常压给氧浓度。继续PPV直到心率达到100次/分以上，并有自主呼吸。(新生儿可能需要保持气管插管)。
□停止胸外按压，继续正压通气30秒	如果心率>60次/分，则停止胸外按压。每隔30秒重新评估。
□进行复苏后护理	继续评估和监测。与家长进行有效沟通。

思考问题：

1. 当新生儿被放置到辐射暖台上后，你考虑需要做哪些事项？
2. 本次复苏中哪些是你做得好的地方？下次复苏你会做哪些改进？
3. 你使用了哪些NRP的关键行为技能？请举例。

新生儿复苏教程的关键行为技能

了解你的环境　　小组成员的最佳工作负荷　　利用所有可用的资源
预估和计划　　明智的分配注意力　　需要时请求帮助
确定领导角色　　应用所有可用的信息　　保持专业的行为
有效的交流

新生儿复苏教程，第6版

多媒体DVD光盘

安装说明

Windows系统

1. 将光盘插入光驱。安装程序在几秒钟内将自动运行。如果没有自动运行，打开DVD光盘中的文件夹，双击“Setup”文件。

2. 按照屏幕弹出的界面指示完成安装步骤。

Macintosh系统

1. 将光盘插入光驱。打开DVD光盘中的文件夹，双击“Install NRP”文件。

2. 按照屏幕弹出的界面指示完成安装步骤。

运行程序

Windows系统

1. 将光盘插入光驱。

2. 程序在几秒钟内将自动运行。如果没有自动运行，双击电脑桌面的“NRP2011”图标。也可以在开始菜单中运行程序。

Macintosh系统

1. 将光盘插入光驱。

2. 在你的电脑硬盘上找到安装程序所在的文件夹，双击“NRP2011”图标。

运行DVD所需最低系统配置

Windows XP, Windows7 或Vista

Intel 奔腾Ⅲ处理器; 微软Windows XP及服务包2, Windows7 或Windows Vista; 256MB内存; 高显色（16-bit）显示器; 800 × 600分辨率; 声卡; 8xDVD光驱; 500MB可用硬盘空间。

Macintosh OS X

Power PC G5或Intel奔腾处理器; Mac OS X v10.4; 512MB内存; 500MB可用硬盘空间; 8xDVD光驱; 800 × 600分辨率; 声卡; 扬声器或耳机。